UNIVERSALE
ECONOMICA
FELTRINELLI / SAGGI

EUGENIO BORGNA

Come se finisse il mondo

Il senso dell'esperienza schizofrenica

Prima edizione nei "Campi del sapere" gennaio 1995
Prima edizione nell'"Universale Economica" – SAGGI
febbraio 2002
Quarta edizione aprile 2015

Stampa Nuovo Istituto Italiano d'Arti Grafiche - BG

ISBN 978-88-07-88800-7

Alla memoria di mio padre

Bisogna essere capaci di ammirazioni impetuose e accogliere in cuore molte cose con amore: altrimenti non si è adatti a fare i filosofi. Occhi grigi e freddi non sanno il valore delle cose; spiriti grigi e freddi non sanno il peso delle cose. Ma, certamente: bisogna avere una forza contraria; saper volare in lontananze così vaste e lontane, da vedere in basso, molto in basso sotto di sé, anche le cose più ammirate, e molto vicino ciò che forse si è disprezzato.

F. Nietzsche, *Frammenti postumi 1884*

Le premesse

Il tema di questo mio libro non è la depressione (non è la malinconia *clinica*), che pure facendosi depressione *psicotica* non è mai lontana dalla nostra comune condizione umana, ma è invece quella esperienza umana e clinica, esistenziale e psicopatologica, che è stata definita [66] da Eugen Bleuler *schizofrenia*: l'esperienza psicotica *par excellence* così vertiginosamente (apparentemente) estranea ai nostri abituali modelli di vita e così indicibilmente enigmatica e umana. Non vorrei (certo) fare un discorso teorico e astratto, non vorrei lasciarmi imprigionare nel groviglio frenetico delle diverse, inconciliabili e antinomiche, concezioni sulla natura e sull'origine della schizofrenia. (La cosa, oggi ancora, non ha molto senso nell'oscurità profonda in cui ci si trova in questo campo: teorie senza fine nascono, e poi come stelle cadenti si perdono nell'utopia e nell'insignificanza.) Qualcosa non posso non accennare a questo riguardo: ma solo nello sfondo di un discorso che intende incentrarsi sugli aspetti *psicologici* e sui contenuti *umani* delle esperienze schizofreniche: seguendo, e ritrascrivendo, le parole delle pazienti e dei pazienti: le loro emozioni e le loro forme di espressione, le loro angosce e la loro disperazione, le loro speranze e il loro silenzioso grido di aiuto. Non è possibile fare psichiatria se non muovendo da queste realtà interiori: da queste soggettività lacerate che anelano a essere ascoltate e capite.

Non è facile ascoltare e capire la realtà umana e psicologica delle pazienti e dei pazienti (costa fatica, e mi è quasi insopportabile, definirli schizofrenici e risucchiarli nel gorgo di una fredda definizione clinica, così arida e così spettrale, ma non è possibile fare diversamente) che stanno per rivivere, e riesprimere (qui), la loro storia e le loro storie. Vorrei, in ogni caso, che le loro parole, le loro esperienze vissute, aiutino a smascherare, e a sbaragliare, l'infinita serie di pregiudizi e di incomprensioni con cui si tende a svuotare di senso l'esistenza psicotica: facendo cogliere, invece, la gentilezza e la fantasia, la capacità di introspezione e l'originalità dolorosa, che sono in essa e che sfidano i modi di essere di ogni ("normale" e quotidiana) forma di vita.

La violenza, che è stata attuata nel passato sulle esistenze schizofreniche, non è cosa che possa essere dimenticata; e, nel riflettere sui limiti del conoscere in psichiatria e sul senso (e sul *non*senso) dei modi clinici e non-clinici di confrontarsi con le realtà psicotiche, rinasce l'esigenza di riconsiderare il destino, e l'ideologia che lo ha determinato, di tante persone diagnosticate come schizofreniche e, per questa sola ragione, trascinate in un olocausto che è così facile cancellare e rimuovere. (Sono cose, queste, che svolgo nella prima parte del lavoro.)

Se la schizofrenia ha una cornice formale comune a ogni sua espressione clinica, diversi sono i contenuti e i modi di essere, e di comportarsi, che in essa si manifestano. A delineare alcuni dei modi psicopatologici e clinici essenziali (paradigmatici), con cui la schizofrenia si esprime, è rivolta la seconda parte del lavoro: in essa, a una schizofrenia immersa in un universo allucinatorio e segnata da una dolcezza straziante (quella di Claudia) si alterna una schizofrenia aspra e ambigua divorata dal delirio (quella di Michele); a una schizofrenia che nasce sulla scia di una improvvisa trasformazione del mondo e che sfiora i confini estremi della morte (quella di Silvia) si alterna una schizofrenia risucchiata nel vortice di una radicale dissociazione: di una frantumazione lacerante e dilagante dell'io (quella di Alessandra).

Negli abissi inauditi della schizofrenia si intravedono *altri* modi di essere misteriosi e creativi, ne parlo nella terza parte del lavoro, contrassegnati dalla presenza di mondi dereistici e friabili, inquietanti e fantasmatici, come nell'esperienza schizofrenica di Raffaele, o dalla presenza di esperienze creative labili e significative, che si intrecciano con la disperata ricerca di una morte volontaria, come nell'esperienza psicotica di Margherita. Nell'esistenza schizofrenica, e nei testi narrativi che la riflettono, di Gérard de Nerval e di Antonin Artaud si colgono altri modi di essere nella schizofrenia che consentono di meglio intendere alcune sue interne strutture di vissuto e di linguaggio.

Questo discorso sulla schizofrenia non ha senso, ovviamente, se non si confronta (come avviene nella quarta e ultima parte del lavoro) con i modelli terapeutici che, nella loro diversità e nella loro integrabilità, cancellano, e dimostrano insostenibile, la tesi dogmatica sulla inguaribilità della schizofrenia; nella premessa che non possa esserci, in ogni caso, articolazione terapeutica se non nel contesto di una relazione interpersonale: di una relazione dia-logica che trascini in un divenire storico comune [156] sia la soggettività psicotica sia quella non-psicotica.

Il senso ultimo del mio lavoro è questo: non si può afferrare la dimensione reale e dialettica della schizofrenia senza una radente impostazione fenomenologica che, falciando le categorie conoscitive della psichiatria naturalistica (ma senza rinnegare quelle di una psichiatria clinica rivalutata dialetticamente), faccia riemergere gli aspetti immediati e semplicemente umani della schizofrenia.

Non è un libro facile (forse), non è un libro leggero, questo sulla schizofrenia: una delle esperienze psicologiche e umane più dolorose e sconvolgenti della quale è possibile scrivere solo con timore e tremore. Non è, del resto, un libro che discorra di cose liete: di cose nutrite di felicità; perché è un libro che intende riflettere su queste regioni solitarie e angoscianti: nelle quali si rispecchia, e si riconosce, la nostra comune condizione umana.

Questo libro non vive dei soli miei pensieri e delle sole mie immaginazioni ma vive, soprattutto, delle esperienze vissute delle pazienti e dei pazienti che hanno attraversato le ombre e le penombre di una crisi psicotica. Quando un libro non appartiene a chi lo ha scritto, ma a chi lo ha riempito delle sue esperienze e delle sue testimonianze, si può anche dire (sfidando ogni temeraria teatralità) che ci sia un senso in un libro *solo* se questo si inserisce nel solco di cose irraggiungibili e impossibili: come quelle indicate da Franz Kafka in una lettera [205] a Oskar Pollak: "Se il libro che leggiamo non ci sveglia con un pugno sul cranio, a che serve leggerlo? Affinché ci renda felici, come scrivi tu? Dio mio, felici saremmo anche se non avessimo libri, e i libri che ci rendono felici potremmo eventualmente scriverli noi. Ma noi abbiamo bisogno di libri che agiscano su di noi come una disgrazia che ci fa molto male, come la morte di uno che ci era più caro di noi stessi, come se fossimo respinti nei boschi, via da tutti gli uomini, come un suicidio, un libro dev'essere la scure per il mare gelato dentro di noi. Questo credo".

I. La schizofrenia nei suoi aspetti conoscitivi e storici

Contro il positivismo, che si ferma ai fenomeni: "ci sono soltanto fatti", direi: no, proprio i fatti non ci sono, bensì solo interpretazioni. Noi non possiamo constatare nessun fatto 'in sé'; è forse un'assurdità volere qualcosa del genere. "Tutto è soggettivo", dite voi; ma già questa è un'*interpretazione*, il 'soggetto' non è niente di dato, è solo qualcosa di aggiunto con l'immaginazione, qualcosa di appiccicato dopo –. È infine ancora necessario mettere l'interprete dietro l'interpretazione? Già questo è invenzione, ipotesi.

F. NIETZSCHE, *Frammenti postumi 1885-1887*

La psichiatria, questa sfinge [321], che non conosciamo perché nascosta nelle sue fondazioni ultime ma che non conosciamo (anche) perché non accettiamo, consapevolmente o inconsapevolmente, di guardare negli specchi in cui si riflettano i nostri volti e le nostre ansie, le nostre inquietudini e le nostre speranze, le nostre vertigini e i nostri silenzi. La psichiatria (ancora) che si nasconde soprattutto a coloro che l'affrontano e la studiano con gli strumenti gelidi della ragione astratta e geometrica, e *non* con quelli dell'intuizione [50; 341; 408] e delle ragioni del cuore [3; 301, 325].

Ciascuno di noi vive come se la psichiatria fosse un'estranea: una realtà sconosciuta e inutile; come se l'esperienza psicotica, in particolare, fosse un'esperienza di un altro pianeta che non abbia mai a sfiorare la nostra personale condizione di vita. Cose, queste, che si fanno ancora più radicali quando sia in gioco l'esperienza schizofrenica sulla quale si addensano (senza risposta) le domande infinite della psichiatria. Non c'è nondimeno una sola psichiatria, e ogni psichiatria trascina con sé una sua propria strategia terapeutica e una sua propria articolazione conoscitiva: una sua propria ideologia. La girandola di idee e di ipotesi sull'origine della schizofrenia, sulle sue cause e sulle sue fondazioni patogenetiche, è senza fine; ma non si ha a che fare con un dibattito meramente teorico e astratto. Alcuni criteri di valutazione, e di interpretazione, dell'esperienza schizofrenica hanno dato luogo, nel corso della storia, a conseguenze terrificanti.

Il problema delle cause in psichiatria

Cosa conosciamo delle cause che stanno a fondamento dei disturbi della vita psichica di cui si interessa la psichiatria? La difficoltà radicale, nel cercare di rispondere a questa domanda, consiste nel fatto che la psichiatria ha a che fare con la questione dell'anima e del corpo (con la questione non solo psicologica ma metafisica [343] delle relazioni fra anima e corpo): sconfinando fatalmente nell'area delle scienze umane.

Certo, aree oscure ed enigmatiche contrassegnano ogni discorso sulla ricerca e sulla riflessione che si incentrano sulle fondazioni causali, sulle cause *tout court*, di quelli che sono considerati i disturbi della vita psichica; e solo ipotesi effimere e contraddittorie consentono di cogliere qualcosa di questo problema sul quale naufragano teorie (teoremi) di ogni natura.

In ogni caso, non è possibile non chiedersi quali possano essere i contenuti (i modi di delinearsi) dei disturbi della vita psichica. Sono molte, e antitetiche, le proposte di articolazione e di suddivisione tematica dei disturbi psichici; nel senso che le diverse scuole in psichiatria concorrono nel tematizzare classificazioni (ordinamenti) molteplici: fino a scivolare in vortici *anche* linguistici, babelici e talora incomprensibili. Ma non siamo immersi nell'oscurità completa, in questo campo: ci sono alcune linee di discorso sulle quali non è impossibile concordare.

La distinzione oggi euristicamente accettabile è quella che separa, da una parte, le esperienze neurotiche e le malattie psicosomatiche e, dall'altra, le esperienze psicotiche.

Le esperienze neurotiche non hanno cause somatiche (organiche) nella loro genesi ma hanno cause esclusivamente psichiche e sociali. La tristezza, la depressione, l'ansia, l'inquietudine, l'angoscia della morte, il timore di una malattia, la vertigine anancastica, la disperazione sono esperienze fondamentalmente umane che, solo quando assumano una durata e una intensità *diverse* (quantitativamente, e *non* qualitativamente, diverse) da quelle che sono le esperienze considerate "normali", si possono definire neurotiche; ma queste non hanno nulla a che fare con una "patologia", con una "malattia" [344] in senso medico, e non rappresentano se non modi di essere, disancorati da ogni alterazione somatica, della *condition humaine*. Le malattie psicosomatiche si possono considerare, invece, come malattie somatiche riconducibili [86; 382; 392] nella loro genesi a fattori psichici.

Le tenebre conoscitive scendono, implacabili e radicali, su quelle che sono le esperienze psicotiche: le esperienze schizofreniche in particolare ma anche le esperienze depressive (endogene) e quelle maniacali. La loro sintomatologia è, del resto, radicalmente diversa [343] dalla sintomatologia psichica che si origina quando avvengano lesioni delle strutture nervose centrali: delle strutture cerebrali. In questo caso, i sintomi psicopatologici si svuotano e si livellano: incentrati sul disturbo assiale della coscienza e sulla destrutturazione della personalità; ed estranei al *senso* e all'articolazione del discorso che contrassegnano le psicosi chiamate *endogene*: quella schizofrenica e quella maniacale, e quella depressiva.

Le concezioni sostenute, e proposte, al fine di spiegare l'insorgenza delle esperienze psicotiche (endogene) sono diverse e antitetiche: alcune riconducono la loro insorgenza a cause *somatiche* (organiche): ogni disturbo psichico non è considerato se non come epi-fenomeno della vita somatica (come espressione di un disturbo funzionale, o morfofunzionale, delle strutture cerebrali); altre legano la loro insorgenza a cause *psichiche* sostanzialmente analoghe a quelle che fanno nascere le esperienze neurotiche: senza che ci sia una differenza qualitativa fra le une e le altre; e altre, infine, riconducono la loro genesi a cause *sociali*: fino alla enunciazione utopica e arrischiata di una società "malata" [31] come causa delle esperienze psicotiche e di quella schizofrenica paradigmaticamente.

Ciascuna di queste interpretazioni ha una sua propria (parziale) ragione d'essere ma *non* ha una sua adeguata, e sufficiente, attendibilità. Il problema delle cause in psichiatria, e nel campo delle esperienze psicotiche radicalmente, non può se non essere considerato nella sua dilemmatica oscurità: nella consapevolezza che, se non si conoscono le loro cause, si conoscono infinitamente meglio le *condizioni* psicologiche, familiari e sociali nel contesto delle quali le esperienze psicotiche abbiano a delinearsi e, soprattutto, a ri-cadere, e si conoscono meglio le modalità terapeutiche necessarie, o almeno utili, nelle loro aggregazioni (farmacoterapeutiche, psicoterapeutiche e socioterapeutiche), ad arginare le sintomatologie psicotiche e a frenarne l'evoluzione.

La concezione naturalistica della psichiatria

Non c'è una *sola* psichiatria ma ci sono (dunque) diverse psichiatrie. Ogni psichiatria sottintende un suo proprio metodo conoscitivo e un suo proprio orizzonte tematico. A ciascuna psichiatria è collegato fatalmente un suo proprio atteggiamento interiore (una sua propria *Einstellung*) nei confronti dell'esperienza psicotica e di quella neurotica, ovviamente.

Nell'orizzonte di una psichiatria somatologica (biologica) *non* può esistere una soggettività (quella psicotica) portatrice di *segni* che cambiano la loro connotazione semantica da un contesto ambientale all'altro. Non può se non esistere la "malattia" alla quale ri-volgersi in un atteggiamento di fredda neutralità e di distanziazione obiettiva che abbiano a sezionare i "sintomi" nella loro costituzione schematica e *senza* risalire ai nodi di significato che si addensano e si stratificano nei sintomi. L'esperienza psicotica "ridotta" a oggetto (a cosa che nasca da una ipotetica lesione organica: *cerebro*-organica) si destituisce della sua autonomia e della sua originalità, della sua fondazione antropologica e della sua radicalità. La psichiatria, che divenga in questo modo *encefalo*-iatria, si perde e si disperde nella ricerca di esperienze psicotiche intese come "unità naturali di malattia" che corrispondono alla "riduzione" positivistica di qualcosa che è infinitamente più articolato e complicato di ogni dimensione biologica della cosa. (Non sto formulando giudizi di valore ma esprimo considerazioni che mi sembrano legate ai diversi modi di confrontarsi con l'esperienza psicotica.)

La psichiatria, che abbia come *suo* oggetto la sola esistenza della "malattia" (questa entità astratta e inafferrabile che, in psichiatria, è chiamata illusoriamente *malattia*), non può capire come i "sintomi" di un'esperienza psicotica, *anche* i "sintomi" più radicali e significativi come quelli allucinatori e deliranti, siano così modificabili e così camaleonticamente trasformabili nei contesti ambientali in cui i pazienti vivano e agiscano. I sintomi psicotici *non* rappresentano clinicamente qualcosa di magmatico e di immodificabile (di statico) che prescinda dai modi interiori con cui siano ascoltati; *ma* costituiscono qualcosa di estremamente fluido e di mutevole. Come onde che si infrangano sulla roccia, e poi se ne vengano via, così ci sono deliri che si attenuano e si decompongono, si sfilacciano e si svuotano, nella misura in cui la *Einstellung* nei confronti dei pazienti (la nostra, la *mia* e la *tua*, attitudine interiore) sia quella di un'apertura e di un'accoglienza destituite di ogni aggressività e di ogni incomprensione. I sintomi psicotici si tematizzano, cioè, come modi di essere *relazionali* [161; 162; 163]: che si formano e si aggregano, o si disfanno e si dis-aggregano, nel contesto delle diverse strutture relazionali con cui si confrontano. Cose, queste, che sembrano (forse) fantasiose e ingenuamente fantastiche, ma che corrispondono a ogni analisi psicopatologica e clinica *non* contaminata, e *non* falsificata, dalla ideologia o dalla *routine*: realtà, queste, che non consentono di cogliere i fenomeni psicotici nella loro immediatezza e nella loro profondità, e che immergono i fenomeni in una opacità irreale e mistificata.

Certo, se la prassi *non* si potesse disancorare dalla teoria (come sembra avvenire anche nel contesto applicativo [54; 102; 147] della psicoanalisi freudiana), *ogni* interiore attitudine (che nasca da una psichiatria somatologica) di fronte alle esperienze psicotiche, di fronte ai pazienti che vivano un'esperienza psicotica, sarebbe condizionata da una gelida estraneità e da una rigida indifferenza emozionale. Se l'oggetto della psichiatria non fosse se non una "malattia" (una lesione) delle strutture cerebrali, *quale* senso avrebbe mai la considerazione psicologica e umana della soggettività incrinata dall'esperienza psicotica: al di là, ovviamente, della (generica) umana disponibilità comune a ogni medico?

Quando Wilhelm Griesinger ha affermato [165] che le malattie psichiche *sono* malattie cerebrali, egli ha inaugurato (ha sigillato) la concezione naturalistica della psichiatria e delle esperienze psicotiche che ne sono il tema ambiguo ed enigmatico. D'altra parte, sono di Griesinger alcune parole fra le più alte e umane che siano state espresse sul *senso* del fare-psichiatria e dell'essere-psichiatri: in antitesi flagrante con l'infrastruttura teorica del suo discorso. Quando si è aperta, nel 1867, la Clinica psichiatrica dell'Università di Berlino, in una sua lezione [166] egli invitava gli studenti a non reprimere "gli slanci affettivi che ci assalgono quando siamo dinanzi a questo enigma del destino che è la follia": dicendo (anche) che "i grandi pensieri vengono dal cuore" e che, in psichiatria, intelligenza e tecnica offrono un aiuto migliore quando si abbia "un caldo sentimento per l'infelicità umana dei pazienti".

Nella misura in cui si abbia coscienza della precarietà e della problematicità di ogni concezione teorica in psichiatria, e non si cada nel vortice dell'ideologia, *anche* un'impostazione rigidamente naturalistica, come questa di Griesinger (che prelude a ogni altra psichiatria somato-logica: ribaltata sulla linea di una encefalo-iatria dilagante), si può accompagnare a un'attitudine umana e dialogica: che riscatti ogni tentazione ideologica e ogni rigida premessa teorica.

L'esperienza clinica (la riflessione pratica su quanto sta avvenendo) dimostra, in ogni caso, come da una psichiatria fondata naturalisticamente si possa facilmente slittare (oggi) in un'ideologica trionfalizzazione della farmacopsichiatria: assolutizzata nei suoi significati e sottratta a ogni sua dimensione psicologica e sociale.

(Questo discorso sulla psichiatria come scienza di confine, come scienza ambigua e precaria che *non* si lascia stritolare dai carri armati dell'ideologia naturalistica, mi fa riandare (il *senso* di ogni lavoro in psichiatria, e non solo in psichiatria, non può non consistere *anche* nei rimandi storici e culturali che ne scaturiscano) alle cose scritte da Kurt Schneider nel lontanissimo 1919. In questo lavoro [340], nel quale Kurt Schneider sosteneva che la psichiatria non ha *nulla* a che fare con la neurologia, egli diceva in particolare: "Si è cercato di indagare il cervello come l'organo della vita psichica: si è creduto di avere trovata la via che doveva portare alla fine a una localizzazione e a una spiegazione dei disturbi psichici e, di conseguenza, a una articolazione scientifico-naturale delle malattie psichiche; e si è giunti ai sistemi teorici di un Meynert e di un Wernicke". Aggiungendo: "Con l'introduzione e la realizzazione della tecnica microscopica cresceva la speranza di una psichiatria fondata sull'anatomia dalla quale il concetto di anima scomparisse sempre più"; e ancora: "Nel 1903 Gaupp ha sottolineato l'incompatibilità di principio dei processi materiali e dei vissuti psichici, e ha affermato quello che molti, ancora oggi, si vergognano di dire: la psichiatria non è solo un ramo della medicina scientifico-naturale. L'istologia patologica non potrà mai realizzare qualcosa di essenziale per la comprensione delle manifestazioni psichiche". (Certo, la neurofisiologia e la neurochimica non sono se non articolazioni tecnologiche moderne di quella che è stata, nella prospettiva concettuale della psichiatria dell'inizio del secolo, l'istologia microscopica.) Questa la svolta conclusiva del discorso [340] di Kurt Schneider: "I fenomeni psichici e i fenomeni somatici sono separati da una area infinita di fenomeni sconosciuti. Ciò che è psichico, in quanto tale, deve essere studiato autonomamente e non ammette alcun confronto con ciò che è somatico. Né i fatti psichici possono essere tradotti in fatti anatomici: non c'è un solo processo cerebrale a cui sia correlato in un manifestarsi immediato e parallelo un processo psichico".)

Non si può negare che ci possa essere, anche, una trionfalizzazione della psichiatria sociale: amplificata nei suoi significati conoscitivi e terapeutici, e trascinata nel solco di una socio-iatria che non è se non l'immagine antitetica e ugualmente insostenibile di una encefalo-iatria.

La concezione sociologica della psichiatria

La contestazione radicale delle ideologie psichiatriche (di quelle ancorate al paradigma scientifico-naturalistico in particolare) e la drastica riaffermazione della problematicità di *ogni* definizione articolativa di "malattia" psichica (e di "a-normalità" psichica) sono state condotte avanti con molto rigore e con innegabile incidenza pragmatica dai movimenti anti-psichiatrici [30; 31; 80; 114; 131; 138; 266], e sono accettabili nella misura in cui esse *non* ripropongano una *diversa* ideologia: l'assolutizzazione ideologica delle categorie sociologiche e sociogenetiche. Dalla negazione di *ogni* ideologia psichiatrica, e ovviamente della ideologia "positivistica", si è giunti alla enunciazione della esclusiva fondazione sociogenetica delle esperienze psicotiche. Nel contesto di un pensiero non più dialettico, ma dogmatico, si è finiti prigionieri di una ideologia che si può chiamare quella dell'empirismo sociologico. Come ha scritto Adorno [1]: "In sociologia non è possibile passare da accertamenti parziali relativi a situazioni sociali alla loro validità generale (sia pure in senso limitato) nella stessa misura in cui si era abituati a inferire, dalle osservazioni delle proprietà di un pezzo di piombo, le proprietà di ogni altro pezzo di quel metallo"; e ancora: "Riconoscere, nei fatti stessi, la tendenza che spinge al di là di essi. È questa la funzione della filosofia nella ricerca sociale empirica. Se essa non viene assolta, o viene repressa, e cioè ci si limita alla semplice riproduzione dei fatti, tale riproduzione è insieme la falsificazione dei fatti, la loro trasformazione in ideologia". Se non si utilizzano categorie dialettiche di analisi, filosofiche o *non* filosofiche, anche la psichiatria sociale si trasforma in ideologia.

Larghe aree psichiatriche sono state nel passato contrassegnate da condizioni *socio*genetiche (quelle manicomiali paradigmaticamente) che sono state demistificate dagli indirizzi di psichiatria sociale; ma *non* tutta la psichiatria può essere ricondotta a una condizione *sovra*strutturale (epifenomenica) di radici sociogenetiche. La psichiatria intesa come scienza sociale empirica coglie, certo, una frangia significativa di quella che è l'area della psichiatria; e nondimeno essa, benché sia oggi strumento fondamentale di indagine e di trasformazione delle realtà psichiatriche, rischia a sua volta di confrontarsi con le esperienze psicotiche in una attitudine interiore *estranea* ai valori psicologici e umani della sofferenza e dell'angoscia, e *solo* sensibile agli aspetti politici e sociali del discorso. Cose, queste, che avvengono in molte aree di una psichiatria territoriale, come quella italiana, nella quale, al di là ovviamente delle straordinarie potenzialità che sono in essa, dominano modelli culturalmente inconsistenti e incapaci di cogliere le dimensioni dilemmatiche della condizione umana psicotica. Una frenetica spinta agli interventi sociali più diversi si accompagna a una dilagante somministrazione di farmaci talora associati gli uni agli altri in forme inaudite (e antiscientifiche) di associazione: gli opposti estremismi socio-iatrici ed encefalo-iatrici si combinano insieme nel contesto di una impressionante leggerezza scientifica e di una assoluta indifferenza al dialogo e all'ascolto.

Fra Scilla e Cariddi, fra questa e quella impostazione teorica (e pratica), è possibile scegliere una linea di mediazione e di conciliazione?

Certo, l'agonia della psichiatria (la parabola che si spegne afferrata dagli artigli dell'ideologia e della sopraffazione ideologica), che l'assolutizzazione dogmatica di una psichiatria somatogenetica e di una psichiatria socio-genetica trascina con sé, non significa solo la nientificazione di una "scienza" (quella psichiatrica che, in fondo, nella sua storia non sempre ha saputo "pensare") ma significa la radicale reificazione (l'"oggettivazione") di una forma di vita psicotica: nella quale ciascuno di noi *può* precipitare e alla quale non sono state consentite, almeno in determinate epoche storiche, forme umane di realizzazione. (Se, in sostanza, intendiamo come ideologia la trionfalizzazione e la generalizzazione conoscitive di *una* idea, o di *un* sistema di idee, che valga alla riduzione e alla (ipotetica) comprensione di *tutta* un'area di realtà (in sé dialettiche e solo afferrabili da *più* punti di vista), non è possibile non considerare *ideologica* la tesi dell'esclusiva fondazione somato-genetica, o socio-genetica, dell'esperienza psicotica (schizofrenica): negata nella sua ineliminabile significazione esistenziale e, al limite, metafisica nel senso [343] di Nicolai Hartmann.)

La psichiatria come scienza naturalistica e la psichiatria come scienza sociologica rinunciano alla loro ragione d'essere nella misura in cui si irrigidiscano nei confini di una improblematica e dilagante ideologia.

Quando cambia l'oggetto della psichiatria

Il metodo, e le forme di conoscenza, di una psichiatria naturalistica (biologica) e di una psichiatria ancorata al modello sociologico, e trasformata in socioiatria, sono inconfrontabili con le cose che si svolgono in una psichiatria nella quale l'oggetto della conoscenza sia l'intersoggettività.

La psichiatria, che abbia come suo orizzonte di ricerca i modi di essere (e lo scacco) dell'intersoggettività, si costituisce nel suo rovesciamento copernicano nei riguardi della psichiatria che esaurisca il suo oggetto nell'area di un disturbo *intra*individuale o che lo disperda nell'area esclusiva delle relazioni sociali: risucchiata dall'ideologia dell'empirismo sociologico. Muovere dall'intersoggettività, e dalle sue modificazioni finalizzate a essere l'oggetto della psichiatria, significa rimettere-in-discussione (contemporaneamente) la soggettività del "malato" e quella di chi cura, e di chi assiste, il "malato": nel contesto di un comune divenire conoscitivo e terapeutico [28; 82; 156; 216; 400].

Certo, considerare l'intersoggettività (la relazione dialettica e dialogica fra chi cura e chi è curato) come l'orizzonte tematico della psichiatria significa *anche* tenere presente l'infinito articolarsi delle relazioni sociali. La psichiatria *interpersonale* non può non farsi (così) psichiatria *sociale*: ma al di fuori di ogni assolutizzazione sociologica e di ogni sconfinamento nell'ideologia [116].

Gli scenari della psichiatria cambiano, così, radicalmente. L'esperienza psicotica (quella schizofrenica in particolare) si coglie nel suo senso solo se è decifrata e interpretata come scacco dell'intersoggettività: come modo di una distorta comunicazione con il mondo degli altri e il mondo delle cose. Gli splendidi studi sulla schizofrenia [53] di Ludwig Binswanger consentono di capire *come* dalla frattura dell'intersoggettività nascano le sequenze terrificanti e sconvolgenti del delirare e dell'allucinare, dell'estraniarsi dal mondo e del perdersi della continuità temporale del vissuto.

Noi non siamo segnati nemmeno nei confini estremi dell'esperienza psicotica da un destino inarrestabile: al di là delle nostre connotazioni personali (della struttura della nostra personalità) noi diveniamo quello che gli *altri* con la loro parola e il loro silenzio alimentano in noi (fanno di noi). Il senso di un gesto, e la cifra di un'allusione, sono ampliati vertiginosamente quando ci si confronta con le luci e le ombre della condizione umana *psicotica*; e si può (forse) giungere fino all'affermazione che aree essenziali della "cronicità" psicotica (del dilatarsi *nel* tempo di un'esperienza psicotica) siano spalancate dalla cosificazione dell'altro-da-noi: nel vortice delle speranze infrante [82; 114; 216] che il nostro atteggiamento induce (trascina con sé). Nel contesto delle risonanze, che ogni esperienza psicotica riflette intorno a sé, si gioca in fondo il senso, e il controsenso, di ogni strategia terapeutica.

Non c'è psichiatria autentica che non sia anche, e contemporaneamente, psichiatria dell'intersoggettività.

La psichiatria si fonda, e si realizza, *solo* nella misura in cui si confronti con la realtà umana e sociale dell'esperienza psicotica *fuori* da ogni retroterra ideologico e si trasformi in struttura dialettica di dialogo e di incontro psicoterapeutico.

Mettendo-fra-parentesi (epochizzando in senso husserliano) il problema della natura delle esperienze psicotiche (che cosa esse siano nelle loro fondazioni causali), che solo una "forzatura" *ideologica* dei fatti [1] può presumere di spiegare, e attenendoci invece a un'analisi fenomenologica indirizzata a cogliere *senza* pregiudizi le "cose stesse" nella loro evidenza e nella loro immediatezza, la realtà psicotica della schizofrenia (le sue dimensioni umane complesse e contraddittorie) si coglie al di là di ogni sua "riduzione" naturalistica. A questa dimensione profonda e radicale dell'esperienza psicotica (di quella schizofrenica in particolare) *non* si giunge se non mediante la rivoluzione copernicana del pensiero conoscitivo che la fenomenologia ha portato nel cuore delle scienze umane. Certo, la fenomenologia non è scienza "esatta" nel senso delle scienze fisiche ma è nondimeno scienza "rigorosa" nel senso delle scienze umane che sono scienze non-matematiche: a questa sua celebre enunciazione [175] Martin Heidegger ne ha aggiunta un'*altra* ancora più sferzante: "La fenomenologia è una scienza più scientifica della scienza naturale, in particolare se si prende *Wissenschaft* (scienza) nel senso del *Wissen* (sapere) originario, nel senso del termine sanscrito 'wit'=vedere" [179].

Nella tesi che le "malattie" in psichiatria siano *modi* dell'umano dotate di *senso*, è immanente la contestazione (il rifiuto) di ogni forma di cosificazione e di "violenza" che abbia a devastare, nel segno di una "normalità" astratta e improblematica, la sensibilità e la fragilità infinite di chi sia risucchiato nell'abisso-senza-fondo di un'esperienza psicotica. Come ha sostenuto a suo tempo Kurt Schneider: "non tutto ciò che aiuta è consentito" [342]; e questo significa che in psichiatria *non* è consentita, se si crede nei "valori" umani e nel senso della "follia", alcuna "violenza" terapeutica. Non è consentita alcuna terapia biologica di shock né alcuna farmacoterapia "selvaggia" che non sia indirizzata a fondare una "apertura" dialogica e una comunicazione psicoterapeutica. Nel contesto di una psichiatria, che si problematizzi dialetticamente come scienza umana, e che metta fra parentesi con una radicale sospensione di giudizio ogni rigida distinzione categoriale fra "normalità" e "a-normalità", la soggettività dei pazienti si fa radicale orizzonte teleologico; e ogni articolazione terapeutica non può non essere subalternizzata alle loro esigenze e alle loro aree di significato. Questo significa, fra l'altro, che sono necessarie condizioni (anche) strutturali radicalmente alternative a quelle istituzionali, e immerse in un'adeguata articolazione spaziotemporale, nelle quali ai pazienti sia consentito di esprimere e di realizzare gli orizzonti esistenziali costitutivi della loro esperienza psicotica. Questo non si ha se non "difendendo" fino in fondo la libertà che è nella loro illibertà e la debolezza indifesa che è nel loro essere-nel-mondo.

(Sull'estenuata intensa capacità di esperienza e di vissuto dei pazienti portatori di "segni" psicotici, e sulla loro straziata indifesa apertura al gioco allusivo dei rimandi e dei significati mondani, ha scritto ancora pagine bellissime H. Burkhardt che ha contrassegnato la disperazione schizofrenica come stremata mancanza di difesa e come mancanza kierkegaardianamente *non* di infinito *ma* di finito, di finitudine e di limite [91].)

L'orizzonte di senso della psichiatria, che non può non scandagliare l'eterna dialettica fra le ragioni del cuore e i giudizi della ragione astratta e geometrica, interessa ovviamente non solo l'esperienza psicotica (in sé) ma anche le strutture familiari e sociali in cui essa è inserita. L'"azione di rigetto", che le strutture sociali "normopatiche" [374] esercitano nei riguardi di un'esperienza psicotica "fatta-precipitare" dal deserto e dal rifiuto degli *altri*, è una realtà umana e psicologica che non è possibile negare e dimenticare. Stralciare (così) questa, o quella, esperienza psicotica da una struttura familiare patogena, o da una comunità di lavoro percorsa da tensioni alienanti e da spirali disturbanti, significa "fare-terapia"; nel contesto di un'impostazione di radicale controtestimonianza davanti a una "normalità" catastrofale. Certo, il ribaltamento della psichiatria da scienza naturalistica a scienza umana non può non tenere presente il senso della solitudine che divora nel silenzio ghiacciato della società "normale" le esistenze più sensibili e che si trasforma infine nella condizione di isolamento sociale.

La psichiatria ha a che fare con esperienze vissute

Come ha ribadito Kurt Schneider nella sua psicopatologia clinica [344], testimonianza implacabile di una radicalità di riflessione mai più raggiunta (forse) nella storia del pensiero psicopatologico, una condizione di *défaillance* intellettiva può essere considerata "sintomo" di una malattia cerebro-organica; ma un'esperienza vissuta, come è un'esperienza delirante o un'esperienza allucinatoria, *non* può essere considerata "sintomo" ("indizio") di malattia. Da una parte, infatti, un'esperienza vissuta (anche delirante o allucinatoria) ha una struttura psicopatologica infinitamente complessa e dialettica che già *in sé* non può essere "ridotta" sulla linea unidimensionale di un "sintomo"; e, dall'altra, le esperienze psicotiche, nel contesto delle quali si manifestano le esperienze vissute radicalmente *altre*-dalle-nostre, *non* hanno nulla che possa costituirle come "malattie": non essendo esse se non "formazioni" (aggregazioni) psicopatologiche. Ogni tentativo di ricondurre le esperienze psicotiche (depressive e dissociative) nel solco della "malattia" *tout court* rischia di distorcere stati di cose psicopatologici: togliendo loro evidenza descrittiva e immediatezza eidetica.

Di fronte a quella che è l'esperienza psicotica più inquietante nella sua enigmatica profondità, quella schizofrenica, il discorso psicopatologico di Kurt Schneider non ha alcuna esitazione nel ribaltare, e nel ghigliottinare, strutture archeologiche di "sapere" psichiatrico intoccabili e "mitiche".

Così [344]: "io non posso dire: questa *è* una schizofrenia, ma solo: questa io la *chiamo* una schizofrenia o questa si chiama oggi abitualmente una schizofrenia". Se la schizofrenia non è se non una "formazione psicopatologica" (un'"aggregazione psicopatologica"), solo con una impostazione fenomenologica, e *non* con categorie conoscitive scientifico-naturali, è possibile cogliere e decifrare la sua ragione d'essere tematica e formale. Se *non* c'è una schizofrenia che abbia in sé una autonoma e astratta realtà clinica, e se invece essa esiste nella sola misura in cui sia "io" a chiamarla così, e dunque a farla-vivere, la *negazione* della schizofrenia come "malattia" non può non essere più radicale e definitiva. Il rifiuto (e l'impossibilità "logica") di ogni *Einstellung* obiettivante come metodo conoscitivo in psichiatria, e la soggettività dialetticamente intesa come sorgente di conoscenza davanti alle esperienze psicotiche (a quelle schizofreniche in particolare), si configurano così con drastica evidenza.

Il capovolgimento inesorabile nel discorso fondazionale della psichiatria, e della psicopatologia, si definisce infine nella sua ulteriore radicalità *negando* l'esistenza di "sintomi", e riconvertendo questa denominazione in quella di "segni". La differenza fra "sintomo" e "segno", che Kurt Schneider ha così acutamente indicato [344], rovescia l'orizzonte di *senso* della psichiatria. Il "malato", cioè, non può più essere connotato come portatore di "sintomi" ma come portatore di "segni": di significanti che si esprimono nella loro infinita cascata di significati (di rimandi) indecifrati. L'esperienza delirante e quella allucinatoria, come quella di estraneità del resto, divengono *segni* di una realtà umana dilemmatica e lacerata dalle antinomie ma consegnata al *senso*: non alla in-significanza degli eventi naturali. Il discorso psicopatologico di Kurt Schneider ha fatto "saltare" le strutture portanti, e *ogni* ragione d'essere, di una psichiatria "scientifica" indirizzata ad assolutizzare categorie conoscitive radicalmente incompatibili non solo, ovviamente, con la persona-"malata" ma anche con quelle che sono nella loro essenza le realtà, e la *natura* dell'oggetto, con cui la psichiatria ha a che fare.

Riconsideriamo il *senso* del discorso finora svolto nell'orizzonte dei problemi e delle domande conclusive che nascono dall'articolazione critica di Kurt Schneider. La psichiatria ha come suo fondamentale "oggetto" di ricerca, e come suo orizzonte tematico, alcune *formazioni* psicopatologiche che la convenzione induce a chiamare "malattie", anche se non c'è nulla in esse che possa dimostrare questa designazione, e a denominare nel solco di una storia ermeneutica e semantica definitiva come schizofrenia e come depressione monopolare, o bipolare. Di queste realtà umane e cliniche (devastate dalle ideologie e profanate in alcune epoche storiche [258; 304; 327] in maniera terrificante), che sono le esperienze psicotiche, non sopravvive la connotazione (kraepeliniana) di "malattia", di "unità naturale di malattia" ma quella di un'esperienza psicologica e umana che non può non essere, ogni volta, decifrata nei suoi significati: nei suoi "segni" così variabili, fra l'altro, di situazione in situazione.

Le conseguenze catastrofali di una diagnosi

Le diverse concezioni sulla natura e sull'evoluzione della schizofrenia si riflettono sulle modalità concrete di articolazione terapeutica ma anche sulle modalità con cui un'esperienza psicotica è accettata nel suo valore, o rifiutata e rigettata. Le diverse concezioni teoriche non sono, cioè, interscambiabili quando si confrontano con un'esperienza umana così enigmatica e così inquietante come quella schizofrenica.

Al di là della loro radicale problematicità, la concezione biologica ("organicistica") e quella sociologica della schizofrenia si sono accompagnate storicamente a conseguenze pratiche molto diverse. La "riduzione" dell'esperienza psicotica a semplice (fatale) evenienza lesionale delle strutture encefaliche si è venuta costituendo, in determinate epoche storiche, come una delle condizioni che hanno condotto [131; 266; 304] alla negazione di *senso* delle realtà psicotiche e all'emarginazione (alla separazione istituzionale) dei pazienti psicotici. La "riduzione" sociologica delle esperienze psicotiche (concettualmente inaccettabile) ha trascinato con sé confusioni metodologiche arrischiate e precarie ma si è nondimeno accompagnata a una trasformazione profonda delle strutture istituzionali e, cosa ugualmente significativa, a una drastica modificazione dell'immagine interiore e pubblica dell'esperienza psicotica (schizofrenica): riscattata, in ogni caso, dall'insignificanza e dall'anarchia a cui essa è stata, e continua a essere in molte aree ideologiche, condannata.

In ogni caso, tralasciando ogni *querelle* di questa natura, la catastrofale strumentalizzazione ideologica e politica della schizofrenia (della diagnosi di schizofrenia) è la testimonianza storica inesorabile dei rischi a cui si espone ogni psichiatria che trionfalizzi le categorie organicistiche di discorso. Nella loro debolezza e nella loro fragilità, nella loro inattuale sensibilità e nella loro indifesa umanità, nella loro indisponibilità a ogni efficienza tecnologica e nella loro emblematizzazione di scandalo della ragione e di segno lacerante di contraddizione, le persone psicotiche non sono in fondo tollerate (soprattutto quando il decorso della malattia si estenda *nel* tempo) né dalla società né dalla psichiatria: da una *qualche* psichiatria. Come ha affermato Alexander Mitscherlich, in una famiglia, nella quale insorga un'esperienza psicotica, "nessuno può fare a meno di chiedersi se non ha anche lui una parte di colpa in questo evento fatale"; e ancora: "E là dove tutti rifiutano questa responsabilità, la vittima finisce emarginata e dimenticata nella clausura d'un manicomio. La miseria della sua esistenza viene così esclusa dall'esistenza dei congiunti, o per meglio dire dalla coscienza dell'intera società. E il meccanismo proiettivo interviene una volta di più: noi non indaghiamo i motivi del nostro rifiuto; preferiamo far scomparire questi malati così importuni dietro le mura d'un ospedale" [266].

(Sono modalità di rimozione, queste, che nemmeno oggi tendono a scomparire dalla coscienza pubblica *anche* nel contesto di una psichiatria anti-manicomiale come quella italiana.)

La memoria storica consente, del resto, di constatare come, in un passato lontano e vicino, sia stata la psichiatria (in Germania) a offrire al potere politico indicazioni apparentemente scientifiche perché si negasse ogni valore alla forma di vita psicotica. Come ha ancora sostenuto con parole spietate e sferzanti Alexander Mitscherlich: "Del resto non siamo stati forse testimoni dell'atroce sodalizio fra autorevoli psichiatri e l'opinione pubblica del nostro paese negli anni in cui questi malati furono condannati allo sterminio di massa sotto il termine ingannevole di 'eutanasia'?" [266].

Nel 1920 usciva in Germania un libro [47] di K. Binding e A. Hoche che insegnavano, il primo, diritto penale all'Università di Lipsia e, il secondo, clinica psichiatrica all'Università di Friburgo; nel contesto del quale si affermava che la vita dei pazienti psicotici (schizofrenici) degenti in ospedale psichiatrico fosse una vita *non* degna di essere vissuta. Le terribili e inumane parole di Binding dicevano: "Non c'è dubbio alcuno che negli ospedali psichiatrici ci siano persone (ancora) viventi la cui morte rappresenta, per loro, la redenzione e, per la società e lo stato, una liberazione"; e quelle, ancora più terrificanti e spaventose, di Hoche definivano queste persone "gusci umani totalmente vuoti": fino all'affermazione che la loro eliminazione (la loro uccisione) non costituiva "alcun crimine ma, anzi, un atto medico consentito e lecito". Certo: Hoche considerava i pazienti psicotici con una lunga storia di malattia come persone *perdute*: non solo in-guaribili ma indegne di vivere.

La contrapposizione, scientificamente insostenibile, fra pazienti curabili (quelli acuti) e pazienti in-curabili (quelli cronici: assistiti, in Germania, negli ospedali psichiatrici a differenza dei primi curati nelle cliniche psichiatriche universitarie) ha trascinato la psichiatria, come dice Hildburg Kindt [214], ad allearsi con il potere politico nazionalsocialista: che ha trasformato la *ideo*-logia psichiatrica (l'espressione distorta e crudele di *idee*) in *realtà* spietata e annientatrice. Le idee contenute nelle definizioni di "in-guaribilità" e di "in-degnità di vivere" hanno fatto considerare l'"utilità", e *non* la donazione di *senso*, come criterio assoluto del valore di una vita; e, così, nella perversione dell'agire medico trionfalizzata nel libro di Binding e Hoche ci sono state le radici perché l'uccisione di una vita in-degna di essere vissuta si trasformasse in "redenzione" da una condizione clinica di "inguaribilità" e da una condizione umana di insignificanza. Come dice ancora Hildburg Kindt [214], alla base di queste tesi e di queste azioni terrificanti non c'è stato se non il riferimento ideologico a ciò che accade nell'organismo naturale: il sacrificio, cioè, delle parti divenute senza valore, o nocive.

(Certo, sono lontani i tempi nei quali queste cose sono state espresse e sono avvenute; ma la riflessione su di esse non è estranea ai fini di un discorso sulle diserzioni ideologiche, sempre in agguato, della psichiatria.)

Il darwinismo sociale

Quello che è avvenuto nella Germania nazionalsocialista si costituiva, già alla fine dell'Ottocento, come tema di discussione nel contesto di una linea di pensiero definita "darwinismo sociale" [180; 258; 327; 329] e così chiamata perché ha applicato alla storia umana (alla storia sociale) i criteri della "selezione" naturale da Charles Darwin [327] posta a fondamento della vita animale e vegetale.

Questo il nocciolo della questione: nella "lotta per la vita" vengono eliminati gli elementi "deboli" e maleadattati; mentre si salvano (sopravvivono) gli elementi "forti". L'ideologia del "darwinismo sociale", che affiora del resto nelle tesi di Binding e Hoche [47], si è configurata come struttura portante [258] del nazionalsocialismo e si è realizzata nella "selezione" (non più naturale ma "artificiale": intenzionale e terrificante) indirizzata a eliminare gli anelli "deboli" della società. (Non ha, ovviamente, senso discutere, qui, *se*, come afferma ad esempio Ernst Klee in un suo libro [218] sull' "eutanasia" nella Germania nazionalsocialista, il pensiero darwiniano sia stato deformato, e alterato, nella misura in cui le idee sulla "selezione" naturale della vita animale e vegetale siano state trasferite alla comprensione dell'evoluzione della vita umana.) In ogni caso, la nientificazione dei pazienti, diagnosticati come psicotici, non è stata se non la barbarica conseguenza delle idee alimentate dal "darwinismo sociale" [180] sul rinnovamento della società e sull'ideologia della razza "pura" [258].

A sua volta, come dice K. Heinrich [181], il darwinismo sociale e le sue devastanti implicazioni si possono ricondurre nella loro genesi alle grandi tesi dell'idealismo tedesco: indirizzate, in particolare, a sostenere che la natura e ogni singola persona umana *non* hanno alcuna propria e autonoma esistenza *ma* sono parti costitutive dello spirito assoluto (del soggetto trascendentale). Il sacrificio di una singola esistenza in vista dell'interesse della totalità (dello spirito assoluto o del popolo) si trova, così, radicalmente giustificato. Come scrive infine K. Heinrich: "L'affermazione nazionalsocialista: 'Tu non sei nulla, il tuo popolo è tutto', è la spaventosa semplificazione delle tesi della filosofia idealistica tedesca" [181].

Il discorso, che sto facendo, non nasce da una inutile e sorpassata rievocazione di una realtà politica lontana e impossibile; ma si colloca nel solco di lavori recenti e rigorosi [180; 181; 214; 218; 234; 266; 304; 327; 339] che si confrontano con il *senso* degli eventi storici e con il *senso* di una psichiatria così disastrosamente compromessa con il potere politico (nel passato) e (oggi) chiamata a difendere fino in fondo la dignità e la donazione di senso di ogni paziente che abbia problemi psicopatologici e clinici di qualsiasi natura e di qualsiasi entità.

Al di là delle diverse impostazioni teoriche (alla condizione, certo, che esse *non* siano mai assolutizzate e dogmatizzate), le psichiatrie possibili non possono non rigettare qualsiasi inclinazione a considerare il paziente come una "cosa": come un "oggetto" falsificabile e interscambiabile.

L'olocausto in psichiatria

La storia (questa rapida sintesi che sto delineando) ci confronta insomma non solo con la solitudine assoluta dei pazienti psicotici, con la loro sofferenza ignorata e calpestata, ma anche con la violenza dei pregiudizi e delle ideologie in psichiatria. Le tesi espresse da A. Hoche sulla in-significanza (sulla destituzione di valore) delle esistenze schizofreniche ad andamento evolutivo nel tempo (ad andamento dia-cronico) nascevano dalla considerazione insostenibile, certo, che solo la schizofrenia *acuta* fosse l'oggetto di una psichiatria scientifica e di una progettazione terapeutica; mentre la schizofrenia *cronica* usciva completamente da questo circolo di interesse scientifico: svuotandosi, anzi, di ogni significato e di ogni intenzionalità.

In ogni caso, la presenza (la *diagnosi*) di schizofrenia cronica, che oggi è addirittura contestata [113; 131; 174; 210] nella sua ragione d'essere scientifica e clinica, ed è attribuita in larga parte nella sua insorgenza ad "artefatti istituzionali" (e, cioè, all'azione pato-gena, creatrice di malattia, della stessa istituzione psichiatrica), si è costituita nel pensiero di Binding e Hoche come vita in-degna di essere vissuta e, quando il nazionalsocialismo (in Germania) assumeva il potere nel 1933, come esistenza fatta precipitare nel gorgo dell'olocausto e del sacrificio totale. Testimonianza, anche questa, delle connessioni consapevoli, o inconsapevoli, fra psichiatria e ideologia: fra psichiatria e politica.

Nel tematizzare (ora) alcuni momenti essenziali nell'olocausto dei pazienti psichici avvenuto nella Germania nazionalsocialista non posso non richiamarmi ai lavori che, negli ultimi anni, si sono confrontati con questa terrificante realtà e che ho, prima, ricordato.

Sono trascorsi alcuni mesi dall'assunzione del potere da parte di Adolf Hitler quando viene emanata una legge con la quale si avvia la sterilizzazione forzata di pazienti con sofferenza psichica (ne sono state colpite [258] fra le duecentomila e le trecentomila persone) che abbiano a presentare una malattia considerata, ma anche su questo problema siamo immersi in una profonda oscurità, come "ereditaria". Ancora: alcuni mesi prima dell'inizio della guerra si viene attuando la "Kinder-Aktion" (questa la sua denominazione) nel contesto della quale cinquemila bambini, portatori di *handicap*, sono riuniti [258] in reparti "speciali" e poi uccisi. Fra il 1940 e il 1941 si viene realizzando la nientificazione di almeno settantamila pazienti [258] con diagnosi di schizofrenia "cronica" e degenti in ospedale psichiatrico da almeno cinque anni, o incapaci di svolgere un lavoro utile. (Ma da altri autori [180] si valuta che siano state uccise fra le centomila e le duecentomila persone: pazienti psichici e portatori di *handicap*.)

Non è possibile dire queste cose senza lasciarsi cogliere da un senso di infinita tristezza: nel ricordo di eventi terrificanti che hanno trascinato in un comune destino (in un comune olocausto) una Anna Frank, una Etty Hillesum, una Gertrud Kolmar (le cose, che hanno scritto, rivivono strazianti nella memoria) e queste persone sconosciute segnate dalla sofferenza psichica.

(Certo, l'inenarrabile tragedia dei campi di sterminio trascende il destino dei pazienti, diagnosticati come schizofrenici (cronici), e finiti nel gorgo della morte; ma nelle mirabili parole poetiche di Gertrud Kolmar, che ebrea e tedesca è stata costretta al lavoro forzato in una fabbrica e poi è scomparsa [220] contestualmente alla deportazione in massa ad Auschwitz degli ebrei utilizzati nelle fabbriche (nel febbraio 1943), mi sembra di cogliere una realtà comune agli abissi di violenza nei quali sono precipitati *anche* queste nostre sorelle e questi nostri fratelli contrassegnati (solo) da una diagnosi che la coscienza scientifica e politica di allora (e, in forme diverse e mimetizzate, di oggi) considerava espressione di esistenze destituite di ogni dignità e di ogni libertà. Ma nelle parole poetiche di Gertrud Kolmar, in una poesia in particolare (*Nel Lager*), mi sembra (anche) di cogliere i fantasmi delle mie esperienze in ospedale psichiatrico: in questi volti immersi nella paura e nell'orrore, e in questa speranza schiacciata e devastata; e si poteva morire (si può morire) *vivendo* quando non c'è più speranza e non c'è più salvezza.

La psichiatria non può non confrontarsi con la violenza inumana e barbarica del passato nel quale si nascondono tracce di una violenza (diversa) che continua nelle coscienze se non nelle azioni. Non è un discorso "terroristico", questo, ma è solo un invito a non dimenticare e a riflettere sugli abissi che ci circondano.

Questa è la splendida e dilaniata poesia di Gertrud Kolmar [220]:

Quelli che s'aggirano qui sono corpi soltanto,
non hanno più anima,
soltanto nomi nel registro dello scrivano,
carcerati: uomini, ragazzi, donne
e i loro occhi fissano vuoti

con lo sguardo sbriciolato, distrutto
per ore in una fossa buia,
soffocati, calpestati, picchiati alla cieca.
Il loro gemito tormentoso, il loro pazzo terrore,
una bestia, sulle mani e sui piedi, carponi...

Hanno ancora le orecchie
e neppure odon il loro grido.
La prigione distrugge, schiaccia:
nessun coraggio, nessun coraggio più per ribellarsi!
Stride leggera la sveglia spaccata.

Si affaticano come dementi, grigi, devastati,
separati dall'umanità variopinta,
irrigiditi, timbrati e marcati,
come bestiame da macello che aspetta il braccio
e non conosce che il fetido truogolo e il recinto.

Solo paura, solo orrore nei volti
quando, di notte, uno sparo afferra la vittima...
e nessuno ha veduto l'uomo
che silenzioso in mezzo a loro
trascina la croce nuda verso il supplizio.

Queste parole, che si leggono con il cuore in gola, testimoniano dell'immane sacrificio e dell'inumana violenza in cui sono precipitati nella loro vita e nella loro morte persone ebree come Gertrud Kolmar e persone diagnosticate come psicotiche: come schizofreniche. Anche la psichiatria non può dimenticare queste cose.)

Il senso della vita

L'utilità (la "produttività") come criterio di discriminazione assoluta fra una vita degna di essere vissuta e una vita *non* degna di essere vissuta, e la negazione di ogni vita spirituale in un'esistenza schizofrenica che si estenda *nel* tempo, si sono configurate come i paradigmi che hanno consentito alla psichiatria (a una certa psichiatria) e al potere politico tedesco (nazionalsocialista) di considerare lecita, e poi di realizzare, la dimissione forzata dei pazienti con diagnosi di schizofrenia (cronica) dagli ospedali psichiatrici e la loro uccisione.

Da un libro bellissimo e inquietante [304] di Bernhard Pauleikhoff mi è possibile stralciare alcuni brani dello straordinario discorso che, su questi eventi terribili, ha tenuto il 3 agosto 1941 il vescovo di Münster, Clemens August von Galen, in una chiesa della città. (Come conseguenza [304] di questo discorso sarebbe stata interrotta, almeno nei suoi aspetti più evidenti, la deportazione e l'uccisione dei pazienti.) Sono parole che non hanno perduto nulla della loro attualità e della loro alta (sfolgorante) significazione umana ed etica.

"Allora noi dobbiamo pensare che i malati, poveri e indifesi, siano a breve, o a lungo, termine uccisi. Perché? Non perché abbiano commesso un delitto degno della morte, non perché abbiano aggredito i loro infermieri così che non si poteva fare altro, per mantenere questi in vita, se non contrapporre (in stato di necessità) violenza a violenza"; e, cogliendo il senso lacerante della cosa, ancora: "No, non per queste ragioni questi infelici malati devono morire ma perché, a giudizio di un qualche ufficio o stando alla perizia di una qualche commissione, sono divenuti 'indegni di vivere': appartengono al 'popolo improduttivo'. Si faccia attenzione: essi non possono più produrre beni, sono come una vecchia macchina che non corre più, sono come un vecchio cavallo che è divenuto inguaribilmente zoppo, sono come una mucca che non dà più latte".

Le parole del vescovo di Münster continuano, poi, implacabili e temerarie: "No, qui si ha a che fare con uomini, con nostri simili, con nostre sorelle e nostri fratelli. Uomini indifesi, uomini malati, uomini improduttivi a giudizio di qualcuno. Ma, con questo, hanno perduto il diritto alla vita? Hai tu, ho io, il diritto di vivere solo fino a quando siamo produttivi, solo fino a quando veniamo riconosciuti dagli altri come produttivi? – Se si giustifica, e si applica, l'assioma che si possano uccidere gli uomini 'improduttivi', allora, guai a tutti noi quando diveniamo vecchi e deboli per l'età".

Il senso radicale del discorso: "Se si ammette che degli uomini abbiano il diritto di uccidere essere umani 'improduttivi' (anche se questo riguarda, ora, malati psichici poveri e indifesi), allora è consentito uccidere (assassinare) tutti gli uomini improduttivi: i malati inguaribili, gli invalidi del lavoro e della guerra; ed è consentito uccidere tutti noi quando diveniamo vecchi e deboli per l'età, e, per questo, improduttivi".

L'incandescente attualità delle cose, che sono state testimoniate dal vescovo di Münster, mi sembra scaturire da un *altro* brano del suo discorso. (Aleggiano, talora, idee nascoste e intenzionalmente nebulose che rimandano al problema (a *questo* problema lancinante) del senso della vita e del senso della morte: della trionfalizzazione dell'"efficienza" (della "produttività") e della banalizzazione della morte (della strumentalizzazione della morte). Non sono temi estranei, questi, né alla medicina né, in particolare, alla psichiatria: a questa scienza di confine che continua a confrontarsi con la violenza e con la sopraffazione.)

"Allora nessuno di noi è più sicuro della sua vita: qualche commissione può mettere ciascuno di noi nella lista delle 'persone improduttive' che, a suo giudizio, sono divenute 'indegne di vivere'. E nessuna polizia ci proteggerà, e nessuna legge punirà chi ci uccide e nessuna legge consegnerà l'assassino alla giusta punizione. Chi può avere ancora fiducia in un medico? Questi, magari, definisce come improduttivo il malato, e fa suo (così) l'invito a ucciderlo. – Non è possibile immaginare quale imbarbarimento dei costumi, e quale generale diffidenza, si abbiano a delineare nel cuore stesso delle famiglie: se questa spaventosa dottrina viene tollerata, ammessa e seguita."

Cose, queste, che toccano il nucleo bruciante del problema: quello della violenza ideologica che intende fissare i *suoi* criteri di separazione fra una vita degna di essere vissuta e una vita *non* più degna di esserlo.

Le implicazioni etiche nella diagnosi di schizofrenia

La diagnosi di schizofrenia ha condotto, dunque, a questa terribile strumentalizzazione e a questa disumana nientificazione di vite umane. La formulazione di una diagnosi (quella di schizofrenia) si è trasformata, all'epoca del nazionalsocialismo tedesco, in una condanna a morte spietata e incancellabile: tempi (certo) lontani e devastanti nella loro barbarie ma questa lontananza e questa devastazione non possono non fare riflettere, fino in fondo, sul senso e sul nonsenso di una diagnosi in psichiatria.

Gli aspetti significativi del discorso sono (forse) questi: il primo è legato al fatto che *ogni* diagnosi in psichiatria, anche se adeguata scientificamente e clinicamente, trascina con sé cascate, più o meno tumultuose, di angoscia e di intolleranza (di negazione): che è necessario tenere presenti *non* per falsificare, o modificare, i contenuti clinici di una diagnosi *ma* per smorzare la loro risonanza con l'utilizzazione possibile di articolazioni diagnostiche alleggerite (metaforizzate) come quella di "sindrome dissociativa" o di "depressione atipica": diagnosi descrittive per nulla mistificatorie, del resto, che si limitano a tematizzare ciò che si manifesta nel contesto della sintomatologia clinica; e il secondo, non separabile concettualmente dal primo, è legato al fatto che una diagnosi sbagliata in psichiatria può accompagnarsi a conseguenze (talora) molto serie che rimangono inchiodate nella storia della vita di chi ne sia così "etichettato". Una diagnosi di schizofrenia, anche se poi indimostrata e inverificata, è capace di scatenare nell'ambiente familiare e non-familiare una lunga conflittualità e una infausta distruttività.

L'alta soggettività (la fatale discrezionalità) di ogni diagnosi in psichiatria rende le cose ancora più problematiche e complesse. Non ci sono criteri biologici di qualsiasi natura [288] che consentano di fare diagnosi di schizofrenia, o di depressione psicotica differenziandola da una depressione reattiva (neurotica), ma ci sono criteri clinici e criteri psicologici (ermeneutici) che si confrontino con i "sintomi" (che sono, in realtà, "segni") di un'esperienza psicotica. Il problema della diagnosi in psichiatria rimanda, ovviamente, alla necessità di una integrazione e di una integrabilità fra il criterio clinico e quello psicologico-ermeneutico (fenomenologico). La divaricazione fra l'uno e l'altro, e anche l'assolutizzazione dell'uno o dell'altro, non fanno se non accrescere il rischio di diagnosi provvisorie e precarie: queste sono anche legate al fatto che ogni fenomeno psichico (normale o patologico) non si può esprimere se non attraverso la mediazione del linguaggio e le capacità di espressione dei propri vissuti che sono molto diverse e talora inattendibili in ciascuno di noi. La diagnosi fondata sul comportamento dei pazienti, e sull'esclusione [221] di ogni loro realtà interiore, ha consentito a Emil Kraepelin di articolare una psichiatria naturalistica ancorata al modello medico di "malattia" e a un'implacabile (prodigiosa) capacità di osservazione; ma la sua è una psichiatria unilaterale: estranea, appunto, a ogni valutazione del significato dei sintomi nell'orizzonte di soggettività dei pazienti. Ai sintomi, in psichiatria, non può se non essere consegnata una indicazione semantica labile e camaleontica.

Cosa dire, e cosa fare, al fine di allargare l'area di eticità in un campo fragile e problematico come questo? Non ci sono soluzioni, ovviamente, ma solo tracce di un discorso che inviti alla riflessione e alla dilemmaticità. La diagnosi in psichiatria non dovrebbe essere formulata se non quando gli elementi di concordanza clinica e psicologica (ermeneutica) siano adeguati e univoci. Non si dovrebbe mai prospettare una diagnosi (una diagnosi di schizofrenia, in particolare) quando le cose siano ancora indefinite nella loro genesi e nella loro articolazione sintomatologica (segnica). Il campo di oscillabilità applicativa e terapeutica di alcuni farmaci è molto ampio; e consente, così, una (sensata) farmacoterapia di attesa: al di là della determinazione diagnostica precisa. Non si dovrebbe nemmeno comunicare, e portare alla ribalta, una diagnosi ancora "debole" e indiziaria; ma, cosa forse essenziale, nel formulare una diagnosi è necessario tenere sempre presenti le implicazioni ideologiche che sono presenti in ogni psichiatria e, ancora, nella coscienza pubblica. Nonostante le radicali indagini moderne [69; 117; 192] sull'evoluzione della schizofrenia, e sulla sua guaribilità, essa è considerata (è *vissuta*) come una malattia insanabile e catastrofale; e la cosa non può essere nemmeno oggi banalizzata e sottovalutata: ovviamente, anche a causa delle interferenze che ogni esperienza vissuta intreccia con l'insorgenza e l'evoluzione di una sintomatologia psicotica (non solo schizofrenica).

Questo mio discorso intende (dunque) adombrare la rischiosità possibile (l'influenza possibile sull'evoluzione della malattia) di una diagnosi che, come questa di schizofrenia, trascina con sé conseguenze psicologiche ed esistenziali, ma anche cliniche, di indubbia significazione. Allo stato attuale delle cose non è possibile illudersi di controllare e di razionalizzare una diagnosi di schizofrenia: non è possibile illudersi che altri (i familiari di un paziente) abbiano ad accogliere questa diagnosi con la distanza emozionale e con l'immedesimazione (con la partecipazione interiore) necessarie e desiderate. Qualcosa è possibile fare, e qualcosa si fa nelle diverse aree di una psichiatria rigorosa e dialettica, ma le inerzie e le angosce sono molte: sono radicate nel cuore della condizione umana. Ciascuno di noi tende disperatamente a cancellare e a nascondere l'immagine scheggiata della follia: della schizofrenia che ne costituisce l'espressione emblematica; e, forse, come dice H. Burkhardt: "Nella follia si manifesta talora quell'aspetto del reale che l'uomo non deve vedere per rimanere sano" [91]. Non è possibile, certo, tranciare (tagliare) il nodo gordiano del discorso: cancellando, e sostituendo, la denominazione di schizofrenia con altra denominazione (quella di "sindrome dissociativa" e di "depressione atipica" non può avere se non una circolazione contingente ed effimera). Ma quella di schizofrenia è una formulazione diagnostica (questo libro lo testimonia: al di là di ogni inquietudine) che unifica, e rende omogenee, le ricerche e le riflessioni, e consente le confrontabilità terapeutiche ed epidemiologiche: in ogni parte del mondo.

La speranza, che mi muove nell'avviare questo libro sull'esperienza schizofrenica (sui modi con cui essa si manifesta e si viene svolgendo nel corso del tempo), è ovviamente quella di indicare come *non* sia ammissibile, e sia scientificamente infondata, qualsiasi affermazione sulla in-guaribilità della "malattia", certo, ma anche, e soprattutto, sulla insignificanza e sulla destituzione di valori della vita schizofrenica. Nelle realtà psicotiche e umane (in queste pazienti e in questi pazienti), che sto per descrivere nei loro aspetti anamnestici e psicopatologici essenziali, si potrà cogliere l'area estesa e camaleontica dei significati e dei valori: al di là di ogni (solo apparente) uniformità clinica. Senza avvicinare queste pazienti e questi pazienti con una profonda disponibilità umana e con una dimensione sincera e radicale di ascolto, e di attenzione, non è possibile (non sarà mai possibile) afferrare il *senso* segreto e illuminante di un'esperienza psicotica: di un'esperienza schizofrenica (e anche di quella depressiva e maniacale). Nei luoghi in cui la forma di vita schizofrenica si svolge e si articola (nelle famiglie, oggi, ma anche nelle comunità e nelle realtà ambulatoriali e ospedaliere), essa rivela la sua immagine autentica e sofferente, dilemmatica e disperatamente umana, *solo* se c'è intorno un'atmosfera fatta di accettazione (di accoglienza) e di comprensione delle debolezze e delle fragilità: delle contraddizioni e delle ambiguità, anche, che si alternano talora vertiginosamente nel cuore di ogni mondo-della-vita psicotico.

Cosa c'è al fondo di un'esperienza psicotica

Il linguaggio metaforico allarga improvvisamente la conoscenza eidetica delle realtà umane e psicologiche che ci circondano: impenetrabili e sfuggenti; e si costituisce [54; 102; 129; 260] come altro linguaggio (aereo e intuitivo) da quello razionale e reificante (geometrico e metallico) che contrassegna il linguaggio delle scienze naturali.

Ogni esperienza psicotica, quella schizofrenica in particolare, si nasconde e si mimetizza nei suoi significati e nelle sue allusioni: se non viene ascoltata e se non viene decifrata fenomenologicamente. Non c'è psichiatria freddamente clinica, non c'è psichiatria naturalistica, che riesca a cogliere e a tematizzare il senso misterioso e inafferrabile di una *Lebenswelt* schizofrenica: che, al di là delle sue astratte geometrie sintomatologiche, si trasforma ed evolve in modi infinitamente diversi e camaleontici. Non ci sono sintomi che riescano a inchiodare, e a trafiggere, l'evanescenza clinica di una schizofrenia: le sue ombre e la sua immagine volubile e dolorosa, i suoi adombramenti inquietanti e invisibili, il suo discorso segmentato e singhiozzante.

Nell'avvicinarsi a queste cose la psichiatria non può non riconoscersi in una sua radicale fondazione intersoggettiva e in una sua area sconfinata di interiorità riscattata e recuperata. Il deserto della psichiatria, di una psichiatria che rifiuta ogni dialogo con la soggettività dell'altro-da-sé, cresce intorno a noi; e le parole si disfanno: inutili e inconsistenti agli sguardi raggelati della psichiatria clinica.

Certo: quando si giunga a sorpassare le strutture rigidamente cliniche della psichiatria (quelle che si illudono di fare della psichiatria una scienza naturale: ancorata ai soli modelli medici di discorso), e ci si confronti con l'esperienza psicotica (quella schizofrenica in particolare) nella sua radicale dimensione fenomenologica e antropologica, non si può non essere sconvolti e affascinati (insieme) da cose che la *raison* geometrica e astratta non riesce nemmeno a intravedere: dalla metamorfosi del tempo e dello spazio, dalla nostalgia di infinito e di comunicazione, dal volare radente della *déraison* che scava negli abissi vertiginosi e bianchi [411], dal divampare di una fragilità e di una sensibilità tumultuose e frenetiche, dai ghirigori ghiacciati (dalle linee spezzate e zigzaganti) delle emozioni e del pensiero, dalla regione inquieta e senza fondo della sofferenza e della stupefazione, dai volti angosciati e tumefatti che si perdono in lontananze irraggiungibili.

Come (del resto) non è possibile addentrarsi nella follia senza tenere presenti le influenze storiche e ambientali che contrassegnano ogni esistenza psicotica, così non è possibile sottrarsi e sfuggire all'esigenza di andare-incontro a ogni paziente sulla linea oscillante di una relazione dialogica e di una comunicazione psicoterapeutica che ci consentano di cogliere [215] le parti *sane* in loro e le parti *malate* in noi. Siamo al di là di ogni riduzionismo psicologistico e biologico: dicendo questo; siamo nella vertigine e nella danza leggera della grazia (si può dire anche questo) che ci fa intravedere realtà (figure) umane nascoste e invisibili.

II. L'immagine psicopatologica e clinica della schizofrenia

Nel grande silenzio. Ecco il mare, qui possiamo dimenticare la città. È vero che proprio in questo momento si sente ancora strepitare le campane dell'Ave Maria – è quel sussurro cupo e folle, eppur dolce, al crocicchio del giorno con la notte – ma solo per un istante ancora! Ora tutto tace! Il mare si stende pallido e scintillante, non può dire parola. Il cielo offre il suo eterno, muto spettacolo serale con rossi, gialli, verdi colori, non può dire parola. I piccoli scogli e catene di roccia che scendono nel mare, come per trovare il luogo dove si è più soli, non possono dire parola. Questa immensa impossibilità di parlare, che ci coglie all'improvviso, è bella e agghiacciante: ne è gonfio il cuore. O ipocriti di questa muta bellezza! Quanto bene saprebbe parlare, quanto male anche, se volesse! Il nodo della sua lingua e la sua dolorosa felicità nel viso è una malizia per deridere la consonanza del tuo sentire!

F. Nietzsche, *Aurora*

1. La musica e gli angeli che sono nell'*autre monde*

La premessa al mio discorso non può non essere quella di indicare alcune categorie *fenomenologiche* che possano aiutarci a capire qualcosa dell'esistenza di chi percorra il cammino di un'esperienza psicotica (schizofrenica). La fenomenologia è una realtà metodologica complessa, diversa (anche) nelle sue fondazioni e nelle sue realizzazioni concrete che non possono essere, qui, definite nella loro natura e nelle loro significazioni: ma, solo, tematizzate in alcune loro indiziarie articolazioni *applicative* in ordine al circolo tematico del discorso. L'impostazione fenomenologica di un'indagine sottintende la sua articolazione *metodologica*: il modo con cui si giunge alla conoscenza di un orizzonte oggettuale *altro* da quello che è il campo della soggettività. La fenomenologia, dunque, *non* come statuto teorico o dottrinale ma come metodo: che etimologicamente deriva da *meta-* e *hodós* (strada) e significa "la strada che si percorre". Certo, è forse meglio parlare di un sentiero che si percorra *nel cammino* della conoscenza piuttosto che non di una strada: nel senso che, come ha acutamente sottolineato Walter Benjamin [41], le "strade" indicano qualcosa di improblematico e di banale mentre i "sentieri" implicano una conoscenza che si raggiunge con più aspra fatica ma con più luminose aperture.

La prospettiva fenomenologica ha il suo senso rigoroso solo se si integra dialetticamente con altre prospettive metodologiche; anche se essa ha in sé una sua dimensione originale e costitutiva di una psichiatria intesa come scienza umana.

La schizofrenia come possibilità umana

La schizofrenia è un'esperienza psicotica che si manifesta con una sua mutevole configurazione sintomatologica e clinica, e con una sua oscura fondazione genetica (causale).

L'articolazione fenomenologica del discorso consente di cogliere l'esperienza psicotica, e quella schizofrenica in particolare, nella sua significazione umana e nel suo orizzonte di senso: come *una* fra le altre umane possibilità del mondo-della-vita nel senso [196] di Edmund Husserl. L'esistenza schizofrenica si costituisce, allora, nella sua controrealtà portatrice di significati e riscattata da ogni reificazione naturalistica: nella sua dilemmatica realtà e nella sua dolorosa capitolazione.

Seguendo i sentieri conoscitivi della fenomenologia, vorrei fare-riemergere e descrivere le strutture portanti dell'esperienza schizofrenica considerata nella sua ultima significazione di metamorfosi esistenziale (di *nuova* forma di vita): nel contesto di un discorso che sia estraneo a ogni contaminazione "ideologica" e si proponga di cogliere l'*essenza* dei fenomeni. Come ha affermato Jakob Wyrsch [407], in psichiatria non è possibile un discorso autentico e radicale se *non* liberandoci con rigore spietato dalle *abitudini* di considerare i fenomeni psicopatologici nell'orizzonte di *una* teoria, di *una* immagine del mondo, di *una* comune opinione; se *non* ascoltando i pazienti nell'immediatezza del loro linguaggio e della loro angoscia *senza* pensare al "sintomo" e, cioè, a un determinato "segno" di malattia. Colti e vissuti in questo modo, i fenomeni psicopatologici si manifestano come disturbi della comunicazione e della comprensione che sono contraddistinti dal fatto che i pazienti (psicotici) vivano in un mondo *altro* dal nostro mondo. Il "mondo" (l'*autre monde*) dell'esperienza schizofrenica, di questa radicale metamorfosi dell'alterità *in* alienità vertiginosamente lontana e apparentemente irraggiungibile, è (certo) tematizzato dalla inquietante ed enigmatica (jaspersiana [202]) incomprensibilità; ma le indagini fenomenologiche hanno dimostrato come questa incomprensibilità sia ingannevole: in essa si intravedono linee autonome e strutturate di organizzazione interna e di interna articolazione nelle quali è possibile cogliere un nodo, disperato e torturato, di significazioni. *Come* questo nodo di significazioni possa essere scandagliato e portato alla luce del *senso* è l'area di ricerca (il compito) della fenomenologia: con il rovesciamento radicale di atteggiamento conoscitivo che essa trascina con sé.

Non posso non richiamarmi, a questo proposito, al discorso (non *tout court* fenomenologico ma profondamente umano e intuitivo) di Manfred Bleuler [69]: egli afferma che una vita schizofrenica *latente*, una forma di vita *altra*-dalla-nostra, sia nascosta nelle falde freatiche della condizione umana. I modi di essere di una *Gestalt* schizofrenica si colgono *anche* nelle ovvietà e nelle scansioni abituali della vita quotidiana. Il pensiero di Manfred Bleuler sfida, qui [69], l'utopia (ma senza utopia non c'è speranza e non c'è originalità): nelle situazioni, egli dice, di dilagante solitudine, nelle esperienze mistiche (mi sembra di potere immaginare quelle di Angela da Foligno [4], quelle di Maria Maddalena de' Pazzi [249], o quelle di Teresa d'Avila [375]), ma anche nelle forme di pensiero autistiche, nei sogni, nell'arte astratta, si possono intravedere analogie sotterranee e umbratili con quelle che sono le esperienze costitutive di un mondo-della-vita schizofrenico: del quale consentono di cogliere tracce significative.

Nella condizione psicotica, egli dice ancora, i modelli di esperienza schizofrenica, che si osservano (dunque) anche nella condizione umana "normale", si scompensano e, sconfinando dagli argini e dai limiti (sono metafore ma metafore vive), precipitano in una realtà clinica *non* più confrontabile con quella che si è soliti constatare nella quotidianità. Nella schizofrenia, infine, la tendenza a formare un "mondo" alimentato dai propri desideri e dai propri timori, dalla propria fantasticata concezione delle cose e delle realtà personali, si esaspera e si autonomizza: fino alla crisi (ma *non* alla perdita insalvabile) delle possibilità di incontro e di dialogo con il mondo-degli-altri.

Non è possibile, così, afferrare il senso della *Lebenswelt* schizofrenica se non si tengono presenti, da una parte, le analogie con alcune condizioni di vita e, dall'altra, la trasformazione radicale, e piena di mistero, nella quale sprofonda l'esistenza psicotica: immersa nel fuoco glaciale e inarrestabile dell'angoscia.

Una sognante esistenza schizofrenica

Fra i lavori più belli e affascinanti, che siano scaturiti da una fenomenologia applicata all'indagine sull'enigmatica realtà della schizofrenia, non posso non considerare il lavoro scritto, nel 1930, da G.E. Morselli [268]. Nel suo solitario cammino psicopatologico egli ha tracciato una scia luminosa e incancellabile nel paesaggio (desertico) della psichiatria italiana; e, nel contesto di un discorso fondato sulle intuizioni fenomenologiche, in particolare, di Karl Jaspers e di Eugène Minkowski, egli è giunto a sfondare la gergalità e la convenzionalità mummificata della psichiatria italiana (di ieri e di oggi): recuperando una straordinaria capacità descrittiva nell'esposizione delle esperienze vissute psicotiche. Nel corso dei suoi lavori G.E. Morselli, che è stato direttore dell'ospedale psichiatrico di Novara dal 1935 al 1970 (morendo poco dopo), ha affrontato alcuni dei problemi radicali della psicopatologia e della psichiatria clinica con una stupefacente originalità: rifiutando l'alienazione linguistica, della quale una psichiatria arcaica ancora oggi si serve nella reificazione dei vissuti dei pazienti, e gli schemi di articolazione gelida e distaccata della psichiatria kraepeliniana: considerata allora, e non solo allora, come intoccabile; e rivalutando il *senso* del contatto interpersonale e del dialogo (della intersoggettività) anche nell'esperienza schizofrenica, e (ancora) l'importanza dei significati nella costituzione della forma di vita psicotica (schizofrenica): i contenuti creativi e originali, cioè, dell'esperienza psicotica sottratta a ogni "riduzione" naturalistica.

Nel lavoro del 1930 [268] è descritta, ed è splendidamente analizzata, la fenomenologia schizofrenica di una giovane paziente, Elena, immersa in un mondo radicalmente *altro* dal nostro (in un *autre monde* divorato dall'immaginario e dal dilagare di una stregata e dolorosa, infinitamente dolorosa, esistenza sognante). La paziente, italiana, viveva ed esprimeva le sue esperienze psicotiche ora in italiano ora in francese: realizzando, così, una condizione di vita "italiana" (nella quale i sintomi psicopatologici si attenuavano e cresceva la sintonia con l'ambiente) e una "francese" (nella quale appariva molto più profonda la solitudine autistica e la conseguente perdita del contatto con il reale che si sfilacciava in frammenti nondimeno dotati di senso).

Dai contenuti della condizione francese scelgo alcune espressioni che testimoniano della profondità (della creatività) della dissoluzione schizofrenica e della metamorfosi esistenziale che in essa si rivela; e che testimoniano (anche) dell'abbagliante trasparenza e della lacerante sensibilità presenti in esperienze come queste. Non si possono leggere queste esperienze vissute (direi) senza un'acuta emozione e senza lasciarsi graffiare, e segnare, da tracce interiori indelebili e immemoriali nella loro dolcezza straziante. Non si può fare a meno, certo, di un grande silenzio e di un'eclissi solare se si vogliono ascoltare queste parole friabili e sgomentanti: il chiasso le tradisce.

"Maintenant je suis dans l'autre vie, dans laquelle je vois parfois même les anges et j'entends la musique. Mais je sens que ce n'est pas juste, que c'est un peu aussi le monde de la folie; tout change alentours, vous aussi me semblez détaché, éloigné de moi... Vous êtes le docteur M., mais je vous vois comme de loin. Je ne voudrais pas me retirer de la vie réelle, mais quelque chose m'entraine qui est plus fort que moi. Je me dédouble, je l'entends... La vie je ne puis pas, comme ça, la vivre, et je m'enfouis dans l'autre."

Non vorrei tradurre queste parole così trasfigurate e così dilatate fino ai confini della sofferenza più atroce: sono anche facilmente comprensibili, del resto; come queste che ne prolungano l'eco dolorosa.

"C'est vrai que dans 'ce monde' je suis plus proche de l'âme, du paradis dantesque, mais on est trop petit, trop petit (si tocca la fronte); je me sens éloignée de la vie, je n'ai plus de sentiment; je me sens détachée de tout... Je préfère tant l'autre monde; vous y êtes aussi, et là, avec vous, je puis réjoindre les sommets de l'âme. Ici je suis diminuée. Pourquoi vous lassez qu'on m'entraîne, qu'on m'abatte, qu'on m'enfonce? Expliquez-moi comment se fait cette 'chose' là, qui m'entrâine et me dérobe à la vie..."

Quando Elena esce dalla condizione "francese", solo oscuramente ricorda quelli che sono stati i suoi vissuti. Si dice triste e lamenta di sentirsi allontanare sempre di più dalla realtà. L'esperienza psicotica si estende nel corso di due anni: dal gennaio 1926 al dicembre 1927 quando essa si inaridisce e si spegne. (Ovviamente, allora, *non* si conosceva alcuna terapia della schizofrenia se non quella, profeticamente, psicoterapeutica.) Così Morselli finisce il suo lavoro che è la narrazione mirabile di un'evenienza psicotica singolare e misteriosa ma realissima: "Le chiedo qual è la vera Elena. Risponde che è la stessa, tanto che parli in un idioma o nell'altro, ma che preferirebbe rimanere sempre francese. Le obbietto che altre volte si è, invece, lagnata di essere 'trasportata' nella condizione francese. Confessa, allora, di essere ancora oggi combattuta: 'Je suis si lasse de ma vie!'. Se la invito a ripetere versi italiani, mi prega con fermezza di lasciar stare questo; vuole rimanere in quello stato: 'Laissez-moi, je suis plus proche de vous...' ".

La metamorfosi clinica è in Elena radicale: fa (certo) nuove conoscenze, la solitudine autistica si spezza e si dissolve, nel contesto di una larga e significativa socialità. "Intelletto e affettività offrono un elevato equilibrio e la complessiva architettura mentale appare persino arricchita rispetto alla situazione premorbosa" [268].

Non ogni esperienza schizofrenica ha questa immagine sorprendente e camaleontica nei suoi aspetti e nel suo decorso; ma sono *queste* esperienze schizofreniche, incontestabili nella loro realtà clinica, che dimostrano l'insostenibilità arcaica e ideologica delle concezioni (tuttora galleggianti in molte aree opache delle psichiatrie dominanti) intese a disconoscere ogni *umana* significazione alla *Gestalt* psicotica e ogni interna articolazione strutturale. Non mi sarei sentito di iniziare questo cammino verso gli orizzonti enigmatici della schizofrenia se non muovendo da una storia vitale (da un destino) come questa di Elena: nella quale si riflettono, e si rispecchiano, *altre* storie e *altri* destini.

Certo, si ha a che fare clinicamente con una schizofrenia a insorgenza acuta nella quale si manifestano oscillazioni profonde nell'intensità e nella pregnanza sintomatologiche: fino a quando l'esperienza psicotica, ovviamente, non si esaurisce. La fenomenologia clinica è contrassegnata essenzialmente (qui) da questa metamorfosi dell'io e del mondo, e da questa rinascita di un mondo (autistico) fantasmatico e sognante, che si accompagnano al dilagare di esperienze allucinatorie: che sono costitutive, anche, dell'esperienza psicotica di una paziente, Claudia, nella quale si intravedono alcuni elementi tematici che l'avvicinano, almeno in parte, a Elena. Ma vorrei sottolineare il fatto che in Elena la condizione "italiana" e quella "francese" si alternano sulla scia della presenza umana di Morselli: della sua intuizione psicoterapeutica e della sua straordinaria capacità di immedesimazione (e di fantasia).

Un'ultima citazione dal suo lavoro così inattuale e così profetico: "Provoco il ritorno di Elena nella personalità italiana, normo-simile, facendole recitare numerosi versi. Appena questa, uscita dalla condizione francese, si trova davanti la sorella, ha un moto di spavento, si butta piangendo sul cuscino: 'Ma io sono allucinata!'. Allora faccio uscire la sorella e preparo Elena, che ha dimenticato l'incontro avvenuto nella condizione francese, a riceverla" [268]. Nulla di astratto, e nulla di tecnico, nel modo di agire di Morselli; ma, solo, una radicale intuizione psicoterapeutica.

La storia clinica di Claudia

I modi di vivere allucinatoriamente il reale contrassegnano l'esistenza psicotica di Claudia che ha ventiquattro anni quando viene accolta nel servizio di psichiatria dell'Ospedale Maggiore di Novara per la durata di un mese: a questa degenza, nel volgere di quasi due anni, ne seguono altre tre della durata di due mesi ciascuna.

L'esperienza psicotica si è iniziata a diciott'anni: improvvisa e inattesa travolge Claudia che sta facendo il liceo con buoni risultati scolastici. Ci sono degenze in case di cura private, e cure farmacologiche e psicologiche, che non riescono a tamponare la sintomatologia: benché siano presenti, e insorgano, attenuazioni della condizione psicotica che consentono una "tenuta" sociale ma *non* la ripresa degli studi. Il contesto familiare è solcato da conflitti e da incomprensioni: la sofferenza psichica di Claudia non è accettata e non è nemmeno capita nella sua connotazione di involontarietà: si tende a colpevolizzarla e a disconoscere ogni significato alla malattia: ignorata, anche, nella sua dimensione umana e psicologica.

Quando la vedo, non posso non essere immediatamente sfiorato dall'angoscia, che la divora, e dalla tagliente capacità di auto-analizzare i propri vissuti di estraneità e di distorsione allucinatoria del reale; ma non c'è apertura dialogica nel contesto di un'attitudine interiore che si raggela e si fa opaca alle sollecitazioni (alle influenze) interpersonali. Una striatura di recitatività sembra accompagnare il discorso di Claudia che si avvicina, e si allontana, in un vortice di oscillazioni capricciose e inafferrabili. Le esperienze allucinatorie si sono venute svolgendo nel corso degli anni con una particolare ed emblematica incandescenza che è descritta molto bene da Claudia: nella sua graffiante e continua presenza. La somministrazione di farmaci neurolettici (questa è la definizione dei farmaci che hanno trasformato i modi di essere (e di apparire) delle esperienze schizofreniche: la loro azione è nondimeno solo sintomatica: incentrata sui "sintomi", sulle fondazioni emozionali dei sintomi, e *non* sulla "malattia" sconosciuta e inavvicinabile) non ha modificato inizialmente la fenomenologia clinica di Claudia.

Confrontata con quella di Elena, la schizofrenia di Claudia si presenta sovrapponibile nella sua insorgenza (acuta) e nella sua articolazione tematica (allucinatoria) ma più inerziale nel suo andamento (nel suo decorso). Queste sono le esperienze vissute che si sono manifestate nella prima degenza di Claudia: "È troppo tempo, ormai, che sono malata: sono già sei anni. I medici mi avevano detto che a ventiquattro anni sarei guarita e invece... Perché non posso fare una vita semplice e senza pretese? Come sono cambiata in questi anni: quando ero più giovane, facevo tanti sport: sciavo, nuotavo, andavo a cavallo, giocavo a palla a volo; ero brava a scuola ed ero entrata al conservatorio per lo studio del pianoforte e del violoncello. Ho rimorso per il fallimento della mia vita: non ho finito gli studi, ho interrotto tutte le belle attività che facevo". Dall'età di diciott'anni Claudia mi dice di sentire, in alcune ore della giornata e quando è molto stanca, delle "voci" che definisce "sciocche" e che la infastidiscono molto; e dice ancora: "Non so se guarirò: da troppo tempo vivo come in un'altra dimensione. Le persone, le cose, lo spazio: tutto è diverso per me. Poi quelle voci, sempre le voci di Maurizio. È dall'adolescenza che le sento: da quando avevo dodici anni parlavo con lui e lui mi rispondeva. Ho troppi pensieri contrastanti dentro di me. Per anni ho tenuto una facciata ma dietro sapesse cosa c'era... Tutto un mondo fuori e un altro mondo dentro".

Sul nocciolo tematico originario dell'esperienza psicotica (quello contrassegnato dalle allucinazioni e dall'estraneità) si agglutinano, e si stratificano, poi modi di essere più friabili e più aperti al contesto relazionale: che si dissolvono quando la malattia si ridesta e rinasce nella sua sintomatologia. In ogni caso, in Claudia si osserva una mobilissima trasformabilità dei sintomi: che si accentuano, o si attenuano, in correlazione con gli ambienti personali e cosali con cui essa si confronta. La sua esistenza (abbandonata alle onde del mare) sopravvive e galleggia, o si inabissa e scompare, nel gioco imprevedibile delle circostanze e dei vissuti.

Le esperienze allucinatorie

Ci sono schizofrenie (acute e non più acute) che hanno come sintomi radicali le esperienze deliranti: altre, invece, le esperienze allucinatorie; ma le une e le altre si possono alternare, e sono in ogni caso inserite nel contesto delle modificazioni, più o meno profonde, della vita emozionale e della coscienza dell'io. Un'esistenza psicotica si costituisce, certo, come qualcosa di unitario e di strutturato nei suoi diversi elementi; ma questo non esclude che ciascuna esistenza psicotica abbia una sua propria (elettiva) costellazione psicopatologica e clinica. Le schizofrenie allucinatorie presentano una fisionomia clinica (una sintomatologia) più omogenea che non quella delle schizofrenie deliranti, e un decorso (un'evoluzione) più strisciante e inerziale.

Non è possibile cogliere il senso esistenziale e clinico di un'esperienza psicotica, come questa di Claudia, se non analizzando i suoi vissuti allucinatori. Ne vorrei descrivere alcuni, fra i più significativi, che si sono manifestati nel corso delle degenze ospedaliere della paziente.

"Ho finalmente aperto un occhio. L'ho aperto insieme a Maurizio. Eravamo sulle rive di un fiume: è passata della gente. Alcuni hanno detto: 'Ecco l'amore che tutto il mondo sta cercando. Finalmente ecco una vita'. Maurizio ha voluto che smettessi tutte le medicine e le cure: ha detto che mi curerà lui con il pensiero e l'ipnosi. Voglio vivere in un sogno, voglio continuare a sognare.

"Sono avviata verso una nuova vita. Maurizio non mi abbandona, continua a mandarmi i suoi pensieri e queste canzoni che mi vengono in testa. Solo la voce di Marilyn mi dà fastidio: è vero che assomiglio a Marilyn? Nelle canzoni che ascolto c'è la verità: la verità su me stessa. Mi conosco solo attraverso le canzoni: dopo di averle sentite alla radio, restano dentro di me, risuonano dentro di me e mi svelano. Continuo a vivere nel sogno, ascolto le canzoni che mi invia Maurizio: colgono proprio la verità."

Le esperienze allucinatorie sono continue e insistenti: esauriscono ogni orizzonte di significato dell'esistenza di Claudia: nella misura in cui la malattia si incendia nella sua realtà sintomatologica e clinica. Come Elena viveva la sua esperienza psicotica immersa nel mondo fantasmatico della musica e degli angeli, così Claudia ha come nucleo tematico della sua dolce follia (della sua follia shakespeareanamente ofelica) queste schegge musicali, queste canzoni, che la sommergono con la loro divampante sensorialità e la separano da ogni avvenimento esterno: incatenandola a questo universo allucinatorio (interiore) dilagante e ininterrottamente alimentato da questi dialoghi: da questi discorsi che Claudia intrattiene con l'assenza-presenza di Maurizio che è il suo inter-locutore. Come le autoanalisi (i vissuti) di Claudia denotano, le allucinazioni, che sono uditive e *non* visive come in genere accade (del resto) nella schizofrenia, si esprimono *non* nella percezione distorta (patologica) di elementi sonori indistinti e informi ma nella percezione (patologica) di segni sonori dotati di *senso*: di parole e di musica semanticamente pregnanti.

"La vita è sogno. Verrà Maurizio a prendermi e ci sposeremo. Me lo ha detto per telefono. È vero: è lui l'amore. Le canzoni sono vere. Sono tutte storie quelle che mi raccontava la mia dottoressa quando mi diceva che non lo erano. Probabilmente le sentiva anche lei, e anche lì capivo che dicevano cose vere. È sempre stato Maurizio a mandarmi le canzoni: che sono vere."

"Ho sempre dei problemi con mia madre: non capisce quanto le voglia bene. Ma devo separarmi da lei: voglio avere una vita mia. Dite a mia mamma che le voglio bene e che non posso stare senza di lei."

Quando l'angoscia cresce, e si fa dilagante, le esperienze vissute (anche quelle allucinatorie) divengono a-tematiche e inconsistenti: il discorso si disperde nei suoi contenuti, e ne nasce una condizione di smarrimento: di indeterminatezza e di incapacità nel decifrare il senso del reale. Non ci sono più "voci" che trasmettano canzoni e intrattengano il dialogo con Maurizio: c'è il silenzio attonito e la solitudine disperata.

Ci sono altri sintomi

Alle esperienze allucinatorie uditive, che si costituiscono come il *background* dell'esistenza psicotica di Claudia, si sono accompagnati nel corso dell'evoluzione clinica *altri* sintomi: più oscillanti e più variabili nella loro modalità di insorgenza. Nella degenza ospedaliera, che avviene un anno dopo la prima degenza, alle esperienze allucinatorie si associano esperienze deliranti che non hanno una stabile consistenza clinica.

La rivedo: è risucchiata da una condizione di angoscia (di terrore) che non ha limiti: teme (è sicura) di avere un tumore mammario. Piangendo, tenta di articolare un discorso che si sfibra in associazioni labili e in allusioni difficilmente comprensibili. "Ho un tumore al seno: morirò ma non voglio morire. Mi faccia visitare. Il medico, che mi cura, mi ha tagliato la testa a metà: il sogno è tutto lì dentro: crede che si avvererà? Ho difficoltà a parlare: sento sempre in bocca il gusto delle medicine. Claudia ha la lingua tagliata: faccio confusione. Alla televisione facevano, tempo fa, degli spettacoli con delle cose: non so come si chiamano: mi confondo ancora. Erano spettacoli relativi alla vita e alla morte: al passaggio che è come un tunnel, e quelli che erano stati in coma ricordavano quel tunnel. Sono visioni: io sono in coma. Ma il sogno si realizzerà? Il tumore al seno è scoppiato: il tumore è un filo diretto tra la mente e il cuore."

Sono esperienze deliranti, certo, incentrate sulla certezza di essere portatrice di una malattia tumorale: i temi tendono nondimeno a sfilacciarsi nel contesto di ondeggiamenti emozionali (laceranti).

"Non riesco a capire se sono all'inizio o alla fine, ma non riesco a essere qui e ora. Sono tutta confusa: non riesco ad avere un punto fermo su niente. Qualsiasi cosa io senta, o io veda, fa partire dentro di me una serie di possibili interpretazioni che si susseguono incessantemente; e nulla più mi sembra chiaro e semplice."

Il discorso si fa, poi, ancora più discontinuo: brani di canzoni interrompono il tessuto tematico del discorso di Claudia che sprofonda in una condizione autistica.

"Sono pazza, sono impazzita, o forse devo solo sposarmi. I miei occhi sono chiusi o aperti? Ma perché devo proprio fare tutto quello che vuole Maurizio? Faccio sempre le cose sbagliate al momento sbagliato. Tenetemi qui, non voglio andare a casa, voglio restare in ospedale."

Nonostante la loro apparenza clinica, questi disturbi, che sconfinano nella condizione psicopatologica di stato sognante, sono più facilmente modificabili da una farmacoterapia (anche se non staccata da una psicoterapia) che non i disturbi allucinatori. La paziente può essere dimessa nel volgere di due mesi; ma, dopo un anno, si ha una nuova ricaduta che si presenta con una diversa sintomatologia.

Le cose, che Claudia pensa, non c'è bisogno che le dica: sono *già* conosciute dagli altri. Nel linguaggio della psichiatria clinica questo è il sintomo emblematico di una compromissione della coscienza dell'io.

"Vi dico delle cose anche se potrei farne a meno perché le sapete già. Noi comunichiamo con la telepatia. Lei può capirmi anche se non parlo: lei può leggere dentro di me i miei pensieri; e io posso comunicare con lei anche senza le parole. Faccio fatica a trovare le parole: questo è sempre stato il mio problema."

Fra sogno (delirio) e realtà ci sono, poi, queste esperienze vissute: "Mi sento meglio oggi: anche se non potrò sposarmi: non c'è più niente da fare. Sono incinta, attendo un bambino, l'ho sempre desiderato, e Maurizio viene a trovarmi tutte le notti. Sento la sua voce quando mi parla dal corridoio. Lasciatemi almeno le mie fantasie: con la fantasia posso avere un figlio. Questo è il mio sogno. Forse credete che io non capisca la realtà: ma io la capisco. Per questo ho bisogno della fantasia". Nel discorso psicotico si inseriscono, fulminee, queste improvvise modificazioni della coscienza della realtà: questa dolorosa ironia sulla vanità del sogno e delle fantasie: sulla loro irrealtà crudele ed evanescente.

Nel volgere di un mese, in ogni caso, si assiste all'attenuazione dei fenomeni psicopatologici: cresce l'area del dialogo e del contatto interpersonale, e diminuisce la risonanza emozionale ai vissuti psicotici. Claudia viene dimessa dopo qualche settimana, e da allora (sono passati due anni) è seguita ambulatoriamente.

Lo scacco dell'incontro

Certo: dinanzi a un'esperienza psicotica, come questa di Claudia, non si può non vivere immediatamente, al di là di qualsiasi dissezione clinica, uno scacco nell'incontro interpersonale e una immensa disperazione mediata (trasmessa) dal discorso ininterrotto delle allucinazioni. Sono, queste, a costituire (in ogni caso) gli snodi essenziali delle sequenze psicotiche di Claudia: immersa nella sua profonda solitudine autistica alla quale non giungono se non le comunicazioni (le parole) e le apparenze allucinatorie.

Una intuizione fenomenologica, che abbia a mettere-fra-parentesi ogni elemento sintomatologico, consente di conoscere (forse) meglio *come* vive chi-è prigioniero di una forma di esistenza schizofrenica. La metamorfosi psicotica non si limita a trascinare con sé *una* sintomatologia clinica ma modifica il modo di essere-nel-mondo, e di fare-parte del mondo, di ogni paziente. Nell'orizzonte di una intuizione fenomenologica, così genialmente delineata e descritta da Ludwig Binswanger [50], è possibile ri-conoscere una realtà schizofrenica nella sua immediatezza e nella sua trasparenza eidetica. L'*altro*-da-noi ci appare nella sua umana ragione d'essere e nella sua intenzionalità incrinata ma *non* infranta; anche se l'area di enigmaticità, e la stremata angoscia esistenziale, restano ferme nel loro silenzio e nella loro ambigua dilaniata sofferenza. Ci sono alcune misteriose parole di Heinrich von Kleist che rinviano a questa cifra enigmatica e inafferrabile, e che sono state magistralmente tradotte da Sergio Lupi: "Ma il paradiso è sbarrato e il cherubino è dietro di noi: dobbiamo fare il giro del mondo e vedere se non sia forse ancora aperto da qualche parte di dietro" [244]. Si coglie, e si ascolta, il vento gelido della *déraison* che, nella sua implacabilità, è come una finestra spalancata sull'insondabile mistero della vita e della morte, della libertà e della illibertà, della speranza e dell'angoscia.

Come dice l'esperienza psicotica di Claudia, non si può non essere trascinati dalla fragilità e dall'umbratilità della sua esistenza staccata dal mondo e immersa nelle fantasmagorie allucinatorie. Ma, nel confrontarci con un'esistenza come questa, mi sembra di intravedere antenne sensibilissime che si mettono a vibrare nel silenzio interiore e che captano l'ombra di un rifiuto, o l'esile fiorire di un sorriso. Gli specchi rilkiani, che mi passano davanti vertiginosamente e che rapiscono alcune delle infinite espressioni del volto di Claudia, riflettono l'immagine indifesa e inerme di una giovane donna che si chiude nei confini della condizione autistica, pietrificata dall'irrompere delle allucinazioni, e nondimeno infranta da uno sguardo e da un incontro significativi.

L'intuizione fenomenologica [50; 321; 341] ci porta a questa regione profonda della schizofrenia: a questa distanza e a questo incontro fallito, a questa relazione interumana che si consuma (si brucia) nell'ardente impossibile alterità. Mettendo-fra-parentesi ogni elemento sintomatologico, e incontrando l'altro-da-noi lungo il crinale arrischiato di una semplice relazione interumana, mi è possibile cogliere la figura inconfondibile della schizofrenia come attesa senza speranza di una qualche salvezza: la schizofrenia di Claudia mi sta davanti con la chiarezza balenante e accecante di una assenza-presenza (di una irrealtà-realtà), di un miraggio che si fa improvvisa consapevolezza interiore.

La schizofrenia come landa (apparentemente) desertica ma solcata dall'esperienza della vita e della morte. Questa vita che si rigenera in scansioni diverse dotate (donatrici) di senso: nel solco di una umana possibilità nel senso [156] di V.E. von Gebsattel. Questa morte (questa esperienza arcana della morte possibile) che si inserisce nell'orizzonte di alcune schizofrenie con la fascinazione rapinosa dell'ineffabile che è nell'*altra* parte della vita.

Cose, queste, che destano risonanze inquiete e temerarie e che si colgono (solo) nel contesto di un'attitudine fenomenologica: andando al di là di ogni modalità di considerazione naturalistica che di un'esperienza psicotica non mi consegna se non l'immagine di un *iceberg* facile a frantumarsi in schegge di ghiaccio (non più ricomponibili) e lasciate-andare-alla-deriva: al di fuori di ogni unità di senso.

Ma le parole, queste mie parole, si fanno inconsistenti e futili dinanzi all'atroce sofferenza e alla disperazione assediata di ogni esperienza psicotica.

Non è facile, e forse non è possibile, articolare con Claudia una relazione dialogica, e non solo una relazione terapeutica, senza lasciarsi sfiorare dalle onde inafferrabili di sentimenti antinomici che nascono in lei ma che rinascono anche in noi (anche in me): nelle soggettività sfidate dalla sua grazia e dalla sua aggressività. Dolcezza (stremata e indicibile) e diffidenza (acre e spinosa) si alternano e si intrecciano in un carosello effimero e sfuggente; ma la stessa cosa avviene quando, sulla scia di una grande volubilità, un'apertura improvvisa e straziante si alterna a una chiusura ferma e (talora) altera. Ci sono (si intravedono) situazioni interiori e ambientali che fanno nascere queste altalene vertiginose e imprendibili: così difficili da capire e da accettare anche (soprattutto) in un contesto familiare che non riesca a coglierne il senso. Ma non sempre si intravedono situazioni (motivazioni) sullo sfondo di queste oscillazioni fra uno stato d'animo e l'altro: fra una modalità d'azione (comprensibile) e un'altra (incomprensibile). Oscillazioni che, talora, si manifestano improvvise e inattese: nel vortice delle cose che compaiono (fulminee) all'orizzonte e poi fuggono inesorabili e inconoscibili. Questa sembra essere una cifra che contrassegna i modi di essere-nel-mondo (i modi di precipitare nell'angoscia o nell'effimera beatitudine) di Claudia.

Nei contenuti delle allucinazioni (queste canzoni) e nei contenuti dei deliri (friabili ed evanescenti) di Claudia si coglie una strana dolcezza; benché questa sia, a volte, sostituita da un'aggressività anche intensa e indifferenziata: temporanea in ogni caso. Senza lasciarmi trascinare da incrinature decadenti, ma sono (semmai) quelle che si adombrano nei lavori di G.E. Morselli e, in particolare, nel lavoro [268] su Elena, direi che nel discorso psicotico di Claudia si colga qualcosa di indicibile e di toccante: al di là, ovviamente, del dilagare della sofferenza e della tristezza dolorosa a cui *non* manca, in ogni caso, la traccia di una speranza che le trascende. A queste impressioni non è estranea la figura esile e fragile di Claudia: il suo volto ingentilito da un sorriso e da uno sguardo eterei e fuggitivi. Del resto, ama la musica: suona il pianoforte e ha una sua sensibilità musicale che traspare, anche, dai contenuti (dai temi) delle esperienze allucinatorie.

Una *Gestalt* psicotica, come questa, appare ancora più patetica nell'antitesi flagrante fra una personalità dotata di una sua grazia e di una sua sensibilità estetica, e la veemenza della malattia (la definizione è, come sempre, convenzionale e semplicemente orientativa); e questa, anche quando si attenua e si inaridisce (come sta accadendo ora), *non* conduce alla scomparsa dei sintomi psicopatologici: alla loro cancellazione che contrassegna, certo, *altre* forme di vita schizofrenica.

Certo, la fluidità dei sintomi è, qui, molto elevata: con una captatività sismografica Claudia accoglie e seleziona le stimolazioni ambientali e interpersonali: cogliendo in esse ogni sfumatura e ogni ombra che alludano all'aggressività e all'incomprensione. Ma, al di là della fragilità e delle debolezze psicologiche che *non* consentono a Claudia un'adattabilità sociale adeguata (e una libertà di scelta autonoma e incondizionata), non si può non essere affascinati (ma nel dolore) dalla grazia incancellabile di una paziente come questa e non si può non essere sfidati nell'esigenza (ovvia) di continuare fino in fondo (e nella speranza) ad aiutare Claudia sia farmacologicamente sia psicoterapeuticamente. Non so (non è possibile sapere: sono così deboli i criteri prognostici [193; 194; 282] in questo campo) quale sia l'evoluzione di un'esperienza psicotica che abbia i contenuti e le forme di articolazione psicopatologica constatati in Claudia; ma, in ogni caso, in essa riemerge con molta evidenza la complessità (la molteplicità), e *non* l'uniformità (la linearità, o la livellazione), della fenomenologia psicotica.

Ciascuna esistenza psicotica ha, dunque, una sua propria originalità: che si ribella violentemente a ogni tentativo di schiacciarla, e di destituirla di senso, sulla linea di una concezione naturalistica della psichiatria. Nel dolore straziante, che ci fa rivivere (che mi fa rivivere) l'esistenza psicotica di Claudia, si nasconde questo appello disperato a conoscerla e a sentirla come una realtà costitutiva del nostro comune mondo-della-vita.

L'universo delle allucinazioni

Nel contesto di una fenomenologia applicata alla psichiatria l'allucinare (che accompagna così radicalmente la vita psicotica di Claudia) e il delirare si costituiscono come due *modi* dialettici e complementari di una comune (distorta) comunicazione con il mondo dell'intersoggettività e con il mondo-ambiente.

Forse, solo il discorso fenomenologico (fenomenologico-descrittivo in senso [197; 198] husserliano) di Erwin Straus consente di analizzare con sondante profondità le regioni enigmatiche e sconfinate della *Lebenswelt* allucinatoria. Le esperienze allucinatorie schizofreniche non sono se non l'espressione di una distorta fondazione intersoggettiva e comunicazionale: nel mondo della vita quotidiana chi abbia esperienze allucinatorie (uditive) è considerato ascoltare qualcosa che *non* è reale (che *non* esiste). La psichiatria clinica si associa a questa concezione quando definisce le allucinazioni come percezioni *senza* oggetto: anche se la premessa a *questa* (apparentemente) ovvia definizione non è di natura clinica ma filosofica. Le cose, che Erwin Straus dice a questo riguardo, mi sembrano molto belle: "La definizione corrente delle allucinazioni intese come 'percezione senza un oggetto' (nel senso di Lhermitte) dimostra l'ininterrotto potere della filosofia cartesiana. La percezione non è compresa, qui, come la relazione di un soggetto, che percepisce, a un oggetto percepito. L'esperienza di chi percepisce è ridotta nella sua totalità a una percezione che avviene nella coscienza: una specie di quadro fatto di colori mentali. L'intenzionalità è cancellata" [365].

Certo, nella schizofrenia si manifestano esperienze allucinatorie che mi sono estranee; ma non può essere accettata la tesi che, in esse, *non* ci sia oggetto di percezione. L'oggetto è *presente*: a *ogni* atto psichico (psicotico o non-psicotico) nel senso di Brentano è sempre intenzionalmente immanente un oggetto: anche se chi-allucina sente, o ascolta, qualcosa di radicalmente *altro* da quello che ciascuno di noi realmente percepisce. Ciò che il paziente allucina, ovviamente, appartiene a lui solo: nel contesto di un mondo che non è se non il suo mondo assolutamente *proprio* [44]. Le allucinazioni sono, allora, percezioni senza oggetto *comune*: ciò che in esse manca è ciò che viene comunemente ascoltato, visto o toccato (da ciascuno di noi). Non c'è più *nell*'allucinare un orizzonte di senso comune e *non*-privato ("pubblico") che consenta a chi-allucina e a chi-*non*-allucina una comune regione di significati e di esperienze sensoriali. Il mondo *privato* (che è il mondo a cui *manca* qualcosa) contrassegna la *Lebenswelt* allucinatoria; distaccandola (stralciandola) dal mondo comune a ogni *Lebenswelt* non-psicotica. (Sulla scia di queste cose si può riandare allusivamente al discorso eracliteo con la sua celebre articolazione dicotomica del modo di vivere il mondo: "Per i desti il mondo è uno e comune, ma quando prendono sonno si volgono ciascuno al suo" [134].) In fondo, ciò che rende possibile un'esperienza sensoriale comune (*non*-privata) a noi e agli altri-da-noi non è se non la presenza di una comune struttura della comunicazione: che è, invece, profondamente modificata nell'esistenza psicotica (schizofrenica) con il trasformarsi delle categorie spaziali e temporali.

Fenomenologicamente l'allucinazione schizofrenica non può essere considerata come una percezione senza oggetto; testimoniando essa di un'esperienza infinitamente più articolata e dialettica che è immersa in una radicale metamorfosi dell'intersoggettività. Nel venire-meno di ogni dialettica articolazione interumana (nella negata costituzione di un *altro*-da-sé che si costituisce nel senso di Martin Buber [88] come un "tu") *non* c'è nella schizofrenia se non questa *Eigenwelt* (questa mondanità *diversa* dalla nostra) nella quale non ci sono più, almeno temporaneamente, persone-che-parlano ma ci sono "voci" che scendono *sull'*orizzonte tematico del paziente e che dal paziente sono vissute come sole "figure" inter-locutrici. Le "voci" (le allucinazioni *uditive* sono costitutive di ogni realtà schizofrenica) emblematizzano la frattura della comunicazione e testimoniano della disperata solitudine schizofrenica. Non essendoci più un *altro*-da-sé, con cui possa essere articolato un contestuale discorso fondato sull'intersoggettività, non resta a "chi-è" nella schizofrenia se non *questo* modo di essere (allucinando) *nel* mondo: arrendendosi al "potere" incalcolabile e inarrestabile del "suono" (della "voce" estranea e pietrificata nella sua fuga da ogni storicità) o della parola *infranta* che si fa nondimeno ancora portatrice di un senso al di là di ogni *contro*senso.

L'ascoltare, il vedere, il toccare e l'essere-toccati, sono *modi* diversi di comunicare *con* il mondo e *nel* mondo; e sono *modi* che, nella schizofrenia, si trasformano radicalmente nel vortice di un'esistenza che diviene allucinatoria.

(Cose straordinarie sulle percezioni e sui disturbi delle percezioni, sulle allucinazioni, sono state scritte da Maurice Merleau-Ponty che ne ha colto le differenze e le analogie nel suo libro [255] sulla fenomenologia della percezione. Ne ritrascrivo alcuni brani essenziali. "Lo schizofrenico non vive più nel mondo comune, ma in un mondo privato, non va più fino allo spazio geografico: rimane nello 'spazio di paesaggio', e questo stesso paesaggio, una volta separato dal mondo comune, è considerevolmente impoverito"; e, dopo la radicale affermazione che *non* la critica, ma la struttura dello spazio, consente alla persona "normale" di sfuggire al delirio e all'allucinazione, Merleau-Ponty dice ancora: "Le allucinazioni sono collegate a un certo dominio sensoriale solo in quanto ogni campo sensoriale offre particolari possibilità d'espressione all'alterazione dell'esistenza. Lo schizofrenico ha soprattutto allucinazioni uditive e tattili perché il mondo dell'udito e del tatto, a motivo della sua struttura naturale, può, meglio di un altro, raffigurare un'esistenza ossessionata, esposta, livellata". Un'ultima citazione dal discorso di Merleau-Ponty: "È necessario che, per differente che sia da una percezione, l'allucinazione possa soppiantarla ed esistere per il malato più delle proprie percezioni. Ciò è possibile solamente se allucinazione e percezione sono modalità di una unica funzione primordiale, grazie alla quale disponiamo attorno a noi un ambiente dotato di una struttura definita, e ci collochiamo ora in pieno mondo, ora in margine al mondo" [255].)

In una delle opere più inquietanti e tenebrali dell'Ottocento francese [235], Isidore Ducasse, che si è fatto chiamare conte di Lautréamont (con questo nome è divenuto celebre), ha rappresentato la figura di una giovane donna travolta dal vento della follia. Senza delineare analogie insostenibili, mi sembra che nella grazia ferita di questa figura si colga come un'ombra di quella che è l'esperienza psicotica di Claudia. Al di là delle parole, cioè, una ragnatela di immagini fuggitive e polverizzate rimanda qualche esile risonanza (qualche eco inascoltata) di una follia immemoriale e reale.

"Ecco passare, danzando, la pazza, che ricorda vagamente qualcosa. I ragazzi l'inseguono a sassate, come fosse un merlo. Brandisce un bastone e finge d'inseguirli, poi riprende la corsa. Ha perso una scarpa per strada, e non se n'accorge. Lunghe zampe di ragno le circolano sulla nuca; sono soltanto i suoi capelli. Il volto non somiglia più al volto umano, ed essa scoppia in risate da iena. Si lascia sfuggire brandelli di frasi in cui, ricucendoli insieme, pochissimi troverebbero un significato chiaro. La veste, bucata in più punti, esegue movimenti a scatti intorno alle gambe ossute e piene di fango. Cammina diritta davanti a sé, come la foglia del pioppo, trascinata via, lei, la sua giovinezza, le sue illusioni e la sua felicità passata, che essa rivede attraverso le brume di un'intelligenza distrutta dal turbine delle facoltà incoscienti."

L'intuizione psicologica e lirica di quella che è l'esperienza psicotica è, qui, acuta e sconvolgente: al di là della descrizione di un franare dell'intelligenza che *non* c'è nella follia (nella schizofrenia che è l'inevitabile paradigma di ogni follia). Ma, nella ricerca del tempo perduto (nella delimitazione della realtà psicologica che precedeva la scompensazione psicotica), Isidore Ducasse si allontana da ogni violenza verbale e così nostalgicamente definisce la giovane protagonista dei *Canti di Maldoror*.

"Sapeva già interessarsi agli animali, e mi chiedeva perché mai la rondine s'accontenta di sfiorare con l'ala le capanne degli uomini, senza ardire di entrarvi"; e ancora con un discorso sfolgorante: "L'indomani, scappava di nuovo attraverso le margherite e le resede; fra i raggi del sole e i voli vorticanti degli effimeri insetti; conoscendo della vita soltanto la coppa prismatica, non ancora il fiele; felice d'esser più grande della cinciallegra; prendendosi giuoco della capinera che non canta bene come l'usignuolo; mostrando di soppiatto la lingua al brutto corvo che la guardava paternamente; e graziosa come un gattino. Non dovevo godere a lungo della sua presenza; s'avvicinava il tempo in cui avrebbe dovuto, in modo inatteso, dire addio agl'incantesimi della vita, abbandonando per sempre la compagnia delle tortorelle, delle starne e dei verdoni, il cicaleccio del tulipano e dell'anemone, i consigli delle erbe del padule, lo spirito incisivo delle ranocchie e la freschezza dei ruscelli".

Nel deserto rovente e agghiacciante del suo canto, queste parole e questa figura sognante e perduta acquistano una luce improvvisa e trasfiguratrice.

All'esperienza lirica di Isidore Ducasse conte di Lautréamont ha dedicato pagine straordinarie Maurice Blanchot. La lettura dei *Canti di Maldoror* è una vertigine; e, nell'accostare a Lautréamont la poesia indicibilmente grande di Friedrich Hölderlin, così scrive [58] Blanchot: "È impressionante notare come in due esseri così diversi sotto tutti gli aspetti come lo sono appunto Lautréamont e Hölderlin, l'esperienza poetica che sembra separarli ancora di più, si manifesti sotto il segno della medesima profonda vertigine, della medesima tentazione, del medesimo desiderio, quello di raggiungere il momento della luce in cui, unito alla luce, ognuno sarà anche unità a sé, all'intimità della propria natura resa solare, allo stesso tempo perduta e salvata nella luce di questo sole che è quasi l'irradiarsi infinito della natura di ognuno, avida di dissiparsi nel tutto"; e ancora: "Lautréamont non poteva sparire nella follia, essendo nato dalla follia, e nemmeno nell'infanzia, poiché in lui la forza della luce l'aveva reso più forte della follia e più forte della nostalgia dell'infanzia. Ritornare indietro non è possibile a chi ha già subìto la prova della regressione, e l'ha superata con uno sforzo che fu capace di dargli vita nuova. Lautréamont è l'essere strano che, ancora irreale sotto il nome apparente di Ducasse, ha voluto mettersi al mondo da sé e assumersi in pieno la responsabilità dei primi passi nella vita".

Parole enigmatiche, *anche* queste di Blanchot, che nondimeno sfidano l'enigmaticità delle parole di Lautréamont: facendole meglio capire.

2. La metamorfosi dei significati e la fine del mondo

Nel contesto di un'esperienza schizofrenica il delirio si costituisce come l'elemento psicopatologico più enigmatico e sconvolgente.

Sono infinite le definizioni (i tentativi di definizione) del delirio; e ciascuna di esse non riesce se non a coglierne un aspetto. Mettendo-fra-parentesi ogni impostazione clinica, e cercando di tematizzare il delirio nella sua immediatezza fenomenologica, si ha l'intuizione che nel delirio si abbia a che fare con un disturbo dell'intersoggettività: con una frattura dell'incontro dialogico e con una metamorfosi radicale dei significati [20; 21; 22; 53; 56; 60; 63; 81; 85; 92; 93; 94; 102; 167; 168; 186; 202; 231; 261; 344; 361; 408]. Nei modi di essere-nel-delirio, al di là della loro diversa connotazione contenutistica (tematica), la comunicazione con le comuni realtà quotidiane (con i comuni *significati* delle cose e degli avvenimenti) si trasforma profondamente; benché non si cancelli l'acuta nostalgia di una comunicazione *altra* da quella abituale e quotidiana. Ma, prima che il delirio si concreti tematicamente (che si configuri, cioè, in una delle sue molte (possibili) espressioni contenutistiche), nella schizofrenia (in *ogni* schizofrenia secondo [119] Klaus Conrad) si ha un modo di essere psicopatologico che precede il delirio e ne anticipa l'insorgenza; ed è lo "stato d'animo delirante" (la *Wahnstimmung*) che sconfina, a volte, nell'esperienza di fine del mondo [81; 92; 93; 94; 123; 202; 254; 362]. Quando si manifesta, essa si accompagna a un'emblematica modificazione della soggettività e del mondo in cui questa è immersa.

Non c'è esperienza dell'io che non sia esperienza del mondo

Noi *non* siamo cartesianamente monadi senza finestre: noi siamo gettati e immersi *nel* mondo con le nostre speranze e le nostre disillusioni, le nostre angosce e la nostra disperazione, le nostre attese e la nostra gioia. Non c'è l'io, da una parte, e il mondo delle cose e delle realtà umane, dall'altra; ma l'io si riflette nel mondo e il mondo si rispecchia nell'io in una circolarità senza fine. Questa è una delle intuizioni radicali, la più sconvolgente intuizione, della fenomenologia: della fenomenologia filosofica e della fenomenologia applicata (alla clinica). Al di là di ogni discorso filosofico, ogni comunicazione, ogni dia-logo autentico, testimonia della circolarità di queste esperienze che fanno dell'io e del mondo una sola radicale unità di significazioni. Quando cambia la *Stimmung* (lo stato d'animo) che è in ciascuno di noi, contestualmente cambia *anche* la fisionomia del mondo: cambiano i modi con cui il mondo ci chiama e ci parla. Ovviamente, nella reciprocità dialettica delle relazioni non c'è modificazione mondana che non si accompagni a una modificazione dell'io: della soggettività perduta nel mondo (nel mondo delle persone e nel mondo delle cose).

Come ha scritto Ludwig Binswanger [49], nella gioia si dilata il cuore: il cuore si apre misteriosamente; mentre nella tristezza il cuore si chiude e si restringe implacabilmente. Nel richiamarsi ad alcune splendide parole goethiane, egli sottolinea infine come nell'angoscia del cuore il mondo e il cielo si eclissano. (Nella *Stimmung* delirante questo si coglie con particolare evidenza.)

Mi sono sembrate sempre bellissime le pagine che a questo problema ha consegnato J.H. van den Berg e che mi consentono, citandole, di chiarire cosa si intenda quando si parla di contestualità fenomenologica fra io e mondo: fra modificazioni dell'io e modificazioni del mondo (delle realtà mondane).

Così scrive in questo suo testo [43] van den Berg: "Nel libro autobiografico *Si le grain ne meurt* André Gide narra un episodio della sua infanzia che, a parer mio, getta molta luce sulla natura dei contatti umani. In un giorno di mezza estate Gide, allora bambino, fece una passeggiata con la sua governante, recandosi a coglier fiori in una valle non lontana dalla loro residenza estiva. Timoroso che la ragazza si fosse troppo allontanata, il bambino a un certo punto alzò gli occhi; proprio in quel momento la ragazza emergeva dalla cupa ombra di un frassino nella piena luce del sole. Aveva fra le braccia un fascio di spiree di palude e in testa un cappello leggero, la cui larga falda le proteggeva la faccia dal sole. Rise, e al bimbo parve di vedere l'estate stessa. 'Perché ridi?' chiese. 'Perché sono viva,' fu la gaia risposta. 'È una così bella giornata.' In quel momento, scrive Gide, la *valle si riempì d'amore e di felicità*. Questo semplice esempio – che tutti saranno in grado d'intendere, perché ciascuno di noi ha fatto, in circostanze diverse, un'esperienza simile – ci dimostra come una parola pronunciata da una persona che amiamo possa gettare sul mondo una luce nuova".

Non è un'esperienza narrativa che abbia a che fare con la psicologia e con la psichiatria, questa?

Il discorso fenomenologico (ma è un discorso che ha immediati riflessi clinici e psicoterapeutici) di van den Berg coglie il *senso* profondo della straordinaria esperienza gidiana quando scrive [43]: "Riassumendo, dunque, le parole, lo sguardo, il gesto di un mio simile possono illuminarmi o abbuiarmi il mondo. Il mio simile non è un'altra entità isolata, che mi sta a fianco e versa parole nelle mie orecchie; estranea, come me, agli oggetti che riempiono il mondo. È invece, e innanzi tutto, una persona che è o non è 'insieme' con me, e l'intensità di questo suo essere insieme con me non è un'astrazione metafisica, bensì una realtà, visibile nelle cose che lui e io osserviamo. Il nostro essere insieme o no si rivela nella fisionomia del mondo, che può essere familiare o estranea, vicina o lontana. La qualità di questo 'essere insieme' si rivela nella vicinanza o lontananza di ciò che vediamo. Le parole della governante (a cui Gide voleva bene) rendono la valle straordinariamente 'vicina'".

La fenomenologia non è una scienza astratta *perduta* in sentieri utopici ed estranei alla riflessione clinica; ma è una scienza che vive *solo* nella misura in cui si mantenga aderente, e adeguata, agli eventi della vita quotidiana. Come dice infine van den Berg, la fenomenologia è una scienza "tutta fondata sugli esempi, una scienza che si sviluppa andando da un esempio all'altro" [43]. In ogni caso, *non* è possibile intendere la dimensione costitutiva di esperienze sfuggenti e ineffabili, ma brucianti nella loro realtà, come quella della *Stimmung* delirante e quella della fine del mondo *senza* richiamarsi alla fenomenologia.

Cosa accade nello stato d'animo delirante

Nel contesto di un'esperienza delirante, *prima* che questa si costituisca nella sua consistenza tematica e nelle sue figure descrittive, si ha l'esperienza sconvolgente e precaria della *Wahnstimmung* (che non si può tradurre se non con stato d'animo delirante). In questa condizione climatica, che non è *ancora* delirio ma che prepara il delirio, ogni comunicazione [92] con il mondo diviene incerta e problematica: nascono in essa articolazioni cosali e inter-personali immerse in un orizzonte di significatività in-determinata e in-definita; e si ha in essa il presentimento di un *senso* (delirante) che non è possibile afferrare e tematizzare. Si annulla la differenza fra reale e immaginario, fra parola e segno, fra gesto e significato: nell'area di una estrema ambivalenza che non consente scelte nel dilagare dell'angoscia.

Fenomenologicamente, in questo delirio che si viene costituendo, ma che *non* si concreta fino a quando persiste lo stato d'animo delirante, i significati degli oggetti si trasformano e si inabissano in una inconsistenza radicale. Quando essa oscura come un'eclissi improvvisa l'orizzonte di esperienza, ogni cosa sembra immergersi nell'insignificanza assoluta: non c'è se non l'esperienza del *nulla* che rimanda al discorso rivoluzionario [175] di Heidegger: alla sua significazione che non è solo esistenziale (ontologica) ma anche antropologica (psicologica) come ha indicato Ludwig Binswanger [49; 53; 54] nelle sue ricerche psicopatologiche e fenomenologiche.

Non posso non citare, nel contesto degli aspetti psicopatologici della *Wahnstimmung* (dello stato d'animo delirante), il lavoro che Bruno Callieri ha pubblicato nella raccolta di saggi dedicati, nel 1962, a Kurt Schneider. Da questo lavoro, che è fra i più belli e affascinanti di Callieri, vorrei stralciare alcuni frammenti del discorso autobiografico di un giovane paziente nel quale gli elementi costitutivi dello stato d'animo delirante si rivelano con molta chiarezza. Queste le parole del paziente: "Devo pur sapere che razza di cervello possiedo... o sto per impazzire o mi hanno tolto la capacità di integrare il tutto; io ho visto il tutto in pezzi e vedo tutto in pezzi"; e, ancora, nel descrivere le esperienze provate nella notte: "mi sentivo strano, diverso, irriconoscibile a me stesso... tutte le cose mi sono apparse contorte, sinistre, spaventose, come un'atmosfera cupa in cui si spengono tutti i lamenti... ho parlato ad alta voce per sentire la mia voce stessa, ma era irriconoscibile, talvolta sonora e rimbombante, talvolta come se giungesse alle mie orecchie come quando nevica, come attraverso una parete di ovatta... l'alba non veniva mai, ho provato a muovermi ma non so dire se mi è riuscito di raggiungere la porta... non ho mai provato una simile angoscia... vedere tutto distorto... ma non è questa l'espressione, non so trovarla, era *come se improvvisamente fossero cambiate le dimensioni dello spazio*, e mi è venuto in mente come se finisse il mondo..." [93].

Nello stato d'animo delirante si colgono (contemporaneamente) questa scomposizione dell'io e questa fibrillazione del mondo in una reciproca *escalation* psicopatologica e nel contesto di una dilagante estraneità. Le cose e le persone precipitano in vortici di dissolvenza semantica dai quali *non* riemergono unità di senso strutturate: dotate di forma; ma significati slabbrati e labili che fuggono in una radicale indistinzione e in una angoscia senza limiti.

Come dice H. Burkhardt [92], quando sprofondo in uno stato d'animo delirante, come posso ancora cogliere e de-limitare i confini della mia coscienza (del *mio* io) che si smarrisce *nel* mondo e che è rapinata *dal* mondo? Ma anche: dove posso ritrovare la mia coscienza (il mio io), che non mi appartiene più, e dove posso ri-collocare spazialmente (nello spazio vissuto che mi circonda) gli altri-da-me che si fanno vicini e lontani, che mi aggrediscono e si allontanano da me, in lunghe inafferrabili sequenze?

Non so se, sulla scia di queste splendide osservazioni di Bruno Callieri e di Hans Burkhardt, sia riuscito a dire qualcosa (a fare intravedere qualcosa) di una realtà psicopatologica così umbratile e così significativa come è la realtà della *Wahnstimmung*; ma, in ogni caso, questo non è un inutile discorso teorico (sofisticato): alla riconoscibilità (alla presenza) di uno stato d'animo delirante conseguono (anche) determinate strategie terapeutiche.

La dissolvenza del mondo

L'esperienza dello stato d'animo delirante (della *Wahnstimmung*) sconfina, poi, in quella della fine del mondo. I significati labili ed eterei, inconsistenti e a-tematici, alludono (ora) a un universo che lascia riemergere segni frantumati e indiziari di una catastrofe incombente e imminente. Nell'esperienza di fine del mondo (nell'esperienza di un crepuscolo wagneriano degli dèi) si vive, e si muore, in un'atmosfera di insicurezza straniata che rinvia alla precarietà e alla in-definizione di ogni relazione di senso, e che fa sgorgare nei pazienti una attitudine perplessa e ambigua nella sua inutile e dilaniata interrogazione a un mondo terremotato e desertico.

Ci sono differenze psicopatologiche e fenomenologiche fra l'una e l'altra esperienza: come dice in un altro suo lavoro [94] Bruno Callieri nello stato d'animo delirante "i rapporti tra i contenuti di pensiero sono sfocati e non lasciano riconoscere un senso coglibile"; mentre nell'esperienza di fine del mondo "il nuovo significato dei contenuti affiora immediatamente, come espressione di un senso, più o meno unitario, improvvisamente resosi consapevole".

L'estraneità delle cose, e il loro dileguare in cifre simboliche illeggibili e oscure, si colgono nelle parole di Giovanna: una paziente trascinata nel vortice di un mondo che si scolorisce e poi scompare nel solco di un'angoscia e di una disperazione assolute nella loro incandescenza. Le parole si fanno frammentarie: mozziconi riarsi e bruciati a cui aderiscono ancora significati oscillanti nella loro vaga simbologia. Le parole di Giovanna dimostrano come le esperienze psicotiche iniziali siano immerse in questa indicibile angoscia e come esse possano slittare dall'esperienza di uno stato d'animo delirante a quella di una fine del mondo inafferrabile e inarrestabile.

"Sono terrorizzata. Ho una sofferenza terribile. Sono eterea, sono inconsistente, sono morta, mi sento tagliata in molte parti. Sono spezzata dalla sofferenza. Sono disperatamente sola. Le cose, che vedo in questo momento, hanno un significato simbolico del tutto particolare che non so decifrare; ma in esse c'è il segno preciso di una imminente fine del mondo."

Solo immergendoci nella soggettività dei pazienti, e solo confrontando analogicamente le *loro* esperienze con quelle che sono le *nostre* modalità di sentire e di rivivere le realtà emozionali che sono in noi, è possibile intuire qualcosa delle modificazioni psicologiche che si hanno nelle condizioni psicopatologiche di delirio nascente (di *Wahnstimmung*) e di fine del mondo: aree schizofreniche di ineffabile metamorfosi del reale e di dissoluzione dei confini fra io e mondo: fra soggettività e intersoggettività.

L'esperienza schizofrenica di fine del mondo si esprime secondo due diverse modalità tematiche [93; 94; 123; 202; 362]: nella *prima* si rivive la dissolvenza del mondo: la sua raccapricciante nientificazione nella quale le cose, e i significati delle cose, precipitano incendiandosi e lasciando solo macerie e assenze di significati: non c'è più *un* mondo di cose e di persone, e non c'è più una soggettività che abita il mondo; nella *seconda* alla dissolvenza (alla scomparsa del mondo antico) si accompagna la rinascita di un mondo *diverso* (da quello antecedente): di un mondo *nuovo* nella sua fisionomia e nelle sue donazioni di senso. Il contesto emozionale, in cui il mondo è vissuto nella sua fine (nella sua catastrofe) e nella sua rigenerazione, quando questa si manifesti, non è contrassegnato solo da angoscia e da terrore: ci può essere (anche) una condizione emozionale intessuta di felicità e di grazia apparenti: di una gioia labile e friabile (certo); e ci possono essere condizioni emozionali in cui si intrecciano, e si aggrovigliano, panico e felicità, disperazione ed elazione: in una spirale di emozioni contradditorie e laceranti nella loro intensità. (Certo, è una gioia lambita continuamente da una acuta tristezza: come dice Nietzsche [294]: "Quando gli uomini dalla profonda tristezza sono felici, si tradiscono: hanno un modo d'afferrare la gioia come se volessero schiacciarla e soffocarla per gelosia – ah, sanno fin troppo bene che da loro via se ne fugge!".)

Dallo stato d'animo delirante nasce il delirio

Quando lo stato d'animo delirante e l'esperienza di fine del mondo si sgretolano e si dissolvono, si ricostituisce (talora) la condizione clinica antecedente; anche se l'evoluzione più frequente conduce alla nascita di ghiacciate formazioni deliranti sulle quali si arenano, attenuandosi, l'angoscia e l'inquietudine. La comunicazione con gli altri e con il mondo (la conoscenza degli altri e del mondo) cambia nei suoi aspetti modali: non c'è più l'indefinita anarchica voragine di significati indecifrabili: non c'è più l'inconoscibilità silenziosa delle cose; e l'irrealtà dominante è ricondotta a significati che si riflettono nei contenuti del delirio e che rendono meno oscuro il lago di tenebre. La qualità formale della dissolvenza semantica è radicalmente compromessa nello stato d'animo delirante e nell'esperienza di fine del mondo; mentre nel delirio la lacerazione del senso si ricompone nel solco di una interna organizzazione e di un'articolazione strutturale del discorso: nell'epifania dell'irrazionale [238].

Nella smagliante rappresentazione della schizofrenia *acuta*, colta e descritta nella vertiginosa successione dei diversi modi di essere tematici e formali, Klaus Conrad inserisce [119] la *Wahnstimmung* e il vissuto di fine del mondo nel contesto di quella che chiama la fase *trematica* (timore e tremore kierkegaardianamente) con cui si inizia la malattia.

La fenomenologia del delirio si confronta con questa esperienza psicopatologica nella misura in cui essa si articola come *discorso* che si sottrae alle comuni definizioni sintomatologiche: delle quali si serve la psichiatria clinica. In questo universo di discorso è, in ogni caso, necessario scegliere fra teoremi astratti (razionalistici) e intuizioni fenomenologiche (ermeneutiche) che, mettendo-fuori-gioco ogni conoscenza precostituita, colgano, e descrivano, l'essenza (la struttura portante) dell'esperienza delirante. Al di là di ogni sua connotazione sintomatologica, il delirio si costituisce con immediata evidenza come *fenomeno* [374] e non come *sintomo*: come umana esperienza e non come evento biologico.

I confini fra fenomenologia ed ermeneutica sono confini oscillanti: in ogni caso, come dice Umberto Galimberti nella sua ultima straordinaria pubblicazione [151], la fenomenologia di Martin Heidegger si trasforma in vera e propria filosofia ermeneutica nel discorso di Hans-Georg Gadamer; e, del resto, in psicologia l'articolazione ermeneutica è stata introdotta da Mario Trevi: nei suoi lavori di radicale riflessione [378; 379] sugli aspetti metodologici ed epistemologici del pensiero junghiano.

Alcune pagine molto belle e originali di Ferdinando Barison [27] delineano l'importanza dell'ermeneutica in psichiatria: richiamandosi al pensiero heideggeriano che si è venuto svolgendo dopo la *svolta* (la *Kehre*).

La fenomenologia contrassegna l'esperienza delirante come scacco radicale della comunicazione: come frattura lacerante dell'intersoggettività [20; 21; 22; 63; 102; 357; 361; 364; 401]; ma, se questa è la premessa modale alla comprensione di quella che è l'essenza del delirare, non mi sembra possibile cogliere il *senso* del delirio se non nel contesto di una metamorfosi del campo dei significati. Quando Karl Jaspers [202] ha affermato che nel delirio la coscienza dei significati slitta in una sua profonda trasformazione, e quando H.W. Gruhle [168] ha sostenuto che il delirio non consiste se non in una "impostazione immotivata di relazioni" (nel mettere in relazione senza alcun motivo fatti radicalmente estranei gli uni agli altri), è stata articolata una svolta decisiva *nel togliere* al delirio la sua significazione (la sua dimensione) di "sintomo" (obiettivo) e *nel considerarlo* come esperienza *soggettiva* che non può essere colta, e intesa, senza una immedesimazione nella soggettività del paziente psicotico.

Su questa scia si colloca la radente fenomenologia (di matrice bergsoniana) di Eugène Minkowski che [264] giunge con la sua intuizione zigzagante e fulminea (originalissima) a una definizione acutissima e dilatata (la migliore che io conosca) di delirio. Solo ritrascrivendo alcune sue cose, straordinariamente chiare e profonde, ci si avvicina alla comprensione (al *senso* misterioso e oscuro) delle esperienze deliranti che non sono un problema psicopatologico e clinico ma antropologico.

Nel discorso psicopatologico e fenomenologico di Minkowski [264], le interpretazioni deliranti sono considerate come espressione di una vertiginosa (universale) estensione del campo dei significati che trascina con sé l'anarchia (psicotica) dei significati e la conseguente dissolvenza di ogni gerarchia interna ai significati; e questo nel contesto di una evanescenza (di una scomparsa) delle categorie, ineliminabili dalla vita, del "caso", della "contingenza", dell'"evenienza fortuita". La diffusione sconfinata dei significati, e la nascita di analogie e di somiglianze che si intrecciano in alleanze immotivate e incomprensibili, si manifestano con grande evidenza in un paziente che Eugène Minkowski ha descritto e del quale egli dice: "Queste relazioni di identità sono stabilite dal paziente con una costanza e con una rapidità sorprendenti: siamo al 13 luglio che è vigilia della festa nazionale; sulla sua biancheria si ha ugualmente la cifra 13; fra i due fatti ci deve essere una correlazione; sulla sua camicia si ha la cifra 3 che si ritrova nel 13, e così via. Questi accostamenti, che avvengono sempre nel circolo di un articolarsi 'sistematico' (rigido e predeterminato) degli eventi, denotano una modificazione profonda della vita" [264].

Alcune altre considerazioni di Minkowski completano il senso ultimo di questa dilagante (interminabile e illimitata) estensione del campo dei significati nella fondazione fenomenologica del delirio.

"Nella strada noi incontriamo una quantità di passanti: sono passanti e non fanno che passare: è nell'ordine delle cose. Basterebbe (io credo) che, a proposito di ciascuno di essi, noi ci ponessimo il problema di sapere perché, in questo preciso momento, uno di essi si trovi sul nostro cammino per cadere in un delirio di persecuzione. Il passante perde, allora, la sua figura di passante per divenire un uomo che viene a piantarsi, là, intenzionalmente davanti a noi" [264].

La metamorfosi dei significati definisce, forse nella maniera migliore, insieme alla eliminazione del "caso" e dell' "evenienza fortuita" la fondazione fenomenologica dell'esperienza delirante. In questa, il reale assume improvvisamente un *altro* senso e un'*altra* profondità: nuovi sentieri si aprono nel mondo crepuscolare delle percezioni; e una nuova identità personale si viene configurando. Nuove aree semantiche si aprono nel mondo delle percezioni (del significato che si aggiunge alle percezioni): una nuova "logica" delle analogie e delle identità si viene svolgendo; nel contesto di una [168] dissoluzione delle distinzioni fra essere e significare: le cose *sono* e contemporaneamente *significano* al di là, e al di fuori, delle aree semantiche abituali che sono radicate nel mondo-della-vita.

Nel campo dei significati si intravede, così, la regione fenomenologica decisiva in ordine al senso della comprensione del delirio: che non perde la sua area di oscura enigmaticità ma lascia presagire una traccia di ricapitolazione ermeneutica.

La coscienza di un reale diverso (altro da quello che sta abitualmente davanti a noi) non è, in fondo, se non la coscienza che *nel* reale i significati si trasformano vorticosamente: sulla spinta di donazioni di senso che sfuggono a ogni spiegazione e a ogni decifrazione (razionale e irrazionale). Ovviamente, non è possibile se non descrivere i *modi* con cui questa metamorfosi (questo capovolgimento semantico) delle cose si svolga e si articoli.

Questa metamorfosi dei significati, questa loro livellazione e questa loro destrutturazione (nel senso che cose in-significanti e cose significanti, cose che rimandano a orizzonti banali e cose che rimandano a orizzonti essenziali, si uniformano e si fanno interscambiabili), si costituisce come la premessa formale a ogni esperienza delirante: che può assumere i contenuti più diversi e le articolazioni tematiche più variabili; ma lungo linee di comune fondazione antropologica.

Ci sono, del resto, lavori di grande significazione psicopatologica e fenomenologica [26; 27; 44; 81; 92; 123; 167; 168; 202;

261; 264; 344; 361] che su queste modificazioni della coscienza dei significati fondano la ragione d'essere *almeno* euristica dei deliri e del delirare [168; 344]: dei contenuti del delirio e della storia costitutiva (genetica) del delirio.

Le sequenze cliniche di un'esperienza delirante

Dai brani di un'esperienza delirante, che si è prolungata nel corso di alcuni anni ma che si è poi sostanzialmente risolta, vorrei stralciare alcune sequenze cliniche che consentano di cogliere nel suo divenire una *Gestalt* schizofrenica divorata dal delirio.

Come premessa a questo discorso, e come ricapitolazione delle cose che sono state finora sottolineate, mi sembrano radicalmente significative le parole di Alberto Gaston.

"La psichiatria classica, nel suo procedere naturalistico, spoglia di qualsiasi espressività antropologica quella ineffabile e straordinaria esperienza psichica che chiamiamo *delirio*, riducendola a mero sintomo, segno diretto di una malattia, nota o ignota, che altera il funzionamento della mente. Circoscritto nella definizione formale di disturbo del pensiero e bloccato nelle opposizioni oggettivanti di primario/secondario, derivabile/inderivabile, comprensibile/incomprensibile, il delirio perde così tutta la sua mobilità esistenziale e assume la stessa valenza sintomatologica di una semplice febbre o di una banale infiammazione. Si separa così una complessa esperienza psichica dalla profondità dell'anima che l'ha generata" [154].

Solo nello sfondo di una descrizione fenomenologica e antropologica, come questa, le articolazioni cliniche di una storia della vita delirante si definiscono, e si svolgono, nella loro unità di *senso* e nella loro fondazione *umana*: sottraendosi alla livellazione e all'insignificanza semantica indotte da ogni psichiatria naturalistica.

Questa è la storia clinica di Michele: si è iniziata a trentacinque anni con una sintomatologia delirante, è continuata (con alte e basse maree) tre anni e si è poi sostanzialmente risolta: fino a consentire a Michele di riprendere, svolgendolo bene, il suo lavoro: fa il medico in un ospedale di una regione vicina alla nostra.

La sintomatologia psicotica è insorta improvvisamente alcuni mesi prima che sia stata necessaria la sua ospedalizzazione. Ogni sua esperienza vissuta è divorata dal delirio che non lascia spazio ad altre realtà interiori. "Mi vogliono uccidere: mi vogliono fare fuori. Sono tutti coalizzati contro di me: sia nell'ambiente di lavoro sia nella mia famiglia. Di notte, c'è gente che entra in casa. Mi inquinano l'acqua e mi avvelenano i cibi. Devo stare attentissimo a tutto. La televisione e il giradischi mandano onde contro di me. L'aria del paese, in cui abito con mio padre, è contaminata; e io so troppe cose." Non ci sono esperienze allucinatorie; e la personalità non è destrutturata: l'intelligenza, acuta, è asservita al delirio. Non c'è alcuna coscienza di malattia; e la condizione autistica [44; 53; 60; 70; 82; 91; 223; 261; 264; 361] immerge il paziente in una solitudine feroce dalla quale non è possibile toglierlo nemmeno temporaneamente. Ogni fatto, che accada intorno, allude alla soggettività del paziente: non c'è più alcuna casualità negli eventi. A ogni fatto è incollata una immediata significazione (patologica) portatrice di aggressività e di ostilità. "Non ho nulla; sono sano; non c'è alcun bisogno di cure. Se vuole fare qualche colloquio, faccia pure; ma medicine non ne prendo. Non mi servono: sono in prigione."

Nel corso delle prime tre settimane di cura (l'ospedalizzazione si conclude dopo sei settimane) le esperienze deliranti non si modificano nonostante la rigorosa impostazione farmacoterapeutica. "Sono vivo per miracolo: è da molto tempo che mi fanno una guerra terribile. Tanti pensano che io dia i numeri ma lei ha capito la mia situazione. In ogni caso mi difenderò come posso: anche se penso che vogliano mandarmi via dall'ospedale." Il delirio mantiene una consistenza e una radicalità tematica che non sono scalfite da nulla e che si fondano su di una tensione emozionale sconvolgente. L'oggetto del delirio si incentra, in particolare, sulla figura del padre: ma non solo su questa. "Quando ho voluto diventare più autonomo da mio padre, sono nate tutte le lotte che sono venute fuori. Mio padre non può vedermi. Ho dovuto interrompere il mio fidanzamento con una ragazza, a cui volevo bene, perché mio padre non voleva. Mio padre ha cercato di farmi del male: questa persona terribile che è mio padre. Anche se è stato lui che mi ha fatto studiare."

Nelle tre settimane successive le cose migliorano: la chiusura autistica tende a incrinarsi, l'angoscia e l'aggressività si smorzano, le esperienze deliranti sono espresse con una attenuata incandescenza emozionale. Mi parla della madre, della dolcezza della madre, che è mancata molto presto (quando Michele era adolescente) e che è vissuta come figura antitetica a quella del padre. La comunicazione, la relazione dialogica, con Michele è oscillante; ma sembra rinascere dalle ceneri.

Nel corso dei tre anni successivi a questa prima ospedalizzazione ci sono stati periodi di remissione (di attenuazione) della sintomatologia delirante (fino a giungere a una valutazione critica delle esperienze psicotiche) e periodi di riaccensione con articolazioni sintomatologiche sostanzialmente analoghe a quelle descritte. Nei periodi intervallari fra la prima e le altre ospedalizzazioni il paziente è stato seguito con una psicoterapia e una farmacoterapia adeguate (la farmacoterapia, in casi come questi, è in ogni modo decisiva) che hanno consentito alla fine una trasformazione sempre più significativa della sintomatologia psicotica. Le tematiche deliranti, che annegavano (scomparivano) e poi rigalleggiavano improvvisamente come se provenissero da lontananze insondabili, si sono (prima) a mano a mano svuotate di risonanza emozionale, si sono distanziate dalla coscienza intenzionale e si sono raggelate, e (dopo) si sono labilizzate e frantumate.

Certo, è necessario continuare con strategie terapeutiche (farmacoterapeutiche e psicoterapeutiche); ma sono trascorsi *altri* tre anni dall'ultima ospedalizzazione senza che la sintomatologia psicotica sia riemersa nella sua evidenza clinica. Nonostante l'ovvia permanenza di inquietudini nell'ambiente che lo circonda, Michele ha potuto riprendere il suo lavoro; e sono radicalmente mutate le condizioni di vita familiare: uscendo di scena il delirio con le sue espressioni cliniche e sociali, la conflittualità con il padre si normalizza.

Ci sono schizofrenie che guariscono

L'andamento di una realtà clinica, come questa di Michele, dimostra come *non* siano radicalmente accettabili le tesi, di matrice kraepeliniana, sulla non-guaribilità della schizofrenia, sulla sua fatale tendenza alla destrutturazione della personalità e alla perdita di ogni significativa relazione sociale. Non solo le grandi indagini statistiche [69; 117; 192], ma anche le osservazioni cliniche che si fondino sull'analisi di singoli "casi", confermano come l'evoluzione, e le forme di risoluzione, di un'esperienza psicotica possano essere, e siano, molto diverse. Ci sono schizofrenie che giungono a una guarigione clinica, e ci sono schizofrenie che conducono a una guarigione sociale; ci sono schizofrenie che tendono a ricadere (a ripetersi) nel corso del tempo, e si risolvono dopo ogni scompensazione, e ci sono schizofrenie che assumono un andamento esteso *nel* tempo: dia-cronico.

Ovviamente, perché si conseguano modificazioni sintomatologiche (anche) radicali, è necessaria la presenza, al di là di una adeguata strategia terapeutica, di elementi contestuali che sono legati alla personalità dei pazienti, alle loro fondazioni emozionali e cognitive, all'atmosfera psicologica (aperta, o chiusa, alla circolarità dialogica) delle loro famiglie, alle modalità di esordio della psicosi: le insorgenze acute sono molto più favorevoli nella loro evoluzione (anche se tumultuosa e scompaginante) che non quelle insidiose e striscianti: inerziali.

Ma altri elementi sono in gioco: la fenomenologia dei sintomi psicotici e in particolare la presenza di formazioni deliranti che sono, in genere, molto più sensibili all'azione farmacoterapeutica che non quelle allucinatorie (ad esempio).

Questa è Laura: ha trentadue anni quando, acutissima (e al di fuori di ogni apparente motivazione), si manifesta una sintomatologia psicotica (delirante) che, come un vento radente, sembra spezzare l'esistenza di questa donna gentile e dolce: insegna in una scuola media superiore; ed è madre di due figli. La risposta del contesto familiare (del marito in particolare) è (quasi) catastrofale: piena di angoscia e di disperata inquietudine; ma, nonostante questo, senza ricorrere ad alcuna degenza ospedaliera mi è possibile affrontare la situazione con una farmacoterapia e una psicoterapia ambulatoriali che conducono, nel volgere di alcune settimane, alla completa risoluzione della sintomatologia: alla guarigione. Sono trascorsi, da allora, quindici anni: non solo la vita familiare (ha avuto, nel frattempo, una terza normale gravidanza), ma anche quella professionale (l'insegnamento scolastico), si sono svolte, e si svolgono, secondo forme e modalità sovrapponibili a quelle che precedevano la crisi psicotica. Nel corso di questi anni si sono avute due sole ricadute (brevi ed episodiche) contrassegnate da esperienze deliranti: dal timore (dalla certezza) di essere aggredita e di essere "perseguitata", di essere osservata e di essere aspramente criticata. Ma ogni ricaduta guarisce senza lasciare tracce.

Clinicamente, l'esperienza psicotica di Laura e quella di Michele sono contrassegnate da una comune (implacabile) "logica" [56] che mette-in-relazione avvenimenti che non hanno alcuna connessione fra loro: in una *escalation* emozionale che si frantuma, poi, improvvisamente quando la condizione psicotica si spegne. Ma, certo, radicalmente diversa è l'incandescenza sintomatologica della condizione psicotica di Michele nei confronti di quella di Laura: che si è manifestata in forma attenuata, è stata curata con dosi farmacologiche molto basse e non ha mai indotto a pensare a un'ospedalizzazione. Ovviamente, nel diverso andamento sintomatologico ha, in questi casi, grande importanza l'articolazione del contesto familiare: infinitamente più significativo e dialettico quello di Laura che non quello di Michele. Al di là di questo, il delirare di Laura non ha mai presentato la consistenza e l'inaudita agglutinazione che si è osservata (subito) nel delirare di Michele.

L'articolazione territoriale della psichiatria italiana consente, oggi, di seguire ambulatoriamente (senza alcuna ospedalizzazione) infiniti più pazienti che non un tempo; e consente di considerare la sequenza degenziale come limitata nel tempo e solo giustificata dinanzi alle situazioni di più emergente scompensazione: quando, in particolare, si abbiano a manifestare tendenze all'autoaggressività e fenomeni di intolleranza sociale (familiare).

Ci sono schizofrenie che si estendono nel tempo

La diagnosi di schizofrenia nel senso della psichiatria tradizionale [5; 67; 221; 254; 352] è stata rigidamente ancorata alla categoria della "cronicità": intesa come evoluzione fatale di ogni schizofrenia e come sua necessaria connotazione clinica. Cambiando il modello conoscitivo (quello naturalistico), che imbrigliava il discorso kraepeliniano nel solco di un'ideologica estraneità ai vissuti dei pazienti e (anche) di una non-conoscenza della terrificante influenza che i contesti ambientali e istituzionali svolgono sul decorso della malattia, e delineandosi un modello conoscitivo aperto alla descrizione a-teorica e dialettica dei fatti clinici, si sono vertiginosamente trasformate le concezioni sull'evoluzione (sull'andamento) della schizofrenia. Le fondamentali ricerche di Manfred Bleuler [69; 70; 71; 74] hanno dimostrato come l'evoluzione "cronica" della schizofrenia, e conseguentemente la diagnosi di schizofrenia fondata *sul* decorso, corrispondano a tesi *oggi* radicalmente insostenibili nella loro generalizzazione. La diagnosi (la riconoscibilità clinica) di una schizofrenia non si identifica in alcuna maniera con l'ideologia della sua non-guaribilità e della sua irreversibilità.

Queste ricerche (prodigiose per profondità ed estensione di analisi) hanno condotto, in questo modo, alla definitiva rivalorizzazione clinica (pratica) di quelle che sono state le intuizioni di H.W. Gruhle [168] e di Kurt Schneider: indirizzate, appunto, ad affermare l'insostenibilità di *ogni* equivalenza fra schizofrenia e cronicità, fra schizofrenia e non-guaribilità.

La schizofrenia acuta riemerge come realtà insondabile e incontrollata nelle sue fondazioni e nella sua insorgenza; ma la sua evoluzione (la modalità con cui essa si svolge, o si arresta, *nel* tempo) è molto legata al contesto umano e sociale in cui il paziente vive la sua storia. La schizofrenia ha in sé la *possibilità* (non la necessità) di un'evoluzione che non si esaurisca, e non si esprima, in sequenze tumultuose e acute ma che si estenda nel tempo: assumendo quell'evoluzione che viene definita con una fatale, ma ambigua e inquietante, designazione (le parole, in psichiatria soprattutto, si fanno portatrici di una violenza nascosta e infida: anche se involontaria) come "cronica". Certo, la cronicità ha a che fare con il tempo: *non* con il tempo vissuto (con il tempo soggettivo e interiore) ma con il tempo crono-logico (con il tempo delle lancette dell'orologio e della clessidra). L'esistenza di ciascuno di noi è gettata *nel* tempo: si svolge nel tempo ed è un'esistenza *cronica*: dal greco *khronikós* che deriva da *khrónos* (tempo); ma questa parola, quando sia applicata alla medicina e in particolare alla psichiatria, ha in sé (e desta intorno a sé) risonanze incontrollabili emozionalmente ed esistenzialmente. Una condizione psicotica, definita *cronica*, si fa immediatamente nel vissuto di ciascuno di noi un'esperienza senza speranza: segnata da una condanna irrimediabile e incancellabile. (Non si intende una sintomatologia acuta che si ripeta nel corso del tempo, cosa teoricamente conciliabile con la definizione di cronicità, *ma* una sintomatologia che peggiori gradualmente nel tempo.)

Cosa si nasconde, e cosa si muove, in una condizione psicotica incrinata dalla cronicità?

In ogni caso, il prolungarsi nel tempo di una schizofrenia (la sua dimensione dia-cronica) non è un'evenienza consegnata a implacabili premesse genetiche, o costituzionali, ma è una condizione che si forma e si concreta storicamente: nel contesto (anche) di quello che è il nostro atteggiamento interiore e di quella che è la nostra condotta sociale. La configurazione clinica ed evolutiva della schizofrenia (cifra scompensata e sofferta di infinite contraddizioni e tensioni) si definisce *diversamente* nella misura in cui l'ambiente esterno (familiare e sociale) accetti, o rifiuti, i modi di essere psicotici. La schizofrenia si fa (certo) esperienza che si estende indefinitamente nel tempo quando sia immersa nella insignificanza e nella desertificazione istituzionali [30; 31; 79; 164; 396; 398]; ma anche quando, al di fuori di un'istituzione, sia sottoposta a una catena inarrestabile di stimolazioni sociali eccessive (di *oltre*-stimolazioni) o povere e svuotate di senso (di *infra*-stimolazioni) [44; 80; 114; 216; 397; 398; 399]. La connotazione "cronica" della schizofrenia come espressione di "artefatto sociale" [113; 174; 210]; e anche di comunicazioni emozionali tumultuose e anarchiche nel contesto familiare e interpersonale [236; 237; 384]. Non solo questo: il silenzio dei pazienti che non viene capito nella sua significazione "difensiva"; la loro solitudine che viene infranta con la "violenza" improblematica della normalità; e infine: la parola che tace, e non si fa portatrice di colloquio e di dialogo; la parola che, ostinata, ferisce l'umbratilità psicotica; il silenzio del corpo vissuto [415] aggredito e in-compreso.

Dalla schizofrenia cronica alla schizofrenia acuta: un rovesciamento copernicano di prospettiva

La precarietà e l'insostenibilità, anche teoriche, delle tesi sulla tendenza inarrestabile alla cronicità sono dimostrate (oggi) dal fatto che sono presenti tesi antitetiche a queste: la schizofrenia è considerata [69; 114; 299; 398; 412; 413; 414] come un'esperienza psicotica *acuta* che solo a causa di influenze ambientali (sociali e istituzionali) si sottrae alla sua evoluzione originariamente episodica e contingente: facendosi (artificialmente) esperienza psicotica *cronica*. La cronicità viene (così) interpretata come sovrastruttura inessenziale e artefattuale: imposta *dall'esterno* e dall'ambiente.

Le cose cambiano radicalmente nelle loro premesse teoriche e nelle loro conseguenze pratiche: la schizofrenia è identificata con la schizofrenia acuta e questa, *solo* se deformata dalle condizioni ambientali e sociali, si trasforma in schizofrenia cronica.

Il modello sociologico si sostituisce a quello naturalistico; e ne discendono questi cambiamenti copernicani. Nel contesto di queste tesi (problematiche, certo) la schizofrenia è considerata come una malattia che ha una genesi multifattoriale (biologica, psicodinamica e sociodinamica) e una tendenza *naturale* alla guarigione. La schizofrenia "cronica" si trasforma in *pseudo*schizofrenia: anni-luce, ovviamente, separano questa concezione da quelle della psichiatria clinica kraepeliniana; ma, in ogni caso, questa concezione non si capisce se non è agganciata al modello concettuale (quello della vulnerabilità) che la sottintende [413].

Nell'idea di vulnerabilità è implicita la tesi che *non* esista una malattia schizofrenica con un'evoluzione (naturale) verso la cronicità ma esista solo una disposizione alla malattia: che si scompensa quando tensioni emozionali di particolare intensità agiscano su questa condizione di fragilità (di vulnerabilità): destabilizzandola. La schizofrenia (qualche ridondanza espositiva mi sembra necessaria) corrisponde a una malattia che si svolge in sequenze episodiche contrassegnate dalla tendenza alla guarigione: come avviene nel corso di una depressione.

Questo discorso, al di là delle sue assolutizzazioni (affascinanti ma forse utopiche), mette in crisi traumatica schemi convenzionali e rassegnati di rinuncia e di abdicazione a ogni impostazione terapeutica dinanzi alle schizofrenie, che sembrano perdute nelle sabbie immobili dell'inerzialità, e riscatta la psichiatria dalle antiche, e recenti, diserzioni istituzionali. La "vulnerabilità" non è intesa, del resto, come qualcosa di fatalistico: essa non basta, da sola, a determinare la scompensazione psicotica perché in questa entrano in gioco elementi dinamici, e modificabili, come il ruolo all'interno della famiglia, la struttura della personalità, l'atteggiamento nei confronti della malattia [81; 114; 256].

Cose, queste, conciliabili (direi) con quella che è la realtà clinica: nella quale si osserva che il decorso strascicato (cronico) di una schizofrenia nasce talora dalla presenza di una farmacoterapia inadeguata e di relazioni terapeutiche (psicoterapeutiche) infelici e sbagliate [259].

Il delirio come forma narrativa

Il delirio come forma clinica, certo, ma il delirio (anche) come forma narrativa: in alcuni (paradigmatici) testi della letteratura moderna il delirio si costituisce come struttura portante del discorso: (su questi temi si sono svolti i seminari magistralmente curati da Anna Dolfi [126; 127]). Fra i testi, in cui il delirio ha questa radicale importanza narrativa, vorrei solo ricordare *Lenz* [90] di Georg Büchner, *Fuga nelle tenebre* [349] di Arthur Schnitzler, *Perturbamento* [46] di Thomas Bernhard e i tre romanzi (*Fratelli* [323], *Il custode* [324] e *Casa Landau* [325]) di Carmelo Samonà. (Sono autori, questi, ai quali non è possibile attribuire la presenza di una personalità psicotica: ovviamente.)

Nel romanzo [349] di Arthur Schnitzler e in quello [46] di Thomas Bernhard lo svolgimento tematico del discorso narrativo è risucchiato dalla sfrenata cascata del delirio: di un delirio che, nella sua scheletrica articolazione, non è (quasi) distinguibile da quello che è il delirio in un'esperienza psicotica. Nell'uno e nell'altro romanzo si sfiora la mimesi (dolorosa) di una cartella clinica: di una realtà clinica; e si incrina la dimensione lirica (e la libertà fantastica) del discorso. Sia Robert, il protagonista di *Fuga nelle tenebre*, sia il principe Saurau, il protagonista di *Perturbamento*, sono immersi nella logica spietata e pietrificata del delirio: ne sono, direi, sopraffatti e ghigliottinati. (In altri testi di Schnitzler, in quelli incentrati sulla morte e sul morire [346; 347; 348] come realtà psicotica e non-psicotica, la fantasia riscatta ogni dato clinico; e questo, in particolare, in *Beate e suo figlio* [345] che è una novella fra le più strazianti e nietzscheane: crudele e lampeggiante come una sfera di cristallo.)

Il tema del delirio ha nei romanzi [323; 324; 325] di Carmelo Samonà un'articolazione più aperta e luminosa a cui è estranea ogni (riduttiva) connotazione clinica. (Su uno di questi romanzi (*Fratelli*) ha scritto cose molto belle Anna Dolfi: "L''esplosione terrificante' che segna l'impercettibile e abissale confine tra ragionevolezza e follia, tra normalità e alterazione della norma, guida il lieve affanno, i disperati e tragici inseguimenti, la creazione di finzioni e la mimesi della realtà, il labirinto cieco e a suo modo razionale nel quale si muovono due fratelli, nel tentativo vano di un codice comune che possa ricostituire per loro il tempo del passato e quello del futuro, creando uno spazio non più vuoto, afono, privo di possibilità comunicative" [125].)

Certo, in *Lenz* [90], in questa splendida novella di Georg Büchner, le cose si fanno ancora più suggestive: nulla di freddamente clinico, qui, e nulla di estraneo alla realtà clinica. Quando l'intuizione lirica incenerisce gli elementi materici (descrittivi) del discorso, anche *sintomi* (modi di essere) radicalmente clinici, come il delirio o la perdita di contatto con il reale, si fanno *fenomeni*: figure *eidetiche* trascinanti e assolute. La novella di Georg Büchner, al quale si devono testi emblematici del teatro moderno come *Woyzeck* e *La morte di Danton*, si costituisce come l'epifania di una metamorfosi psicotica dell'esistenza: sovrapponendosi misteriosamente alla schizofrenia come forma clinica; ma senza lasciarsi schiacciare, o annullare, da questa.

"Si addormentava soltanto con gran fatica, dopo avere tentato ancora una volta di colmare quel vuoto orrido. E poi fra sonno e veglia precipitava in uno stato terribile; cozzava contro qualcosa di orrendo, di spaventoso, lo afferrava la follia, sobbalzava dal sonno con urla agghiaccianti, in un bagno di sudore, e solo a poco a poco ritrovava se stesso"; e ancora: "Anche durante il giorno aveva accessi simili, e furono allora anche più spaventosi; prima infatti la luce lo aveva difeso. Gli sembrava di esistere lui solo e che il mondo consistesse soltanto nella sua immaginazione, che nulla ci fosse al di fuori di lui, e di essere il dannato in eterno, Satana; tutto solo con le sue torturanti fantasie. Percorreva la propria vita a velocità frenetica e poi diceva: 'Conseguente, conseguente'; e se qualcuno gli parlava: 'Inconseguente, inconseguente'; era l'abisso della follia irrimediabile, di una follia per l'eternità" [90].

L'*altro* mondo della follia è colto nella sua indicibile fascinazione e nella sua terribile angoscia: l'esperienza delirante non è solo descritta ma è vissuta nelle sue enigmatiche significazioni. Non ci sono solo esperienze deliranti in questa novella: in essa sono tematizzate (anche) esperienze allucinatorie che sfidano ogni realtà clinica: riconsegnandone il senso profondo e fenomenologico.

"Quel che faceva, lo faceva consapevolmente, eppure vi era costretto da un istinto interiore. Quand'era solo, tutto era per lui così orribilmente solitario ch'egli parlava di continuo con se stesso ad alta voce, gridava, e poi si spaventava ancora e gli sembrava che una voce estranea avesse parlato con lui"; e infine: "Nell'allontanarsi egli si voltò di colpo, tornò vicinissimo a Oberlin e disse precipitoso: 'Vede, signor parroco, se soltanto potessi non udir più questo, starei meglio'. 'Ma cosa, caro amico?' 'Dunque lei non sente nulla, non sente la voce terribile che grida per tutto l'orizzonte e che di solito chiamano silenzio. Da quando sono in questa valle silenziosa la sento sempre, non mi lascia dormire; oh, signor parroco, se soltanto potessi dormire di nuovo' " [90].

Questa voce terribile, che si perde (si identifica) nel silenzio desertico e sconfinato, mi sembra testimoniare di una intuizione radicale dell'essenza di un'allucinazione: la forma *poetica* del discorso si sovrappone a quella *clinica*: dilatandone i significati oscuri e trascendentali.

3. La disperazione e le ombre della notte

La sintomatologia clinica della schizofrenia è mutevole e camaleontica: ci sono schizofrenie contrassegnate dal vorticoso succedersi di esperienze deliranti e allucinatorie, o dal dilagare di esperienze di dissociazione (di frantumazione) dell'io, e ci sono schizofrenie tematizzate dalla presenza di un disturbo dei movimenti volontari: di un disturbo nell'articolazione funzionale ed espressiva del corpo che viene perdendo la sua spontaneità e le sue funzioni motorie: fino a una sua pietrificata immobilità.

Sono, queste, le schizofrenie che sono chiamate "catatoniche": la definizione è arcaica e solo in parte, del resto, adeguata a contrassegnare la realtà clinica che intende indicare. L'etimologia della parola è questa: dal greco *katátonos* "che tende in giù" e che deriva da *katatéinein* "tendere in giù": composto a sua volta da *katá* "giù" e *téinein* "tendere"; e nell'etimologia si rispecchia la natura del disturbo che c'è in questa forma schizofrenica e che si esprime in una condizione di pesantezza muscolare. In questo caso, il corpo è immobilizzato e pietrificato in un silenzio stupefatto e assoluto: anche se a questa variante se ne accompagna un'*altra* che è contrassegnata dalla condizione antinomica di una sfrenata agitazione motoria.

Il mondo-della-vita catatonico

Cosa constatiamo in una soggettività psicotica divorata da un'esperienza "catatonica"?

Clinicamente si definisce così un'esperienza psicotica nella quale, al di là del disturbo radicale della motricità, ci sia un disturbo del linguaggio oscillante fra un'espressività oscura e difficilmente comprensibile, e una condizione di rifiuto di ogni parola. La vita emozionale è segnata da modificazioni vertiginose che da una *Stimmung* gaia e inebriata precipitano in una *Stimmung* lacerata dall'angoscia.

Non c'è, in ogni caso, esperienza (psicotica) catatonica che non sia sigillata dalla presenza di questa inibizione, o di questa esaltazione, dei movimenti volontari. Quando la metamorfosi catatonica dell'esistenza trascina con sé questa siderazione dei movimenti volontari, questa rigidità mummificata e tensionale del corpo (che sembra svuotarsi di intenzionalità e destituirsi di ogni modificabilità), si ha la sensazione che la vita interiore sia (qui) inaridita e disseccata: divorata dal deserto delle emozioni e delle esperienze; ma le cose non stanno così. Nella misura in cui la condizione psicotica si dissolve, e i pazienti ridivengono capaci di comunicazione, alcuni di essi sanno dire qualcosa di ciò che è accaduto nell'oscurità della notte da cui sono stati travolti: testimoniando delle loro esperienze. Sono frammenti di un discorso, come dice Klaus Conrad [119], ma frammenti significativi di un mondo vissuto.

Certo, le esperienze psicotiche sono contrassegnate nella *Lebenswelt* catatonica da una modificata (distorta) coscienza del proprio corpo. Il disturbo del vissuto corporeo si intravede già nel corso di alcune forme schizofreniche iniziali [119] ma si radicalizza (si manifesta fino in fondo) nel contesto della sintomatologia catatonica. Qui, si giunge fino alla perdita della continuità e della storicità del corpo: alcune parti corporee sono ancora percepite ma altre non lo sono più; e ne nasce l'esperienza sconvolgente di un essere-scissi e di un essere-lacerati: l'esperienza di un essere-sprofondati negli abissi della frantumazione e della dissociazione del corpo. I disturbi nell'articolazione dei movimenti e nell'espressione gestuale, che dilagano nella *Lebenswelt* catatonica, sembrano ricollegabili nella loro genesi di senso alle modificazioni dell'esperienza (del vissuto) del corpo: che si intrecciano, del resto, con quelle dell'esperienza dell'io.

Il discorso psicopatologico e clinico non può non distinguere (dunque) nel contesto del mondo-della-vita catatonico le forme contrassegnate dalla sfrenata agitazione (dalla frenesia motoria che non sembra finalizzata a qualsiasi meta ma che sembra nascondere in sé oscure simbologie) e quelle contrassegnate dall'immobilizzazione pietrificata (dalla rigidità muscolare a cui è legata la perdita di ogni movimento). Sono queste ultime, in ogni caso, che suscitano l'interesse (anche fenomenologico) più radicale.

Il problema clinico più importante e più complesso è quello che riguarda la "catatonia acuta mortale" [359], o "catatonia acuta perniciosa" [352; 394; 395]: realtà clinica che è diagnosticata quando alla fenomenologia catatonica si accompagnano (in particolare) questi elementi sintomatologici: l'insorgenza acuta, o acutissima (che sconfina poi, in alcuni casi, nella morte), il rifiuto di ogni alimentazione, una condizione febbrile molto alta, e una disturbata funzionalità cardiorespiratoria e una tachicardia molto elevate; e questo [213] al di fuori di una qualsiasi malattia di origine infettiva. La catatonia acuta "perniciosa" (è meglio chiamarla così, ovviamente, che non "mortale": anche se questa è stata la sua designazione originaria [359]) sembrava scomparsa; ma essa è ridiventata una malattia con una sua propria autonomia di decorso e terapeutica: nella misura in cui [171] la psichiatria è entrata negli ospedali generali svolgendo un lavoro di consulenza ai reparti di rianimazione e a quelli di medicina.

L'alto rischio di mortalità, e le indubbie possibilità farmacoterapeutiche oggi esistenti, richiedono che si faccia molta attenzione a questa forma clinica: soprattutto quando la sintomatologia catatonica non sia molto evidente, o sia risucchiata (e sia immersa) nella sintomatologia corporea di inibizione, e di dissoluzione, delle funzioni psichiche. Solo pensando alla possibilità di una diagnosi come questa (di catatonia acuta perniciosa) si evitano, o almeno si possono evitare, disastri.

La forma catatonica di vita corrisponde a una destrutturazione psicotica più profonda che non quella delirante e allucinatoria. Non c'è rappresentazione più affascinante e più incisiva dei modi di evolvere (di trasformarsi nel tempo) di una schizofrenia acuta di quella delineata da Klaus Conrad [119]. Le diverse sequenze di una schizofrenia (acuta) sono tematizzate come scene che si succedano su di un palcoscenico e che sconfinino le une nelle altre: all'esperienza iniziale (impregnata di emozionalità e di angoscia, e definita *trematica*: il tremore dell'attore che sta per entrare in scena) segue quella immersa nella vertiginosa metamorfosi dei significati (costituita dalla presenza dei deliri e delle allucinazioni, e chiamata *apofanica* per coglierne l'aspetto di rivelazione immediata e sconvolgente) e nella fatale tendenza a riferire alla propria persona *ogni* avvenimento; a questa esperienza segue quella "catatonica" nella quale si ha l'esplosione, e la frantumazione, dei significati e delle situazioni: è chiamata *apocalittica*, per indicarne l'aspetto di cambiamento radicale e terrificante, e sconfina in alcuni casi (come in Silvia) nella catatonia (acuta) "perniciosa", o "mortale". La condizione *residuale* è quella nella quale si conclude, e si esaurisce, l'esperienza schizofrenica quando si è venuta svolgendo fino in fondo: al di là di ogni singola sequenza. *Ciascuna* di queste sequenze è, in sé, autonoma: nel senso che può nascere, e poi spegnersi, o invece può continuare in quella successiva.

Quando non c'è più speranza

Silvia ha una storia clinica che si inizia a ventott'anni: è sposata da sei anni, e la sintomatologia psicotica si è manifestata fulmineamente (al di là di ogni motivazione) una sera di marzo di tredici anni fa.

Le ali rapaci dell'angoscia scendono su di lei: cambia l'immagine del mondo che diviene enigmatico e spettrale, oscuro e ignoto. Il mondo sta per finire, e la morte sta per sconvolgere la sua esistenza e quella del marito: non c'è più speranza nemmeno per la sorella. Sono esperienze di fine del mondo, queste, che si osservano quando Silvia entra nel servizio di psichiatria di Novara e che sono sostituite rapidamente da un disturbo profondo nell'articolazione dei movimenti volontari: configurandosi la realtà clinica di una sintomatologia "catatonica".

Cosa avviene nel modo di essere e di comportarsi della paziente nel corso dei dieci giorni (viene poi trasferita in rianimazione) della sua degenza in psichiatria?

Si ha a che fare con sintomi che si trasformano inizialmente da un giorno all'altro ma che precipitano (subito dopo) in una rigida e stabile fisionomia clinica. Silvia mi appare in un continuo (inesauribile) movimento: si alza, e si mette a correre, ma si arresta per breve tempo: riprende a muoversi in una estenuante spirale senza fine; facendosi (talora) aggressiva. Questa condizione di *agitazione* frenetica e inarrestabile si capovolge, dopo qualche giorno, nella condizione antitetica di una *inibizione* completa: di una assoluta immobilità. Silvia si fa rigida come una statua: non risponde ad alcuna domanda, è staccata (sprofondando in una dilagante solitudine autistica) dall'ambiente e rifiuta di alimentarsi. La coscienza (la capacità di orientarsi nel tempo e nello spazio) è inizialmente indenne: solo quando insorge (e cresce) la febbre, e si approfondisce la sintomatologia psicotica, la coscienza sembra incrinarsi.

Nel contesto di questa articolazione clinica si manifestano altri sintomi che sono correlati con il disturbo della motilità e con la compromissione (con la perdita di libertà e di autonomia) del corpo. Se, ad esempio, si solleva un braccio della paziente, questo resta immobile nella posizione passivamente imposta: sottratto al divenire del movimento corporeo e bloccato in una sequenza a-storica (discontinua e frammentata). Silvia *non* si muove e *non* parla: si ha (solo) la ripetizione automatica di parole che le siano rivolte (questo è il sintomo della "eco-lalia"), o l'imitazione ugualmente automatica di gesti e di movimenti che siano eseguiti da persone vicine a lei (questo è il sintomo della "eco-prassia": definizioni aride di cui si serve la psichiatria tradizionale). Le stimolazioni non ridestano (sempre) risposte adeguate: se si invita Silvia a fare un determinato movimento, essa risponde all'invito con un movimento opposto a quello richiesto.

Trascorrono otto giorni dalla sua ospedalizzazione: Silvia è immersa in questa condizione di completa *immobilità* che si accompagna a una graffiante tensione muscolare e a un'angoscia scarnificante. La febbre si è fatta molto alta ed è insensibile a ogni somministrazione antibiotica: si accompagna a una sudorazione profusa e a condizioni generali (obiettive) sempre più allarmanti. A ore in cui gli occhi sono chiusi e non ci sono movimenti che nemmeno sfiorino il corpo della paziente, si alternano ore in cui gli occhi improvvisamente si aprono e, luminosi e disperati, sembrano divorare le persone e le cose circostanti. Rinascono (effimere) parole spezzate e frammentate che rimandano ai temi iniziali: alla morte che sta per giungere e alla fine imminente e incombente: sono gli *altri* che non consentono a Silvia di vivere e che vogliono la sua morte; ma, poi, è lei stessa a chiedere di essere condotta a morte e a dire di desiderarlo. L'angoscia inonda l'esistenza di Silvia: si fa insostenibile per lei ma anche per noi che cerchiamo (inutilmente) di aiutarla: standole vicini e curandola (certo) farmacologicamente. La tensione (il blocco irrigidito) della muscolatura cresce vertiginosamente: non si riesce ad aprirle la bocca e nemmeno a modificare le posizioni del corpo: pietrificato e marmorizzato.

Ne trascorrono dieci dall'ospedalizzazione: Silvia non reagisce più alle stimolazioni anche intense. L'esame elettroencefalografico rivela segni di una grave sofferenza cerebrale e tende gradualmente ad "appiattirsi".

La notte oscura

La somministrazione farmacologica non riesce a cambiare la sintomatologia. Persiste la febbre e Silvia sembra precipitare in una notte oscura e senza speranza. Viene trasferita in rianimazione: ne viene trattenuta per un mese. Strategie terapeutiche rianimazionali e farmacopsichiatriche sono associate nel contesto di una collaborazione interdisciplinare. Quando è passata una settimana, si ha una improvvisa (lieve) schiarita: Silvia apre gli occhi e ci guarda: senza che ci siano modificazioni nella condizione di tensione muscolare. Risponde, ma è cosa effimera, alle domande più semplici: la divaricazione fra l'immobilità del corpo e il vagare dello sguardo, immerso in un bagliore singolare, è impressionante. Non sembra esserci nulla di vivente in questo corpo abbandonato all'inerzia e alla stupefazione pietrificata: se non ci fossero questi occhi incendiati di disperazione e di tristezza. La schiarita fugge rapidamente: nel volgere di due giorni le cose riprecipitano. Anche gli occhi si richiudono e si ridelinea una condizione di destrutturazione della coscienza. Un'altra settimana si allontana senza che le cose abbiano a migliorare: Silvia è sempre immobile e rigida: insensibile a qualsiasi stimolazione; ma nella terza settimana, ancora improvvisamente, la situazione clinica incomincia a modificarsi. Nella settimana successiva scompaiono a mano a mano i disturbi della coscienza e i fenomeni di tensione muscolare. Il linguaggio si ricostituisce nelle sue comuni strutture espressive.

La lenta ripresa

Silvia viene ritrasferita in psichiatria: non sembra accettare la cosa. La sento subito molto diversa da quando, due giorni prima, sono stato a vederla in rianimazione. Mi saluta ma senza mostrare (almeno apparentemente) segni di una qualche risonanza emozionale. Mi appare (nuovamente) lontana e chiusa in sé. Rifiuta di alimentarsi; e l'angoscia rinasce molto intensa. La sera del giorno in cui è ritornata in psichiatria, Silvia diviene immobile: non parla. Si riforma, e rinasce, la condizione "catatonica" con la conseguente (violenta) tensione muscolare: è irrigidita. Si disseta: fa solo questo ma in una sequenza di gesti lentissimi: tiene il bicchiere in mano, lo avvicina, lo tiene fermo, lo porta alle labbra: sequenze filmiche singhiozzanti e raggelate. La sento schiacciata da questa angoscia tremenda che filtra, abbagliante, dagli sguardi annichiliti e sgomenti. A mano a mano, nei giorni seguenti, la sintomatologia si modifica e migliora sensibilmente. Le chiedo se voglia alzarsi: da quarantacinque (interminabili) giorni è assediata a letto da questa enigmatica e tumultuosa esperienza psicotica. Mi dice di sì: la si fa camminare lentamente e accompagnata; e la condizione clinica si trasforma profondamente. Si normalizza il ritmo del sonno e della veglia che si era (prima) alterato; e Silvia riprende definitivamente ad alimentarsi. Non si osservano più i fenomeni di rigidità muscolare. La disponibilità al dialogo (al colloquio) cresce rapidamente con il passare dei giorni.

Sono necessarie strategie di rieducazione motoria (la lunga permanenza a letto ha determinato non solo piaghe profonde ma anche, ovviamente, una estrema difficoltà nell'articolazione dei movimenti e nell'andatura); e questo perché Silvia possa a mano a mano riassumere autonomia funzionale. Sono necessarie (anche) strategie farmacoterapeutiche che, sulla scia delle precedenti, concorrano a rimuovere le esperienze deliranti e allucinatorie: riemerse già negli ultimi giorni della permanenza in rianimazione.

Nel corso di qualche settimana le cose cambiano radicalmente: rinascono le capacità di orientamento nel tempo e nello spazio; e si dissolvono i disturbi elettroencefalografici. Le ultime fiammate febbrili si liquefanno; e anche l'angoscia, questa ostinata e inafferrabile compagna di tante settimane, lentamente diminuisce e si spegne. Non si ha più traccia delle esperienze deliranti e allucinatorie.

Certo, non mi sarà possibile dimenticare, ne ho anche oggi una memoria struggente e limpidissima, le cose accadute nella realtà interiore e nella condizione vitale di Silvia in quelle settimane: nel corso delle quali la più temibile e la più arrischiata esperienza schizofrenica si è venuta sciogliendo dagli artigli della disperazione e della morte che sembravano schiacciarla: nel segno di un destino apparentemente irrevocabile e spietato.

La guarigione

Non saprei ridire la grande emozione che ha colto ciascuno di noi non solo nel constatare la radicale trasformazione clinica, che è sconfinata nella guarigione (nella scomparsa di ogni sintomatologia psicotica), ma anche nel cogliere in Silvia una personalità straordinariamente sensibile: dotata di notevoli capacità di introspezione. Condotta fino alle soglie della morte, e trascinata fino all'immobilizzazione pietrificata che annullava ogni movimento (ogni possibilità di movimento) e ogni espressione verbale e non-verbale, Silvia è giunta a una sconvolgente rinascita psichica e somatica. Certo, al di là di ogni enfasi e di ogni trionfalizzazione (senza senso), *solo* l'ostinazione (le consulenze internistiche non davano alcuna speranza nella sopravvivenza di Silvia), con cui ciascuno di noi si è confrontato con la situazione clinica e psicopatologica della paziente, ha consentito di articolare le strategie terapeutiche che l'hanno salvata: riconsegnandola a una vita piena di significati. Della notte oscura attraversata nell'angoscia e nel terrore (del periodo passato in rianimazione) Silvia *non* dice nulla e, forse, *non* sa nulla: come se il disturbo della coscienza, questo lacerarsi della temporalità, abbia tagliato le radici del ricordo e della memoria; ma ora (quando è dimessa) del periodo, che ha preceduto e ha seguito la sua permanenza in rianimazione, Silvia sa ridire le cose essenziali.

Qualche ombra fugace

Silvia ritorna a casa e, dopo due anni, si conclude una gravidanza (decorsa normalmente) con la nascita di una bambina. Riprende a lavorare in casa e fuori di casa: continuo a seguirla psicologicamente e farmacologicamente. Le cose sono (ora) radicalmente cambiate: non si coglie nulla delle precedenti esperienze psicotiche. Cinque anni dopo la risoluzione clinica dell'esperienza catatonica (da qualche tempo Silvia ha sospeso ogni somministrazione farmacologica e si è sottratta a ogni articolazione psicoterapeutica) avviene una nuova (breve) ricaduta che si accompagna a esperienze di colpa e a esperienze allucinatorie: ci sono "voci" che contestano il modo di vivere di Silvia. Non c'è incrinatura nel contatto interpersonale; e in dieci giorni la sintomatologia si attenua e scompare nel contesto di una adeguata farmacoterapia. Nel corso degli anni successivi (ne sono trascorsi tredici dalla prima scompensazione psicotica) ci sono state altre due ricadute cliniche di breve durata: in corrispondenza (almeno apparente) con la sospensione di ogni farmacoterapia. La sintomatologia clinica si è manifestata, ancora, con la riemergenza di esperienze di angoscia e di esperienze deliranti associate a esperienze di estraneità e, nell'ultima delle due ricadute, a esperienze "catatoniche"; ma, ogni volta, si è ottenuta la rapida e completa scomparsa dei fenomeni psicopatologici.

La dimensione clinica del discorso

L'esperienza clinica di questi anni dimostra come le forme "catatoniche" di schizofrenia sopravvivano nella loro insorgenza e nella loro evoluzione *acute*: lo testimonia la storia vitale di Silvia; e questo di contro alla scomparsa delle forme "catatoniche" a evoluzione *cronica* che si osservavano, e dilagavano, nelle istituzioni psichiatriche. Nel realizzarsi di una psichiatria territoriale, come quella italiana (oggi) estranea a ogni articolazione manicomiale, alcune (antiche) certezze cliniche sono state definitivamente travolte: quella, fra le altre, che la schizofrenia "catatonica" si costituisca nella sua evoluzione *cronica* come una forma paradigmatica di schizofrenia: equivalente, addirittura, alle forme deliranti e allucinatorie.

Testi di psichiatria, come quello [67] di Eugen Bleuler, ancora oggi attuale in molte sue parti, presenta (e illustra) figure e immagini di pazienti con una sintomatologia catatonica che è considerata come emblematica (tipica) di una schizofrenia a evoluzione cronica. La persistenza *nel* tempo di una sintomatologia catatonica *non* si osserva più: sia perché essa nasceva come "artefatto" conseguente all'istituzionalizzazione (che irrigidiva, e bloccava, l'evoluzione spontanea dei sintomi catatonici verso la guarigione) sia perché la moderna farmacoterapia, associata alla psicoterapia e alla socioterapia, ha un'azione radicale sulla sintomatologia catatonica (acuta).

Nell'area dei sintomi, che contrassegnano un'esperienza catatonica acuta come questa di Silvia, quello che ha la più drastica significazione clinica e anche diagnostica è il sintomo della rigidità muscolare: della condizione pietrificata di un corpo che *non* comunica (più) con il mondo degli altri e che *non* significa (più) nulla: che *non* si trascende in un orizzonte *altro* dai suoi confini. Clinicamente si distingue una immobilità catatonica (l'impossibilità di compiere movimenti volontari e di esprimere gesti dotati di senso), che nasce come risposta al dilagare di esperienze deliranti e allucinatorie (che impongono l'immobilità), e una immobilità (la perdita di ogni intenzionalità gestuale e motoria: la si può definire anche così) che si ha nelle condizioni di radicale dissociazione dell'io: quando, cioè, l'unità, e l'identità, dell'io vengono meno; e viene meno ogni correlazione funzionale fra l'io e il corpo. Queste due possibili fondazioni genetiche (queste due possibili cause) della pietrificazione catatonica possono *anche* essere contemporaneamente presenti in una realtà clinica come quella di Silvia.

(Nel contesto della sintomatologia psicotica di Silvia si sono osservate *altre* aggregazioni sintomatologiche che, nel linguaggio della psichiatria clinica, hanno denominazioni elitarie di (talora) raffinata etimologia alle quali sfugge il senso elusivo e umbratile dei fenomeni psicopatologici. Sono denominazioni, queste, che sono indotto a citare per ovvie ragioni storiche: ma non lo faccio volentieri (certo). In questo circolo tematico, lo "stupore" (che non ha nulla a che fare con la sua quotidiana e abituale connotazione semantica) indica la condizione clinica (catatonica) nella quale sembra assente ogni attività psichica e nella quale non è facile, o non è possibile, capire se la coscienza sia integra, o compromessa. A questo sintomo se ne sono aggiunti *altri* in Silvia: (sono sintomi che rientrano nell'area catatonica delle schizofrenie e che si sono osservati in lei *prima* della notte oscura e *dopo*): la vertiginosa oscillazione da una condizione di eccitazione motoria a una condizione di assenza dei movimenti: di a-cinesia (dal greco *akinēsía* che deriva da *a-*, privativo, e da *kínēsis* "movimento"); la ripetizione di gesti a cui viene meno una finalizzazione ma a cui non è estranea una significazione simbolica [261]: queste sono le "stereotipie" (dal greco *stereo-*, che è da *stereós* "fermo, stabile, solido", e dal greco *-typía* "impressione"); l'imitazione di movimenti eseguiti da altri: le "eco-prassie"; le espressioni deformate, e destituite di senso, del volto: il termine clinico è quello, francese, di *grimaces*; il mantenimento nel tempo di posizioni corporee passivamente imposte: questa è la "catalessia" (dal greco *katálepsis* "il prendere" che deriva da *kalambánō* "io prendo"); l'atteggiamento di opposizione all'esecuzione di un movimento: cosa che è definita "negativismo". Queste denominazioni dilagano nel discorso della psichiatria clinica: anche se esse tolgono immediatezza semantica alle cose che intendono indicare. Molto meglio abbandonare queste (gelide) sigle e descrivere le cose che si vedono nelle pazienti e nei pazienti.)

L'esperienza catatonica si è manifestata in Silvia con queste articolazioni sintomatologiche ma si è trasformata, in rapidissima sequenza, in quella forma clinica che è chiamata "catatonia acuta mortale" o "catatonia acuta perniciosa". Se non fosse stata diagnosticata, e se non ci avesse accompagnata la consapevolezza (la speranza) che sarebbe stata necessaria l'associazione di strategie farmacopsichiatriche e rianimazionali (continuate al di là di ogni rigida valutazione medica), Silvia *non* si sarebbe salvata: consegnata a una diagnosi di lesione infiammatoria del cervello (di "encefalite" di origine sconosciuta) e sottratta a ogni reale articolazione terapeutica: considerata inutile.

(Alla somministrazione "selvaggia" di farmaci neurolettici, ne ho già indicata la finalizzazione terapeutica, consegue talora l'insorgenza di una sintomatologia clinica, definita come "sindrome neurolettica maligna", che ha alcune terrificanti analogie cliniche (sintomatologiche ed evolutive) [41; 144; 183; 356; 358] con la "catatonia acuta perniciosa", o "mortale": questa di natura psicotica e, dunque, involontaria, e quella di natura farmacogenetica che nasce sulla scia di una profonda non-cultura farmacologica e di una impressionante leggerezza clinica ed etica.)

Insomma, il discorso sulle forme catatoniche di schizofrenia non ha una semplice significazione teorica ma ha una sua inalienabile significazione pratica.

La condizione clinica di inibizione di ogni iniziativa psichica e motoria, che si accompagna a una rigidità muscolare più (o meno) intensa, contraddistingue la sintomatologia catatonica di natura schizofrenica; ma anche nella depressione psicotica (endogena) è possibile osservare una condizione clinica analoga. Questa, nella depressione, *non* è preceduta, e *non* è nemmeno accompagnata, da esperienze deliranti e allucinatorie: essa tende a ripetersi con una frequenza molto maggiore che non quella schizofrenica senza essere mai sfiorata da esperienze di fine del mondo. La condizione (catatonica) depressiva sconfina (anche) più facilmente dall'immobilità (dall'acinesia) alla improvvisa accelerazione motoria (all'agitazione definalizzata).

Al di là delle analogie, ci sono differenze radicali nei modi di insorgere, ma soprattutto nella connotazione sintomatologica (molto più articolata e complessa quella schizofrenica, e molto più semplice e lineare quella depressiva), fra la sintomatologia catatonica nella schizofrenia e quella nella depressione. Si ha a che fare, in ogni caso, con realtà cliniche molto diverse [94] l'una dall'altra. La diagnosi differenziale ha un'ovvia implicazione clinica e terapeutica: nel senso che la farmacoterapia *neurolettica* ha la sua elettiva indicazione nell'esperienza schizofrenica, e quella *antidepressiva* nella esperienza malinconica.

Cose molto semplici e banali che devono essere tenute presenti se non si vogliono fare disastri.

La dimensione fenomenologica del discorso

Il metodo fenomenologico consente di cogliere *altri* aspetti della realtà catatonica: di quella schizofrenica in particolare; e di essa vorrei ridire qualcosa.

Nel confrontarci con la condizione clinica catatonica si ha *d'emblée* la sensazione che in essa non ci sia più vita emozionale e che i sentimenti intenzionali siano assenti; ma le cose sono (certo) più ambigue e più complesse. Nel mondo-della-vita catatonico, al di là di questa apparente desertitudine, si nascondono snodi di significato ed esperienze emozionali incandescenti. Come dice Jakob Wyrsch nel suo radicale discorso fenomenologico [404], gli occhi spalancati e la tensione del volto lasciano intravedere nella vita interiore dei pazienti un'angoscia e un terrore indicibili, e insostenibili (quasi). Lo sguardo perduto in una lontananza senza fine testimonia (poi) di una smarrita solitudine autistica e di una disperata separazione *dal* mondo: nelle quali si può cogliere l'espressione di una fuga intenzionale dai confini della intersoggettività: vissuta come ostile e sconosciuta. Quando la sintomatologia clinica (l'immobilità del corpo, e la disfatta del linguaggio e della comunicazione) sta scomparendo, una paziente come Silvia riesprime alcune delle cose rivissute nel corso dell'esperienza psicotica (prima di sprofondare nella notte oscura e interminabile); e rivela una inquietante capacità di vivere non solo sentimenti di angoscia e di perdizione ma anche sentimenti di tristezza e talora di speranza. Schiarite interiori che l'immedesimazione fenomenologica riesce, almeno in parte, a sondare.

Analizzando fenomenologicamente i modi di essere e i modi di vivere (e di morire) di Silvia, risucchiata nella siderazione e nell'opacità corporee, si coglievano in essa esperienze che oscillavano dal rifiuto di ogni contatto affettivo alla nostalgia di tenerezza, dal desiderio di distanza ombrosa e ghiacciata a quello di vicinanza e di presenza umana; nel contesto di una vertigine labile e straziante.

Certo, sulla costituzione fenomenologica della *Lebenswelt* catatonica nella schizofrenia ha scritto cose essenziali Ernesto De Martino; e, fra le altre, queste [123]: "La difesa estrema da tale pura angoscia è il rifiuto di qualsiasi rapporto col mondo, e quindi – al limite – l'immobilità dello stupore catatonico, con la sua caratteristica tensione"; e ancora più radicalmente: "Proprio nella misura in cui la difesa si radicalizza, si accentua la paradossia sino al punto di rottura, che se per un verso è il rischio del ristabilirsi del rapporto mondano, per l'altro verso è l'irrompere di un cieco furore rivolto a sopprimere quel rapporto mediante l'aggressione e la distruzione materiale. Questo stesso conato si esprime con rigorosa coerenza nella 'flessibilità cerea': i *mutamenti* imposti al corpo dall'esterno si tramutano in *permanenze* indefinitamente protratte, cioè ogni *nuova* posizione del corpo e delle sue membra viene subito isolata dal divenire e mantenuta, cioè cancellata nel suo carattere di un inizio cui segue qualcosa, o di una domanda cui segue risposta, o di novità che manifesta nel modo più elementare e più perentorio la storicità della situazione umana".

Nella trasformazione del *divenire* (del flusso inarrestabile ed eracliteo delle cose) in *essere* (che arresta e immobilizza le cose: rendendo impossibile ogni loro meta-morfosi) si coglie un'emblematica ragione d'essere di questa frattura della comunicazione, di questa perdita di sintonia con la vita e con la storia, che sembra contrassegnare l'esistenza catatonica nella sua straziata solitudine e nella sua rinuncia obbligata a ogni rimando e a ogni allusione. In questo circolo tematico, in questa dissolvenza del *divenire* che si arresta e si frantuma, non può non rientrare (anche) il problema del tempo: non c'è esperienza psicotica che non abbia a che fare con il tempo; e, dunque, *anche* l'esperienza catatonica (schizofrenica). Nel richiamarsi a Suzanne Urban, alla splendida storia clinica descritta [53] da Ludwig Binswanger, e poi alla *Lebenswelt* catatonica, Gillo Dorfles coglie la significazione radicale del tempo nella genesi di *senso* di un'esperienza psicotica; dicendo che in essa "l'arresto del consueto ritmo esistenziale" e "il mostruoso e vischioso coartarsi d'ogni percorso nel tempo" si dilatano fino a raggiungere "quell'altrettanto tipico stato di 'arresto catatonico' dove appunto l'iterazione stessa d'un ritmo o d'un movimento entro la fissità del suo divenire si identifica con l'annullamento dello stesso ritmo e col suo trasformarsi in un 'nulla cronologico': un durare a cui manca la partecipazione vigile, o in cui questa – ove si dia – ne viene sostanzialmente dissociata" [129].

Il discorso tagliente e smagliante di Gillo Dorfles dimostra come *non* ci sia esperienza psicotica (nemmeno quella catatonica) senza una profonda modificazione del tempo: del flusso temporale.

Non si può afferrare fino in fondo il senso fenomenologico di ciò che avviene in un'esistenza catatonica senza fare (anche) qualche considerazione sulle modificate (distorte) relazioni tra l'io e il corpo, e fra il corpo e il mondo. Nella misura, cioè, in cui si approfondisce la sintomatologia psicotica, il corpo non viene più vissuto nella sua intenzionalità e nella sua libertà ma nella sua costrizione e nella sua destituzione di trascendenza. Non "si è" più un corpo-vissuto (un corpo significante) ma "si ha" un corpo-oggetto (un corpo-cosa); nel senso che il corpo come realtà viva viene a mano a mano sommerso, e divorato, dal corpo che si fa cosa [81; 102; 147; 311; 312; 313; 331].

Ne nasce, così, una separazione sempre più profonda fra l'io e il corpo; e il corpo si autonomizza dall'io e si smarrisce *nel* mondo: cosa *del* mondo. Non c'è più autonomia, e non c'è più libertà, nell'articolazione gestuale e motoria di un corpo che si reifica. Il movimento non sopravvive se non nell'illusione del movimento che è (solo) l'accettazione passiva, o l'imitazione, del movimento degli altri. Come in Silvia, il corpo si allontana dall'io; e diviene immobile e fantasmatico, spettrale e insensibile a qualsiasi sollecitazione. Non ci sono più movimenti spontanei che rispondano a una scelta interiore.

Nell'esperienza catatonica, come conseguenza di questa corrosione del corpo vissuto, il gesto non è più portatore di comunicazione e di trascendenza (dunque); e la parola non è più portatrice di significati. L'orologio febbrile del volto che non è più specchio di alterità, e lo sguardo divorato dal vuoto che erra senza fine e senza orizzonte, sigillano l'esperienza catatonica nella sua atroce distanziazione dal corpo e dal mondo. Non è più possibile il gesto aereo di una mano che si muova in un saluto o in un addio; e non è più possibile cogliere nel volto l'aleggiare di uno sguardo, o la scia infranta di un sorriso.

Al di là del silenzio della parola e del silenzio del corpo, *anche* pazienti affondati in una condizione di pietrificazione catatonica, e chiusi (almeno apparentemente) davanti a ogni risonanza ambientale e interpersonale, hanno l'esigenza (inespressa e disperata) di *non* essere lasciati soli e di essere accompagnati dal gesto di una persona vicina che abbia il coraggio di sondare l'incomprensibile.

L'orizzonte terapeutico, nella contestualizzazione ovvia di una farmacoterapia e di una psicoterapia, non può non tendere, anche [331], a ridare al corpo-soggetto l'autonomia perduta e la libertà contestata, e oppressa: nell'attesa che zolle di ghiaccio [42] si gettino la loro ultima scintilla di vita. Nella realtà clinica di Silvia (certo) si intravedeva questa continua richiesta di aiuto che sembrava sfidare le ore terribili e disperate dell'angoscia e della dissolvenza del corpo.

Il senso del discorso

Non mi è sembrato possibile fare un discorso psicopatologico e clinico sulla schizofrenia senza soffermarmi (anche) sulla realtà sintomatologica di *questa* forma clinica: la sua infrequenza *non* toglie nulla alla sua significazione teorica e pratica. Nel contesto delle *altre* forme cliniche (schizofreniche), e della loro camaleontica sintomatologia [69], la *Gestalt* catatonica ha una sua emblematica fenomenologia: inconfrontabile con ogni altra forma psicotica; ma ha soprattutto un'evoluzione così rischiosa e così problematica che non può essere mai dimenticata: è la sola forma psicotica, fra quelle endogene (quelle che *non* hanno un'origine organica dimostrabile), a cui non sia estranea un'evoluzione mortale.

Al di là di queste considerazioni cliniche, che sono già state illustrate nella loro articolazione, vorrei sottolineare come la storia vitale (la storia psicotica) di Silvia mi abbia confrontato con esperienze umane e psicopatologiche indicibili nella loro atroce sofferenza e nella loro (apparente) irrecuperabilità. Questa è un'*altra* (radicalmente *altra*) immagine della psichiatria: della schizofrenia che la costituisce nella sua realtà più enigmatica e più angosciante (più inquietante); ed è l'immagine più lontana fenomenologicamente e concretamente dalle *altre* immagini della schizofrenia: la sola, cioè, che abbia a che fare con l'esperienza, non metaforica ma reale, della morte; con una catastrofe alimentata da possibili (sbagliate) strategie diagnostiche e terapeutiche.

Certo, *non* ci sono spiegazioni accettabili, e adeguate, che consentano di intravedere quali possano essere le fondazioni causali (genetico-causali e genetico-formali) di una realtà psicopatologica e clinica, come quella catatonica, che nella sua forma acuta ha oggi ancora una sua indubbia emergenza sintomatologica e che, del resto, si alterna (si può alternare) in una stessa paziente, come in Silvia per esempio, con gli aspetti clinici più abituali e comuni dell'esperienza schizofrenica. La *Lebenswelt* catatonica sembra delinearsi, così, come una possibilità enigmatica, anche se per fortuna estremamente infrequente, che è radicata nell'area sintomatologica e clinica della schizofrenia: dalla quale riemerge in alcune condizioni imprevedibili e inafferrabili. Il carosello di interpretazioni, e di spiegazioni, che si sono accese (e si accendono [213]), sulla genesi formale e tematica delle esperienze catatoniche non scioglie alcuna delle tormentate e dolorose domande a cui ciascuno di noi non può sentirsi estraneo.

I confini dell'*immedesimazione* nella realtà umana e psicologica di un'esperienza catatonica sono più ambivalenti e più frananti, ovviamente, che non quelli che ci confrontano con le esperienze deliranti e allucinatorie, e con le esperienze di metamorfosi della coscienza dell'io. Queste hanno a che fare con esperienze vissute che si esprimono *nel* linguaggio, e *con* il linguaggio, e sono (così) aperte a una più immediata decifrazione ermeneutica; mentre quelle catatoniche testimoniano di una interiorità ancora presente, certo, ma in-espressa e sprofondata nel silenzio del corpo.

L'infinita debolezza e la fragile dipendenza, che contrassegnano ogni esperienza psicotica, si fanno ancora più radicali nel contesto di un'esperienza catatonica (perniciosa) come quella di Silvia. Come ho cercato di delineare, nel corso delle lunghe settimane di malattia (di sofferenza psichica e somatica) Silvia è a mano a mano, ma in sequenze molto rapide, precipitata nella condizione di ghiacciata immobilità. Solo gli occhi, solo lo sguardo disperato e fiammeggiante (non saprei definirlo diversamente), hanno tracciato sentieri perduti e interrotti che mi consentivano (mi hanno consentito) fino in fondo, fino a quando non si è iniziata, e poi si è conclusa, la notte oscura del silenzio e della *défaillance* coscienziale, di cogliere la richiesta desolata di aiuto e l'ostinata volontà di vivere di Silvia. La luce di quegli occhi e di quello sguardo appartiene a una delle esperienze più sconvolgenti e più dilemmatiche che abbia mai fatto sia nell'ospedale psichiatrico di Novara sia nel servizio di psichiatria dell'Ospedale Maggiore di Novara. Nonostante la profondità e la radicalità vertiginosa della metamorfosi psicotica la comunicazione interpersonale non si è interrotta se non nel periodo trascorso in rianimazione: quando le cose sembravano definitivamente troncate. Di questa esperienza (delle cose essenziali che sono avvenute in essa) e di questo conflitto fra la speranza e la disperazione ho voluto dare testimonianza in queste pagine. La vita, e la dolcezza, recuperate di Silvia mi sembrano l'espressione più bella di una psichiatria scientificamente e umanamente fondata.

Scrivere ricette è facile

La tentazione insidiosa nell'affrontare il discorso terapeutico con l'esperienza psicotica è quella di limitarsi all'esclusiva somministrazione farmacologica. Anche dinanzi a un'evenienza psicotica apparentemente insensibile a ogni presenza umana e psicoterapeutica, come questa di Silvia, non basta una farmacoterapia che non sia accompagnata dall'articolazione di una relazione dialogica: se non altro, prima e dopo la grande scompensazione acuta. Se ci confrontiamo con l'esistenza psicotica (schizofrenica o depressiva) non può non esserci in noi la tagliente consapevolezza che ogni parola e ogni gesto, ogni silenzio e ogni allusione, possano essere messaggeri di senso o di controsenso: di solidarietà o di indifferenza; e non c'è farmacoterapia, nemmeno quando essa è decisiva come in Silvia, che possa trascurare l'importanza del contesto interpersonale (del linguaggio e dei confini del linguaggio) nel condizionare l'accettazione, o il rifiuto, della cura. In psichiatria, ovviamente, l'azione farmacologica *non* è qualcosa che agisca al di là, e al di fuori, di una relazione dialogica ma è qualcosa che affonda le sue radici terapeutiche nel circolo di una reciprocità problematica. Si fa in fretta, in psichiatria, a prescrivere filastrocche inutili di associazioni farmacologiche (dilaganti, oggi, nella maniera più acritica e selvaggia): che trascinano con sé, non infrequentemente, l'insorgenza di fenomenologie catatoniche *artificiali*: farmacogenetiche.

In uno dei suoi racconti più affascinanti e stregati [206] Franz Kafka coglie la contraddizione flagrante *nel* fare il medico ascoltando le persone e *nel* farlo servendosi dei farmaci. Così egli dice: "Scriver ricette è facile, ma intendersi con la gente è difficile"; e, poi, delineando una straordinaria fenomenologia della malattia e delle infinite antinomie radicate nella condizione medica: "Povero ragazzo, non c'è niente da fare. Ho scoperto la tua orrenda ferita: questo fiore nel tuo fianco ti porta alla morte. La famiglia è felice perché mi vede agire; la sorella lo dice alla madre, la madre al padre, il padre ad alcuni visitatori che in punta di piedi, bilanciandosi con le braccia allargate, entrano col chiaro di luna dalla porta aperta. 'Mi salverai?' mormora singhiozzando il fanciullo, abbagliato dalla vita che è nella sua ferita. Così è la gente del mio paese. Pretende sempre l'impossibile dal medico. Hanno perduto la vecchia fede; il parroco se ne resta in casa a sfilacciare una dopo l'altra le sue pianete; ma il medico deve saper fare di tutto con la sua mano leggera di chirurgo".

Lo stile scintillante e magico (questo realismo magico e questo reale magicamente trasfigurato) coglie, e fa riemergere, strutture di significato esistenziali che sono immerse nella condizione umana: psicotica e non-psicotica; e contestualmente definisce le aree enigmatiche e insondabili della vita: che sfuggono ovviamente, e fatalmente, a ogni sapere medico.

4. La frantumazione psicotica del vissuto

Cosa è la schizofrenia: un ammasso di macerie e un'aggregazione anarchica di sintomi, o una forma di esistenza dotata di senso: anche se diversa dalla nostra? Le storie cliniche (le storie della vita), che sono venuto descrivendo in alcuni loro snodi significativi, testimoniano della varietà (della molteplicità) dei contenuti e dei modi di essere (e di vivere) che si svolgono, e si articolano, in ciascuna esistenza psicotica. Il discorso fenomenologico mi ha consentito di cogliere, e di descrivere, alcune delle immagini che tematizzano il mondo-della-vita nella schizofrenia; ma altre immagini (altre angolazioni di discorso) sono necessarie al fine di giungere alla comprensione (più ampia) dell'esistenza schizofrenica. Solo sovrapponendo, poi, le diverse immagini della realtà schizofrenica nascerà alla fine, questa è la mia fragile speranza, una più articolata e più umana percezione dell'esperienza psicotica nelle sue ombre ma anche nelle sue luci e nei suoi significati.

Rifacendomi a Klaus Conrad, al suo testo straordinario [119] e mai esauribile nei suoi orizzonti, si può dire che la schizofrenia sia "un processo, un evento, una metamorfosi, qualcosa che si configura nel tempo con un esordio, un'acme, una perdita" e sia anche "un dramma, una sequenza di scene, una catastrofe, quasi come una sventura legata a un incendio o a un'inondazione"; ma che non sia solo questo e sia "un processo di demolizione, di ricostruzione e di rigenerazione".

Il discorso di Martin Heidegger, muovendo da un altro orizzonte conoscitivo ma falciando (eliminando) ciò che c'è di precostituito, e di *già* conosciuto nelle cose, coglie una dimensione ancora più profonda della schizofrenia. La follia (la schizofrenia) è descritta *non* nell'anarchica disaggregazione, a cui la condanna la psichiatria tradizionale, ma nella sua fondazione di senso. Come egli scrive: "Il morto è il folle (*der Wahnsinni-*

ge). Significa, questo termine, demente? No. Follia (*Wahnsinn*) non vuol dire un pensare che fantastica cose insensate. *Wahn* deriva dall'antico alto tedesco *wana* e significa: senza. Il folle pensa (*sinnt*); anzi pensa come nessun altro: non però con la logica degli altri. Egli ha un altro modo di pensare. *Sinnen* significa originariamente: viaggiare, tendere a, prendere una direzione; la radice indogermanica *sent* e *set* significa via. Il dipartito è il folle in quanto è in cammino per qualche altro luogo. Vista da questa prospettiva, la sua follia può essere chiamata 'mite'; egli infatti insegue col pensiero una quiete più profonda" [176]. La definizione di follia, che non è se non quella di schizofrenia, rimanda a questa metafora del viaggiare e del prendere *una* direzione: ma non una direzione in-sensata (destituita di senso). Nel loro divagare, nel loro viaggiare, i pazienti (quelli schizofrenici) sono soli: nel deserto dell'incomprensione e del silenzio che è più doloroso di ogni aggressione e di ogni rifiuto; ma nella loro solitudine hanno nostalgia di un ritorno alla patria perduta e nostalgia di una presenza che si accompagni a essi: ascoltandoli.

Il destino psicotico di Alessandra

I modi di comunicare con il mondo e la coscienza dell'io, il tempo e lo spazio, non rappresentano entità astratte e teoriche ma dimensioni reali dell'esistenza che si modificano nelle loro connotazioni strutturali quando l'esperienza psicotica sconvolge le normali e quotidiane articolazioni della vita.

Cose, queste, che si osservano nell'esistenza psicotica di Alessandra: una giovane paziente di trent'anni che ha frequentato una scuola media superiore e che da qualche anno manifesta segni di una psicopatologia (apparentemente) depressiva. Nel corso della degenza nel servizio di psichiatria di Novara, nel quale Alessandra si trattiene per quattro mesi, la sintomatologia si precisa nella sua natura che non è depressiva ma dissociativa (schizofrenica).

Nelle esperienze vissute della paziente, che ha sempre manifestato un contatto ambiguo e dilemmatico con la realtà, si colgono fenomeni psicopatologici che rimandano a una profonda compromissione della coscienza dell'io nel senso di Karl Jaspers [202] e dei modi di comunicare con il mondo, e con gli altri, nel senso di Erwin Straus [363]. Nel contesto di questi disturbi si colgono, anche, modificazioni dell'esperienza del tempo e di quella dello spazio: che sono categorie fenomenologiche ineliminabili da ogni discorso sulla realtà psicotica.

Ho la mente divisa in mille pezzi

Le parole dolorose e stremate di Alessandra testimoniano della profondità della sofferenza umana che c'è in lei.

"Sono indifferente a tutto. Ho la mente divisa in mille pezzi che cerco di rimettere insieme. Anche se la mamma è là fuori, questo non cambia niente per me: l'ho già uccisa dentro di me. Sono un'assassina: per me non può più cambiare nulla. Mi pare di vedere delle cose sui muri: una bambina che gioca per esempio, e non sono sicura che non sia vero."

In queste esperienze vissute, ma anche in quelle che sto per descrivere, si assiste a una lancinante trasformazione della coscienza dell'io: questa si sgretola e si frantuma in sequenze di sconvolgente intensità. Sono, in ogni caso, straordinarie le capacità di auto-analisi e di espressione che si colgono in Alessandra: sprofondata con disperata determinazione negli abissi della propria interiorità.

"Non so nemmeno se ho mangiato o meno. Sento un impulso pazzesco a uccidermi e a uccidere: queste cose sono, ora, al di fuori di me e non posso farci niente. Io non sono più io, sono diecimila frammenti sparsi di cui nessuno si riconosce come Alessandra, sono frammenti di altri. La mia ansia e la mia angoscia sono paralizzate da qualcosa d'altro: se le sentissi veramente, sarebbe già un sollievo. Non so se sono io che parlo, o se sono un'eco di me. Sono una parodia di quella che è la realtà."

Il suo discorso si perde in espressioni radicalmente contraddittorie e assurde che testimoniano di una dilagante ambivalenza nei confronti delle figure genitoriali, in particolare; e questo nell'area frantumata dell'esistenza.

"Avevo paura che i miei genitori morissero e, per combattere questo pensiero, li ho uccisi per vedere se avessi potuto sopravvivere in un'isola deserta. Ho perso il gusto della vita, e adesso non capisco nemmeno la realtà. Non mi sento più viva e non sento più il mio corpo: come se non fosse più mio. Potrebbero tagliarlo in mille pezzi e io non sentirei niente. Io sono colpevole delle cose che vorrei fare: sto morendo in tutti i modi. Non mi sento più degna di vivere. Mi taglierei con un'accetta le mani e i piedi."

I confini inimmaginabili della sofferenza e della dissociazione dell'io riemergono ancora drasticamente.

"Mi sento sfinita e dissociata: la testa è completamente vuota. Annaspo e boccheggio. Non merito il vostro aiuto perché ho già deciso di morire. Io non mi trovo più, sono tutta sparsa, sono sparsa da tutte le parti. Mi sono resa inguaribile, non so perché, forse perché nessuno più potesse guarirmi. Mi sento prigioniera di me stessa, in tutti i modi, come se mi fossi legata. Mi sento trasformata nel corpo. Io piango dentro: quando ho il singhiozzo è perché piango. Sono disperata: non ho più fiducia e non ho più pazienza."

Alessandra, a volte, dice piangendo che non vuole morire: vorrebbe avere una vita normale e vorrebbe vivere.

La realtà temuta e rifiutata

Nel contesto di questa radicale modificazione della coscienza dell'io insorgono esperienze depressive che sono, almeno in parte, collegate con l'improvvisa consapevolezza della condizione esistenziale e clinica in cui Alessandra si trova.

"Mi sento ormai finita. Non so più cosa succede, non mi interessa più niente. I miei genitori sono viventi ma io li vedo sempre come se li vedessi da morta. Mi sento sopravvissuta a me stessa. Mi fa paura pensare alla vita che ho davanti. Mi sento morta: non mi conosco e non voglio guarire perché ho paura della realtà. Ogni volta che vedo avvicinarsi la guarigione reagisco in questo modo. Non voglio guarire: guai se mi farete guarire. Non so più niente, non so perché voglio uccidermi, è un'idea che ho sempre avuto. Non posso guarire: devo espiare."

Nonostante un'adeguata farmacoterapia neurolettica, e una continua presenza umana e psicoterapeutica, due mesi di cura non sono sufficienti al fine di modificare sostanzialmente la sintomatologia psicotica. Alessandra si dice tentata dal desiderio di morire al più presto: anche se, poi, esprime piangendo la sua paura di fronte a questa (possibile) evenienza. L'angoscia nasce vertiginosa e inarrestabile, e nondimeno si spegne: lasciando il deserto della disperazione intorno a sé.

Nel corso delle settimane successive il disturbo della coscienza dell'io si radicalizza: la paziente si rivive frantumata nella sua identità e nella sua unità; fino a viversi divorata, e sommersa, da un'esperienza del demoniaco.

"Sono impulsi autolesivi fortissimi quelli che sento dentro di me. Sono proprio sopravvissuta a me stessa. Non vivete con me, non vivete la mia vita, vedete solo quello che c'è fuori, non vedete ciò che c'è dentro. I gesti, che faccio, non mi sembrano più i miei ma quelli di una persona che è già morta. Mi sento distrutta da questi pensieri; ma io credo che tutte queste cose siano opera del diavolo. Ho fatto un patto con il diavolo dieci anni fa: se mi avesse fatta vivere per dieci anni con i miei, mi sarei poi uccisa. Mi sento spezzettata."

Ma le cose migliorano: le esperienze psicotiche si allontanano dal campo della coscienza per periodi a mano a mano più estesi; e la paziente sta riprendendo il contatto con l'ambiente circostante: "mi sono forse occupata troppo di me stessa senza interessarmi agli altri". Si calma l'angoscia, e si inaridiscono (si spengono) le esperienze di autoaggressività: la tentazione della morte volontaria diminuisce fino a scomparire. La si dimette dopo quattro mesi di degenza ospedaliera: affidata a una farmacoterapia neurolettica e a una psicoterapia; e per due anni la sintomatologia psicotica non rinasce: Alessandra ha una gravidanza decorsa normalmente: la bambina ha un anno quando avviene una ricaduta clinica.

La ricaduta

La ricaduta, alla distanza di due anni dalla precedente scompensazione, è improvvisa: da qualche tempo Alessandra non seguiva le indicazioni farmacoterapeutiche e psicoterapeutiche. Si sono ancora manifestate alcune emblematiche esperienze psicotiche: l'angoscia terrificante e agghiacciante, le idee deliranti incentrate sulla morte, indotta con il pensiero, delle figure genitoriali, le esperienze di lacerazione della coscienza dell'io con i vissuti di frantumazione dell'io e del corpo, le esperienze di estraneità e quelle di pietrificazione demoniaca.

"Ho superato i miei limiti: i limiti della mia psiche. Mi ero costruita una rete di superstizioni e stavo bene; ma ho infranto le regole. Mi sono distrutta dentro e ho perduto tutti i miei sentimenti. Non ho più identità, mi sento tanto confusa, ma non so quanto questo sia vero e quanto dipenda da me. Ho paura di essere uccisa quando capiranno cosa ho fatto. Non sento più nulla. Temo di dover morire: anche se, qui, mi sento protetta e aiutata. Spero che riusciate a guarirmi."

La sintomatologia psicotica, in ogni caso, si viene risolvendo nel volgere di un mese: i sintomi psicotici a mano a mano si vengono svuotando del loro retroterra emozionale e si vengono destituendo della loro consistenza tematica: fino a dissolversi e a scomparire. La paziente fuori-esce dalla sua condizione autistica: nel contesto di un contatto vitale con la realtà che sembrava perduto. Ma Alessandra, dopo la dimissione, non si è più fatta seguire da noi.

L'estraneità del mondo

Nell'esperienza psicotica (in quella schizofrenica con particolare evidenza) si ha una profonda modificazione dei modi di comunicare con gli altri e con il mondo nel senso di Erwin Straus [363]: si ha, cioè, una radicale esperienza di estraneità che è contrassegnata dalla perdita di familiarità dell'io, del corpo e del mondo, e dall'evanescenza delle abituali articolazioni mondane e interpersonali con la conseguente dissolvenza della patria originaria (della *Heimat*). L'estraneità, nella quale naufragano le esperienze vissute di Alessandra, è una categoria fenomenologica (ma anche psicopatologica) sulla quale ha scritto cose essenziali Martin Heidegger. La psichiatria, non è necessario che insista in questo, non può essere sottratta al confronto con la riflessione filosofica: anche se, qui, Heidegger è richiamato *non* nella dimensione filosofica del suo pensiero, che non ha forse analogie nella storia della filosofia moderna per radicalità e profondità, ma nella sua inaudita capacità di cogliere, e di descrivere, realtà psicologiche ed esistenziali *essenziali*: dissodando violentemente le etimologie e sconvolgendo le abituali strutture del linguaggio. (Anche la psichiatria tradizionale, che si dice estranea a ogni fondazione filosofica, è in realtà ancorata a *una* scelta filosofica: a quella, in generale [374], positivistica.) Così Heidegger definisce l'estraneità (la *Entfremdung*) nel suo esiliarsi dalle consuetudini e nel suo incamminarsi verso altri luoghi che sono quelli dell'alterità e dell'inquietudine. "Ma che significa *fremd*? Con il termine *fremdartig* s'intende generalmente ciò che non è familiare, che non attrae, ciò che piuttosto pesa e inquieta. Ma *fremd*, la cui forma nell'antico alto tedesco è *fram*, significa propriamente avanti, verso altro luogo, in cammino verso, incontro a ciò che ci è pre-riservato. Ciò che è straniero cammina avanzando verso... Ma non erra senza destinazione e come alla cieca. Ciò che è straniero va cercando il luogo dove potrà restare come viandante. Lo straniero già segue la voce che, a lui stesso appena disvelata, lo chiama alla strada che mena al luogo ch'è suo" [176]. Ciascuno di noi si accompagna lungo un sentiero umbratile e inclinato, che sfiora l'orlo dell'abisso, a un'esistenza psicotica che resta legata, almeno in parte (certo), al nostro destino (al mio destino); anche se *non* conosciamo questi luoghi verso i quali si avvia l'esistenza psicotica (l'esistenza *straniera*) e nondimeno questi luoghi *non* sono nascosti nell'assoluta oscurità. Il sentiero, sul quale si è incamminata l'esistenza di Alessandra, non so dove porti: non so se l'ombra della morte e del morire l'accompagni ancora o se si dissolva nella luce di una solidarietà e di una alterità ritrovate; ma non si può se non continuare, insieme, questo cammino alla ricerca di una di quelle oasi (attese e inattese, chimeriche e concrete) in cui improvvisamente l'esperienza psicotica perde, o almeno smarrisce, le sue torture e le sue angosce. La destinazione di Alessandra non è quella di Claudia: e nemmeno quella di Margherita e di Giovanna. La "voce" chiama ciascuna di esse ai luoghi che sono a esse destinati.

Una paziente, come Alessandra, si rivive estraniata ("Non so se sono io che parlo, o se sono un'eco di me"): stralciata dalla sua storia e dal divenire della sua persona: senza patria e senza dimora. La sua esistenza è annullata: la paziente e il suo mondo *non* esistono più. Quale silenzio più desertico di quello che si ha in un'esistenza immersa nella morte: nella morte del passato e nella morte dell'avvenire? Certo, nell'orizzonte razionale di conoscenza Alessandra sa di essere la persona, che è stata storicamente, ma essa *non* si rivive più come la stessa: non si sente solo profondamente cambiata, e trasformata, ma si rivive come destituita di ogni libertà e di ogni intenzionalità. Non c'è dialettica più atroce di quella che si esprime nell'antinomia fra l'essere-*già*-morta e il desiderare la morte che si costituisce come elemento essenziale della forma schizofrenica di vita di Alessandra: le sue parole lo rivelano; e questo modo psicotico di vivere e di morire si accompagna a un'angoscia interminabile: a un'angoscia che si fa insopportabile nella sua vertiginosa rapacità. Ma anche l'esperienza dell'essere-già-immersa nella morte non è se non un'espressione dell'estraneità: quando questa assume l'intensità e la radicalità che si sono osservate nella paziente. In una forma psicotica, come questa, l'estraneità (questa infiammata inconoscibilità del proprio io e del proprio corpo che non sono nemmeno più vissuti come viventi) dilaga fino a spegnere qualsiasi comunicazione con le realtà personali e cosali: fino a togliere ogni significato alla propria esistenza e a quella degli altri-da-sé.

La coscienza dell'io nella sua crisi radicale

La sintomatologia psicotica di Alessandra è legata, nei suoi aspetti essenziali, alla compromissione della coscienza dell'io. Cosa è, e come si può definire, una funzione psichica, come questa, di grande importanza ai fini della conoscenza e della comprensione del nostro modo di essere-nel-mondo?

Non è facile definirla e chiarirla nelle sue fondazioni; ma, in ogni caso, solo muovendo dalle sue modificazioni patologiche (dai suoi disturbi) è possibile risalire alla sua costituzione e ai suoi significati: [81; 202; 328; 329; 330; 331; 344; 405; 407; 408]. Certo, nell'ovvietà e nella improblematicità della nostra vita quotidiana nemmeno riflettiamo sul fatto che c'è in noi l'esperienza immediata e incontestabile di *esistere* (siamo, e ci sentiamo, *viventi* al di là di ogni dubbio), di essere *separati* e *distinti* gli uni dagli altri (non ci confondiamo, e non ci identifichiamo, con le persone e le cose che sono al di fuori di noi), di essere *liberi* e *autonomi* nell'articolazione degli atti psichici (i pensieri, i sentimenti, le immaginazioni, gli atti di volontà, che nascono in noi, appartengono a noi: *non* sono di *altri*), di essere gli *stessi* nel fluire del tempo (ciascuno di noi cambia, nel corso della vita, ma *non* cambia la coscienza di una continuità storica che ci fa essere, e ci fa sentire, la stessa persona che si era nelle diverse età della vita) e, infine, di *non* essere scissi e divisi, di *non* essere "s-doppiati", nell'*unità* del nostro (del mio) io.

Nella coscienza dell'io si distinguono, dunque, le articolazioni (le dimensioni) che ho indicato e che sono correlate le une con le altre. Sono cose intricate, queste, ma sono cose essenziali se si vuole cogliere il senso dialettico di una realtà psicotica che abbia la sintomatologia e l'evoluzione di quella di Alessandra.

Quando precipitiamo nel gorgo della metamorfosi psicotica dell'esistenza, la coscienza dell'io (la nostra improblematica e ovvia modalità di vivere *nel* mondo) si trasforma radicalmente nelle sue dimensioni costitutive (nelle sue articolazioni): anche se in misura *diversa* in ciascuna di esse. Psicopatologia e clinica sono, qui, strettamente intrecciate: nel senso che alcuni essenziali disturbi clinici si comprendono nella loro genesi formale *solo* se si fa riferimento alla coscienza dell'io come struttura portante della vita psichica: come categoria psicologica. La coscienza dell'io è chiamata da Kurt Schneider [344] *esperienza* dell'io: l'asse del discorso si sposta, così, sulla linea del *vissuto* (del modo di *vivere* le diverse modalità di confrontarsi con il proprio io e con il mondo in cui si è immersi); ma, al di là delle diverse connotazioni semantiche, la coscienza dell'io e l'esperienza dell'io tematizzano le stesse realtà psicologiche. (L'esperienza (la coscienza) dell'io si costituisce *anche* come categoria ermeneutica di testi letterari [87; 172; 283; 408].)

Cosa avviene in una realtà psicotica contrassegnata dalla compromissione della coscienza (dell'esperienza) dell'io: di questa "funzione" psichica decisiva al fine di svolgere una condizione di vita "normale"?

Quando, per esempio, Alessandra ha l'esperienza dell'"essere morta", in lei è franata quella dimensione della coscienza dell'io che ci fa sentire *viventi* nel qui-e-ora; ma nella sua vita psicotica si modifica contestualmente l'articolazione (la dimensione) della coscienza dell'io che ci fa vivere distinti, e separati, dagli altri-da-noi e dall'ambiente-circostante: la figura demoniaca, al di là di ogni confine, dilaga *dal di fuori* nel corpo di Alessandra: pietrificandolo e divorandolo.

Ma in lei si colgono (anche) modificazioni radicali dell'articolazione (della dimensione) della coscienza dell'io che fa sentire appartenenti a noi (e *solo* a noi) i pensieri, i sentimenti, gli atti di volontà, che noi abbiamo. Nella misura in cui sia alterata questa dimensione della coscienza dell'io (dell'esperienza dell'io), che Kurt Schneider definisce esperienza del "mio", noi incorriamo nell'inaudita esperienza che i pensieri [16] *non* siano più nostri (*miei*) e che i sentimenti, come le azioni che realizziamo, *non* ci appartengano più: non *mi* appartengano più. (Questo disturbo dell'esperienza dell'io trascina in Alessandra l'insorgenza delle spirali di auto-aggressività che si configurano come esperienze *non* libere e autonome *ma*, invece, *imposte* da qualcosa che sta al di fuori dell'io di Alessandra: da qualcosa che essa rivive come estraneo e involontario.)

Il mondo-della-vita di Alessandra è tematizzato, infine, dalla presenza di una dissociazione (di una emblematica scissione) dell'io: testimoniata, ad esempio, da queste parole dolorose e assordanti: "Io non sono più io, sono diecimila frammenti sparsi di cui nessuno si riconosce come Alessandra, sono frammenti di altri". Questa esperienza dell'essere-lacerati, e dell'essere-frantumati (dell'essere-scissi), sigilla l'esistenza schizofrenica come una mondanizzazione *altra* dalla nostra ma *non* gettata nella voragine del nonsenso e dell'insignificanza.

Queste cose (questi vessuti) sono possibili quando la condizione psicotica si abbia ad accompagnare alla dissolvenza (alla perdita) dell'identità e dell'unità dell'io: di queste (ulteriori) dimensioni della coscienza dell'io. Certo, alla liquefazione dell'identità e dell'unità dell'io si associano contemporaneamente, cosa che si intravede anche in Alessandra, la disarticolazione e la scomposizione scismatica del mondo e delle realtà mondane.

Nel radicalizzarsi di questa perdita dell'identità e dell'unità dell'io, e nel dilagare della frantumazione dell'io, rinascono talora due, o più, articolazioni dell'io: che definiscono la realtà clinica e fenomenologica di uno "s-doppiamento" dell'io [329; 344; 407]: di una sua (possibile) moltiplicazione [306]. (Siamo nell'area delle metafore e delle immagini che hanno nondimeno una indubbia risonanza clinica.)

La lettera di Lord Chandos

Ci sono testi letterari in cui la lacerazione dell'unità e dell'identità dell'io si costituisce come struttura portante del discorso. Nel suo (incompiuto) romanzo [189], che è di una straordinaria bellezza, Hugo von Hofmannsthal fa nascere da una stessa persona due figure umane (due persone), Maria e Mariquita, che sono l'espressione di questa dissociazione (di questa scissione) e che rimandano ambiguamente ai modi di essere di una condizione schizofrenica.

La scintillante immaginazione di Hofmannsthal dimostra come la scissione dell'io si inserisca nella genesi di *senso* del discorso creativo: ne appaia, quasi, come una matrice genetica. Nei suoi *Appunti e diari* [188] così egli definisce la scissione dell'io nelle sue risonanze creative: "Le manifestazioni dell'io cosciente sono volubili, volgari, senza nesso, lasciano indovinare una visione mutila della vita. È incapace di meravigliarsi. Tutte le impressioni sprofondano e si perdono silenziosamente come in acqua profonda. Evidentemente le esperienze penetrano nell'altro io e giungono lì a un'espressione complessa (come nei virtuosi di musica). Questa scissione dell'io sembra essere la forma di vita del genio interpretativo". Non solo nel romanzo, ma anche nella celebre lettera di Lord Chandos [191], il discorso hofmannsthaliano si svolge nel contesto di un'affascinante connessione tematica con la coscienza dell'io.

Come ha acutamente affermato Gotthard Wunberg [403], la crisi di Lord Chandos *non* rispecchia solo una crisi nell'articolazione semantica del linguaggio e nello svolgimento di una (significativa) comunicazione con gli altri e con l'ambiente *ma* rispecchia, in maniera ancora più radicale, una crisi della coscienza dell'io (intesa in senso psicopatologico). L'esperienza di Lord Chandos, considerata in genere come espressione di una frantumazione del linguaggio, nasce invece dalla metamorfosi della coscienza dell'io.

Nella lettera di Lord Chandos [191] si dice fra l'altro: "Il mio caso, in breve, è questo: ho perduto del tutto la facoltà di pensare o parlare coerentemente su qualsiasi argomento"; e ancora: "Tutto mi si scomponeva in parti e le parti in altre parti, e più nulla si lasciava abbracciare con un concetto. Le singole parole fluttuavano intorno a me; si coagulavano in occhi che mi fissavano e in cui son costretto a fissare a mia volta; vortici sono, che a guardarli mi danno le vertigini, che turbinano senza posa e, traversatili, si giunge al vuoto". La ricerca inconcludente, anche, dei concetti che si dissolvono inafferrabili: "Quei concetti, io li capivo bene: vedevo il meraviglioso gioco dei loro rapporti salire davanti a me come splendide fontane, che giochino con sfere d'oro. Potevo volteggiare intorno a essi e osservare il loro gioco reciproco: ma era una cosa che avveniva solo tra di loro, e la parte più profonda, personale del mio pensiero rimaneva esclusa dalla loro danza. Mi colse in mezzo a loro il sentimento di una paurosa solitudine; mi sentivo come uno che fosse imprigionato in un giardino con sole statue senz'occhi; e fuggii di nuovo all'aperto". Un'epifania misteriosa scende sulle cose: trasfigurandole. "Un annaffiatoio, un erpice abbandonato nel campo, un cane al sole, un povero cimitero, uno storpio, una casetta di contadini, tutto ciò può diventare il vaso della mia rivelazione. Ognuna di queste cose e le mille altre simili su cui di solito l'occhio scivola con naturale indifferenza, può assumere all'improvviso per me, in un certo momento che non è affatto in mio potere provocare, un carattere nobile e commovente che tutte le parole mi sembrano troppo povere per esprimere" [191].

Non si ha solo la dissoluzione (la dissolvenza) del linguaggio, qui, ma si ha anche la frantumazione delle consuete modalità del conoscere: le cose si destituiscono del loro significato e del loro nome; e le parole galleggiano: disarticolate dalle loro comuni connessioni. Nel contesto di queste enigmatiche esperienze le parole si trasformano, allucinatoriamente, in occhi che fissano: implacabili e desolati. Ma il tema degli *occhi* ricompare, capovolto e deformato, nell'immagine di una solitudine che si riflette nel giardino (nella prigione di un giardino) riempito di statue *senza* occhi: le cose si fanno inanimate e indifferenziate nella mancanza di una luce che solo gli occhi diffondono. Quando la coscienza dell'io si incrina e si lacera, come avviene nella lettera di Lord Chandos, ne nasce un universo di epifanie dolci e inesorabili.

Certo, Hermann Broch ha scritto su Hofmannsthal alcune essenziali riflessioni che mi sembrano utili al fine di rendere più vive queste considerazioni sulle connessioni fra testo letterario e condizione psicotica. A proposito della lettera di Lord Chandos Hermann Broch scrive: "Se poi Bacone avesse conosciuto la psicologia moderna, avrebbe certamente parlato di schizofrenia e avrebbe spiegato come ogni poeta sia probabilmente minacciato dal pericolo di dissociazione psichica e come egli si difende da questa minaccia appunto con la propria opera, in cui proietta le proprie dissociazioni reagendo in tal modo all'angoscia schizofrenica" [87]. Radicalizzando ancora il suo discorso sulla lettera di Lord Chandos e sulla costituzione psicologica del protagonista, Hermann Broch dice: "il suo Io è quindi precipitato nel più ermetico isolamento, rimanendo segregato in un mondo ricco di cose alle quali non ha ormai più accesso. Gli oggetti non gli dicono più nulla, non vogliono dirgli più nulla: neppure i loro nomi. Insomma il mondo e le cose lo hanno travolto, per così dire, negativamente, perché gli si sono sottratti. Ciò che si manifesta in questa situazione non è la condizione del raccoglimento interiore, la condizione dell'uomo gettato nel nulla; è la condizione dell'estrema impotenza e quindi dell'estremo disgusto, nausea delle cose, perché sono irraggiungibili, nausea della propria parola che per stridente disarmonia non attinge più la cosa; nausea del proprio essere che ha perduto la conoscenza e conseguentemente anche la possibilità di realizzarsi" [87]. Non si ha a che fare, in Hofmannsthal, con una imitazione intenzionale della scrittura schizofrenica ma con l'emergenza (forse) di *comuni* strutture di significato e di esperienza.

La clinica (*questo* è il primato insostituibile della clinica) ci dice chi è psicotico, chi è depresso e chi è maniacale, chi è schizofrenico e chi è prigioniero di un'esperienza anancastica (di un'esperienza ossessiva). In questa delimitazione preliminare di ogni discorso in tema di psichiatria la clinica *non* sarà mai incrinata e *non* sarà mai sostituita da altri indirizzi di conoscenza; ma le modalità (le forme), con cui si costituiscono le esperienze psicotiche e con cui queste si condensano in aggregazione significativa (in un "mondo"), possono essere afferrate e riconosciute *solo* mettendo-fra-parentesi il discorso naturalistico e utilizzando una impostazione metodologica di conoscenza come quella fenomenologica.

Le categorie fenomenologiche del tempo e dello spazio sono, in questo senso, essenziali al fine di cogliere la costituzione radicale e originale dell'esperienza psicotica. Nella misura in cui *non* conosco quella che è la costituzione dello spazio nel paziente malinconico e maniacale, o nel paziente schizofrenico, non mi sarà possibile stabilire una relazione di dialettica e reciproca conoscenza con chi *vive* in una dimensione spaziale diversa dalla mia; e, ancora, se non so *come* nell'esperienza depressiva il tempo si spezzi, il futuro si dissolva e il presente sia risucchiato dalla voragine del passato, e *come* nell'esperienza schizofrenica il tempo incorra in una frantumazione ancora più profonda e radicale dalla quale solo riemerge la dimensione monadica del presente (di un presente destorificato e momentaneizzato), ogni intervento terapeutico (ogni *mio*, e ogni *nostro*, intervento terapeutico) nasce amputato. Non è possibile, cioè, intervento terapeutico radicale che non conosca la differenza fra tempo vissuto e tempo matematico, fra tempo dell'io e tempo del mondo, che in ogni esperienza psicotica sono profondamente trasformati nelle loro reciproche connessioni.

La divaricazione profonda fra la nostra esperienza del tempo, il vissuto che noi abbiamo del tempo, e il vissuto che ne hanno i pazienti psicotici (immersi nella schizofrenia o nella depressione psicotica), è una realtà fenomenologica che la psichiatria naturalistica non riesce a tematizzare: chiusa nelle sue categorie riduzionistiche.

Lavori di ispirazione fenomenologica e antropologica [53; 62; 65; 78; 102; 108; 128; 129; 137; 155; 173; 230; 265; 303; 305; 364] hanno dimostrato come queste modificazioni del tempo corrispondano *non* a sofisticate elaborazioni teoriche *ma* a modi di essere immediati e radicali (eideticamente incontestabili) delle esperienze psicotiche.

Del resto, cercare di agganciare una paziente psicotica nella sua realtà psicologica e umana senza sapere, o intuire, che il *suo* tempo non è il *nostro* tempo significa mantenere una distanza incolmabile fra il mondo della paziente e il nostro mondo: significa perdere la possibilità di adeguare il nostro discorso e i nostri gesti al tempo delle sue parole e dei suoi gesti: nel contesto di un'ulteriore (reciproca) incomprensione. Il tempo, dunque, che nella depressione si destituisce della dimensione del futuro per precipitare nel vortice di un passato dilagante e inarrestabile; e che nella schizofrenia si lacera e si frantuma nella perdita contestuale (anche se asimmetrica) del futuro e del passato, nella loro elisione parcellare, e nella sopravvivenza di un presente (dell'agostiniano [3] presente del presente) isolato e martirizzato. L'abisso e la vertigine di un tempo, che come quello schizofrenico abbia a smarrire queste due dimensioni essenziali della temporalità, testimoniano della radicale metamorfosi esistenziale alla quale soccombono esperienze, come questa di Alessandra, divorate dalla schizofrenicità.

Nell'esperienza psicotica di Alessandra non c'è più speranza e non c'è più slancio vitale; e questo avviene perché non c'è più futuro nella sua esistenza temporale. Quando la morte (il pensiero della morte) ha sostituito la vita (quando la vita diviene la morte), si vive nella desertitudine della speranza e della fiducia: che devono essere nondimeno recuperate e salvate. Non realizzando il suicidio, ma vivendo la morte come sua fatale conseguenza, Alessandra continua a morire e continua a sperimentare il suicidio come possibilità evanescente e incantatrice. La morte come rifiuto dell'avvenire, come avvenire *già* consumato e sgretolato, non è insomma se non la metafora (l'immagine) della modificazione del tempo: della sua dissoluzione.

I modi, con cui le modificazioni del tempo si manifestano nella schizofrenia, sono diversi in ciascuna esistenza psicotica: in Alessandra esse assumono una significazione emblematica che è segnata dalla presenza tematica della morte.

Nel contesto delle categorie fenomenologiche costitutive dell'esistenza non c'è solo il tempo, ovviamente, ma c'è anche lo spazio che, nelle sue modificazioni psicotiche, è stato studiato in lavori lontani e recenti [53; 60, 81; 96; 109; 217; 264; 265; 361; 374]. Come il tempo, lo spazio è una categoria dilemmatica e antinomica: c'è lo spazio matematico e geometrico (lo spazio obiettivo), e c'è lo spazio vissuto (lo spazio soggettivo) che non ha nulla a che fare con lo spazio matematico. Certo, è illusione terapeutica curare un paziente maniacale chiuso in uno spazio (in una stanza) che gli cada addosso e che esasperi l'ansia divorante di spazio che egli ha: in queste condizioni (radicalmente anti-terapeutiche) ogni farmacopsichiatria (al di là delle sue dosi elevate) *non* riesce a essere adeguata ed efficace: sfibrandosi dinanzi all'azione di rigetto che una distorta esperienza spaziale trascina con sé.

Nella schizofrenia (certo) il "vicino" e il "lontano" perdono di autonomia e di significato; gli spazi si livellano e si omogeneizzano; lo spazio *esterno* si trasforma nello spazio *interno* in una spirale di permeabilità che non ha fine. L'esigenza di uno spazio, che non opprima e non tolga libertà, è ugualmente sentita in ogni forma di vita psicotica. Sono temi, questi, essenziali in ogni discorso non solo teorico e conoscitivo ma anche terapeutico: farmacoterapeutico e psicoterapeutico (socioterapeutico).

Ogni paziente, quando precipiti in una forma di vita schizofrenica, ha nostalgia di vicinanza, di comprensione, di fiducia e di amore [361]; ma contemporaneamente non può sopportare una vicinanza che abbia a graffiare la sua interiorità. La vicinanza si trasforma, allora, in oppressione e, quando la vicinanza diviene ancora più aggressiva, insorgono una condizione di angoscia lancinante e una coscienza acuta di sopraffazione. Ogni disponibilità dialogica si inaridisce, e rinasce la fuga disperata nella solitudine e nella lontananza; e questo non fa se non esasperare la sensazione soggettiva di abbandono e di tristezza.

Il problema della distanza *vissuta* [263], di questo avvicinarsi e di questo allontanarsi al di là di ogni distanza geometrica e matematica, si è costituito come elemento di radicale importanza nel confronto dialogico con Alessandra. Solo tenendo presenti la sua umbratilità e la sua oscillante modalità soggettiva di vivere lo spazio, è stato possibile avvicinarsi a lei: nel contesto di una presenza umana estranea a ogni conflittualità. Ma come sempre è stata necessaria la leggerezza infranta della parola e del gesto: che non ferisse la fragilità psicotica e non la sospingesse ancora di più nel silenzio e nella solitudine. Anche la parola ha uno spazio (si realizza in uno spazio) che la rende leggera, o la affonda nel vortice insostenibile della pesantezza.

Cosa sia il tempo è una delle questioni insondabili e decisive che da Agostino in poi ha suscitato l'interesse radicale del pensiero non solo psicologico ma filosofico [128; 129; 133; 146; 151; 175; 197; 199; 240; 255; 326]. Certo, gli orientamenti filosofici costituiscono la base, come dice Umberto Galimberti nella sua splendida ricapitolazione del problema del tempo, delle diverse concezioni psicologiche del tempo. Dal suo discorso originale e tagliente [151], che con radicalità fenomenologica fa riemergere le realtà filosofiche e psicologiche nella loro visibilità e nella loro trasparenza eidetica, vorrei stralciare ciò che egli dice delle tre "figure del tempo" a cui la riflessione filosofica e scientifica moderna ha consegnato una significazione decisiva: il tempo come "unità spaziotemporale" nel senso di Albert Einstein "per il quale non ha senso parlare di un tempo assoluto, ma occorre indicare sempre le coordinate spaziali a cui si riferisce"; il tempo come "durata" nel senso di Henri Bergson "che al tempo scientifico astratto contrappone la continuità della durata vissuta nello scorrere incessante della nostra vita psichica"; e il tempo come "dimensione ontologica" dell'esistenza che è stato tematizzato, nella sua prospettiva fenomenologica, da Edmund Husserl e, in quella ontologica, da Martin Heidegger. Nel pensiero heideggeriano, dice ancora Umberto Galimberti, "il tempo è costitutivo dell'esistenza il cui passato rinvia al suo essere gettata nel mondo (*Geworfenheit*) in vista di un progetto (*Entwurf*) in cui si esprime il suo futuro"; e, nella misura in cui è gettata verso il futuro, "l'esistenza ha come possibilità sua più propria la morte che definisce l'essenza della condizione umana e la sua storicità" [151].

Non c'è anarchia dei significati

Non so se sia riuscito a delineare, con questa archeologia della vita psicotica di Alessandra, una metamorfosi esistenziale fondata sul *senso* e non abbandonata all'anarchia dei significati. Fenomeni psicopatologici così dissimili (l'esperienza dell'essere morta e quella della suggestione della morte volontaria, l'esperienza dell'essere sopraffatta da una figura demoniaca, l'esperienza della nientificazione del proprio corpo e quella della frantumazione dell'io che si disperde in mille frammenti) non possono essere intesi, e recuperati, nella loro unitaria significazione se non utilizzando categorie ermeneutiche che abbiano a integrare quelle cliniche e psicopatologiche. Nel contesto delle modificazioni del tempo (vissuto) e dello spazio (vissuto), e delle trasformazioni (soprattutto) della coscienza dell'io scomposta, e ricomposta, nelle sue diverse dimensioni, il mondo-della-vita di Alessandra si riconfigura nella sua storia vitale e nella sua immagine psicologica e umana: ritrovando una linea possibile di discorso che rimanda a un orizzonte di senso. Anche destini così dolorosi nella loro modalità di essere *non* sono destini perduti: al di là delle scompensazioni cliniche, che sfuggano a ogni articolata strategia terapeutica, un'esistenza come questa può continuare il suo cammino senza che le siano estranei significati e forme di realizzazione personale.

Nella *Lebenswelt* psicotica (nel mondo-della-vita psicotico) di Alessandra si coglie, infine, il valore del tempo e dello spazio (il loro significato al fine di ri-conoscerne la dimensione psicologica e umana): ma il tempo e lo spazio non sono solo figure filosofiche e psicologiche ma sono anche figure metaforiche. La psichiatria, certo, ha a che fare essenzialmente con metafore quando cerca di rendere visibili le esperienze (i fenomeni) che sono in essa.

Il discorso raffinato e transdisciplinare di Gillo Dorfles fa riemergere il nocciolo metaforico del problema e la sua immediata applicabilità al tema che, qui, sto svolgendo: "E dicendo 'ancorata', ecco che mi sono subito valso – istintivamente, come avviene quasi sempre per ogni nostro parlare e pensare per immagini e simboli – d'una metafora spaziale e temporale insieme. L'ancora che si conficca nel terreno – si fissa al terreno contro il fluire del mare, del fiume, contro il continuo fluttuare delle onde, contro il ritmico palpitare delle maree. È pertanto un elemento spaziale che vorrebbe opporsi ad una condizione squisitamente temporale dalla quale saremmo altrimenti travolti. Spesso la metafora – non abbiamo bisogno di richiamarci agli ammonimenti di Vico – è come una 'piccola favola': dice più di molte frasi cariche di elementi dottrinari e scientifici"; e, sulla scia di queste bellissime immagini, Dorfles aggiunge che l'ancorarsi del tempo "ci illustra anche la condizione di angoscia in cui ci veniamo a trovare quando l'ancora non si abbarbica al terreno; quando non riusciamo a trovare l'appiglio contro il tempo; non riusciamo ad ottenere l'immobilità dell'istante in questo fluire che ci porta verso il futuro e verso la morte" [129].

Metafore, certo, ma anche in Eugène Minkowski le metafore dilagano [260; 261; 265], e aiutano a capire il senso di un'esperienza psicotica come questa di Alessandra.

III. L'immagine misteriosa e creativa della schizofrenia

Mentre oggi risulta ancora una volta immediatamente constatabile che invece di un granello di sale è dato al genio un granello drogato di follia, a tutti gli uomini di una volta era molto più vicino il pensiero che, ovunque esista follia, esiste anche un granello di genio e di saggezza – qualcosa di "divino", come ci si andava bisbigliando all'orecchio. O piuttosto, come si andava esprimendo con discreta energia. "Mercé la follia i più grandi beni sono venuti alla Grecia", diceva Platone con tutta l'antica umanità. Facciamo ancora un passo avanti: a tutti quegli uomini superiori che erano irresistibilmente attratti ad infrangere il giogo di una qualche eticità e a dare nuove leggi non restò nient'altro, *se essi non erano realmente folli*, che diventare pazzi o farsi passare per tali; e ciò vale in verità per i novatori in tutti i campi, non soltanto per chi innovava nelle istituzioni sacerdotali e politiche: perfino l'innovatore del metro poetico dovette accreditarsi per mezzo della follia.

F. NIETZSCHE, *Aurora*

1. Il reale è divorato dall'immaginario

Non ci sono solo schizofrenie contrassegnate da contenuti inquietanti e talora terrificanti: ci sono anche schizofrenie nelle quali l'angoscia è oscillante e i temi psicotici si fanno più friabili e creativi: sulla scia di immagini dotate di uno strano splendore e di una intensa risonanza emotiva. Sono schizofrenie che, come questa che sto per descrivere, si possono anche ripetere nel corso del tempo ma senza che in esse si osservino fenomeni di radicalizzazione sintomatologica. Ci sono, a volte, linee tematiche di una struggente atmosfera (quasi) poetica: come quella che si coglieva nella paziente descritta da Morselli [268].

Certo, è necessario mettere-fuori-gioco ogni rigida conoscenza teorica (ogni impostazione freddamente clinica di discorso) e lasciare che le strutture dei testi psicotici abbiano a rivelarsi nel loro senso nascosto e profondo. Sto leggendo un bellissimo libro [130] di critica estetica di Gillo Dorfles che, parlando di un artista praghese, Jiří Kolář, sottolinea come la sua lezione sia "quella di insegnarci a *sospendere* ogni nostro giudizio, a epochizzarlo"; aggiungendo: "Proprio per valerci di quel termine 'epoché' che un altro grande boemo – Husserl – ha così sapientemente teorizzato".

Non solo in psichiatria, dunque, ma anche nel contesto di una emblematica creatività artistica, la fenomenologia rinasce come traccia metodologica significativa ed essenziale: di essa, delle sue fondazioni conoscitive finora solo sfiorate, vorrei ora dire qualcosa.

Cosa ci fa conoscere la fenomenologia

Le premesse all'interpretazione fenomenologica della schizofrenia sono legate al discorso del movimento fenomenologico

[245; 354; 355], e in particolare alla fenomenologia husserliana [195; 196; 197; 198; 199] e a quella scheleriana [332; 333; 334; 335], e (certo) alla fenomenologia heideggeriana che sta a fondamento dell'analitica esistenziale [175; 178]; ma anche al saggio bergsoniano [45] sui dati immediati della coscienza che non è lontano dagli indirizzi fenomenologici.

La rivoluzionaria significazione della fenomenologia husserliana, colta nella sua iniziale dimensione descrittiva ed eidetica, in psichiatria è stata sottolineata nella magistrale relazione del 1922, oggi ancora di sconvolgente attualità, da Ludwig Binswanger [50]. La conoscenza è fondata, in essa, sulla percezione categoriale (sull'intuizione fenomenologica) che consente di afferrare le "essenze" costitutive dei fenomeni: nella loro evidenza e nella loro pregnanza; e al di fuori di qualsiasi teoria. (La fenomenologia husserliana, descrittiva ed eidetica, si è poi ribaltata nel discorso binswangeriano in una antropologia fenomenologica: ancorandosi all'analitica esistenziale (all'ontologia fondamentale) di Heidegger e realizzandosi negli studi sulla "fuga delle idee" nella mania [48] e sulla schizofrenia [53]. Un'altra *svolta* è avvenuta, ancora, in Binswanger: quella che lo ha portato a richiamarsi *non* alla fenomenologia descrittiva, *ma* a quella trascendentale [195; 196; 199], con i lavori sulla malinconia e sulla mania [55] e sul delirio [56].)

Al di là delle diverse articolazioni del pensiero husserliano, heideggeriano e scheleriano, ma anche di quello bergsoniano, è comune a ciascuna delle diverse fenomenologie l'esigenza di *descrivere* senza scivolare in teoremi astratti, di *vedere* ciò che è *nascosto* in ciò che è banale e quotidiano (in ciò che è *ovvio*: nel senso etimologico di "ciò che viene incontro"), di *vedere*, ancora, ciò che è condizione di ciò che è ovvio [60].

Solo richiamandomi al discorso di Eugène Minkowski, alle sue straordinarie analisi fenomenologiche, mi è (forse) possibile indicare meglio come si svolga il modo di conoscere fenomenologico. Benché si sia ispirato alla filosofia bergsoniana, egli non è sfuggito all'area di influenza husserliana.

"L'attitudine fenomenologica non è, solo, un'osservazione più attenta e sottile delle altre: essa oltrepassa il piano dell'osservazione e tende alla visione dei caratteri essenziali dei fenomeni, di cui si compone la vita, e alla visione delle essenze (quella che è, in tedesco, la *Wesensschau*)" [264]. Riaffermata l'analogia fra i dati immediati della coscienza nel senso bergsoniano e la visione delle essenze nel senso husserliano della cosa, Eugène Minkowski così definisce le regioni metodologiche del suo discorso: "Annoto attentamente, da parte mia, le 'confidenze' dei miei pazienti e stendo nella debita forma le loro osservazioni. Facendo questo, una frase (una sola frase), quasi isolandosi dall'insieme delle osservazioni, sembra riemergere con particolare evidenza, staccarsi dal resto, divenire la chiave di volta dell'insieme sintomatologico, e indicare il disturbo fondamentale dell'articolazione clinica: davanti alla quale mi trovo" [263]. Come si giunga a cogliere, e ad afferrare, la frase donatrice di senso, lo dice ancora Minkowski: "Invocherei volentieri, a questo riguardo, l'intuizione: una intuizione, che è ben lontana dall'essere una semplice impressione (sempre più, o meno, ingannevole) e che sta proprio alla base di un atto fenomenologico; e questo si inganna di rado" [263].

Certo, il linguaggio di Minkowski (ma anche quello di V.E. von Gebsattel e di Erwin Straus) è un linguaggio metaforico e intuitivo che non ha il rigore implacabile di quello di Binswanger (legato al *background* husserliano e a quello heideggeriano del discorso) e che consente nondimeno di cogliere ugualmente, seguendo *altri* sentieri conoscitivi, strutture essenziali dei modi di essere psicotici.

La fenomenologia sconfina nell'ermeneutica: della quale Heidegger dice di non avere più fatto uso dopo *Essere e tempo* [175]; affermando: "Ho lasciato una posizione non per sostituirla con altra, ma perché anche quella era solo stazione di un cammino. Quel che rimane costante nel pensare è il cammino. E i sentieri del pensiero nascondono in sé un aspetto di mistero: noi li possiamo percorrere in un senso e nell'altro; anzi proprio solo il percorrerli a ritroso consente di avanzare" [176]. Ma queste distinzioni filosofiche, rigorose e intoccabili, perdono (forse) di significato quando sono applicate a una realtà come quella clinica.

Cosa abbia cercato di fare nel corso di queste mie pagine, e quale impostazione metodologica abbia seguito, risulta dalle cose che sono venuto esponendo e da quelle che costituiscono (ora) la terza parte del lavoro. Al di là di ogni rigida applicazione di un discorso fenomenologico, come quello di Binswanger strettamente collegato con la fenomenologia husserliana e heideggeriana, vorrei (ancora) che i testi psicotici (le esperienze vissute dei pazienti) abbiano a delinearsi nella loro spontaneità e nella loro immediatezza; facendo a meno di ogni (inutile) linguaggio tecnico, e tematizzando le realtà psicotiche nelle loro radicali donazioni di significato e nelle loro dimensioni esistenziali.

Non ho potuto, certo, abdicare alla mia esperienza clinica che percorre fatalmente ogni parte del mio lavoro e che ne costituisce la ragione d'essere. Se dovessi fare qualche riferimento metodologico, non potrei non richiamarmi in particolare agli indirizzi di ricerca che sono chiamati fenomenologico-strutturali (nel senso di una fenomenologia descrittiva ed eidetica che tenda a fare-lievitare e a fare-riemergere le strutture portanti del discorso psicotico) e che contrassegnano i lavori di V.E. von Gebsattel, di Eugène Minkowski e di Erwin Straus: al di là della loro diversa ispirazione filosofica.

Il mio discorso psicopatologico e clinico continua, e si confronta con il destino umano e psicotico di Raffaele.

(Non posso, prima, non ribadire come il mio discorso si è venuto svolgendo, anche, nel solco di un colloquio dialettico con lavori (italiani) che, in campo filosofico e in campo psichiatrico, mi sono sembrati di radicale importanza: fra quelli filosofici i lavori di Umberto Galimberti [146; 147; 148; 149; 150; 151] e di Michele Schiavone [336; 337; 338] senza dimenticare il bellissimo saggio di Bianca Maria d'Ippolito [124] su Ludwig Binswanger; e, fra quelli psichiatrici, i lavori di Danilo Cargnello [102; 103; 104; 105; 106; 107; 108; 109] e di G.E. Morselli [268; 269; 270; 271; 272; 273; 274; 275; 276; 277; 278]: ma, ovviamente, anche i lavori di Ferdinando Barison [23; 24; 25; 26; 27; 28; 29], di Franco Basaglia [30; 31], di Adolfo Bovi [85], di Bruno Callieri [93; 94; 95; 96; 97], di Lorenzo Calvi [98; 99; 100] e di Alberto Giannelli [157; 158; 159]. Comune a questi lavori è una linea di originale riflessione fenomenologica e antropologica *applicata* ai grandi circoli tematici della psichiatria nei suoi diversi aspetti conoscitivi e strutturali. Grazie a questi lavori, che si sono svolti (e si svolgono) in epoche storiche diverse, la psichiatria italiana (con l'aiuto di questa tagliente e rigorosa riflessione filosofica) si è allineata al discorso della più vitale psichiatria europea. Ma non è possibile ignorare il fatto che, oggi, le articolazioni metodologiche (territoriali) della psichiatria italiana abbiano consentito di ampliare i confini della conoscenza e della cura delle esperienze psicotiche e della sofferenza psichica: oltrepassando ogni convenzionale considerazione clinica legata alla psichiatria istituzionale.)

Una schizofrenia creativa

L'esperienza psicotica si è iniziata in Raffaele quando aveva ventitré anni: contrassegnata da fenomeni psicopatologici correlati con un disturbo della coscienza dell'io; e annunciata nella sua insorgenza da modificazioni della vita emozionale e della condotta: un'alta tensione ansiosa induceva, talora, il paziente a lasciare la casa, in cui abitava con i genitori, e a girovagare a lungo: senza mete precise.

Nel volgere della prima scompensazione psicotica, che si è venuta risolvendo in quindici giorni, sono riemersi gli elementi di una personalità molto vivace e creativa: anche se incrinata, e graffiata, da una profonda insicurezza interiore. Il paziente si diceva chiamato allo studio della musica (ha imparato a suonare il pianoforte, il violino e la chitarra) e all'analisi della vita interiore (ha letto libri di psicologia); riconoscendo di essere stato colto, in casa, da impulsi aggressivi (anche se labili e fuggevoli) e affermando di provare questi impulsi grazie all'influenza di "volontà" a lui estranee.

Da allora, da questa prima scompensazione psicotica, il paziente, che ha ora trentasette anni, è stato seguito ambulatoriamente con cure farmacologiche e psicologiche; e a intervalli oscillanti nella loro estensione.

Nel corso di questi quattordici anni, dall'inizio dell'esperienza psicotica a oggi, la sintomatologia ha presentato periodi di riaccensione e di remissione (di attenuazione clinica): senza richiedere, in ogni caso, ospedalizzazioni e senza cambiare la natura *acuta* delle manifestazioni. A una farmacoterapia neurolettica (moderata) si è accompagnata una psicoterapia che ha consentito di frenare, e di controllare, le condizioni di crisi psicotica, e di stare accanto al paziente in questo lungo cammino di vita: nelle sue alternanze e nelle sue oscillazioni lavorative. Ma *non* si sono mai configurate articolazioni psicotiche dell'intensità di quelle iniziali: dimostrandosi, ancora una volta, la insostenibilità di ogni concezione sulla fatale *escalation* destrutturante delle esperienze psicotiche che si estendano nel tempo.

Ogni riaccensione clinica si è associata alla riemergenza di fenomeni di estraneità e di vissuti deliranti fantasmatici, e chimerici, che testimoniavano (e testimoniano) della presenza di una personalità sensibile e creativa: sulla quale l'esperienza psicotica non riesce a svolgere un'azione corrosiva ed erosiva, e dalla quale essa sembra ridestare inattese risorse introspettive e rielaborative. (Quando, come in questo caso, l'esperienza psicotica si snoda *non* nei luoghi di solitudine manicomiale *ma* nel contesto della vita quotidiana con i suoi problemi e le sue conflittualità, la realtà clinica della schizofrenia mantiene fino in fondo queste risonanze emozionali.)

Il favoloso paese

Dai colloqui con Raffaele vorrei stralciare alcune delle esperienze vissute che egli è venuto descrivendo, in particolare, in questi due ultimi anni: sulla scia di una metamorfosi autistica e chimerica della realtà: di una sua rigenerazione fantastica che contraddice ogni tesi sulla livellazione psicotica della vita emozionale.

"Il mio problema è che spesso fuggo nella fantasia e perdo di vista la realtà oggettiva. Mi sento come vuoto. Vorrei un corpo spirituale in sintonia con gli altri corpi spirituali. Mi manca un'identità. Volo troppo in alto con la fantasia: vorrei dei farmaci che mi ancorino alla realtà. Mi sento come un uccellino che vola di ramo in ramo a riassaporare la vita. È stata una brutta crisi." Narrando il proprio cammino di ricerca spirituale, ed esprimendo poi le esperienze di dissociazione (di scissione), il paziente dice: "La mente: ho, a volte, la sensazione di avere la mente scissa dal pensiero, la mente a blocchi, blocchi staccati e rigidi, incapaci di modificarsi con la realtà".

I confini, che separano l'io dal mondo e il mondo dall'io, svaniscono e si amalgamano in una simbiosi inquietante.

"A volte mi sembra di non avere più l'io e di confondermi con il creato. Guardo un fiore e il fiore non è più distinto da me: io e il fiore diventiamo una unica cosa. Sono un osservatore distaccato che vede fluire il corso della vita dove tutti si affannano. Mi rendo conto di esserci in questo flusso ma non c'è più distinzione fra gli oggetti: tutto diventa caos."

Gli sconfinamenti del reale nell'immaginario e nel fantasmagorico rinascono vertiginosamente: "La fantasia ha ripreso il sopravvento: non come le altre volte ma ho cominciato a chiudermi in me, a non avere interessi e a rimanere in silenzio: a pensare. La medicina è quella che mi fa dividere il limite fra fantasia e realtà. È come una sfera di fuoco con una pelle sottile che può esplodere da un momento all'altro. Sono andato troppo in profondità e ho toccato la parte incandescente, il vulcano, che ha tentato di riportarmi nella fantasia. Devo stare attento: mi basta poco per stare nella fantasia. Non sono capace di muovermi nelle cose quotidiane".

L'esperienza psicotica si riaccende, dunque, nel contesto di questo linguaggio e di questi vissuti strazianti nella loro leggerezza poetica e nella loro indicibilità. Quando gli aspetti psicopatologici del discorso si attenuano, lo stato d'animo (la *Stimmung*) si fa meno acceso e si schiarisce.

"Sto bene, adesso vedo gli alberi, l'acqua, la realtà, e sono più sereno, più tranquillo. Il mio corpo materiale cammina libero e do più valore all'amicizia, allo stare insieme piuttosto che ai soldi, alle altre cose"; ma le suggestioni dei mondi fantasmatici sono ancora presenti: "L'altro giorno stavano tornando le fantasie, quelle immagini frutto della fantasia, che mi assalgono. Lo so, adesso, che sono il frutto della mia fantasia. Cerco di stare a letto, di prendere la medicina, di stare tranquillo, è difficile. In questo momento tutto mi sembra falso, estraneo, straniero. La realtà mi sembra diversa, è diversa, gli uomini sono vuoti: per me sono solo facciate che non hanno niente dentro".

Le voci

Nel contesto delle scompensazioni cliniche, che hanno accompagnato l'esistenza di Raffaele (sono state di breve durata e discontinue, in ogni caso), non si sono solo osservate le esperienze che ho descritto; ma anche altre esperienze: quelle allucinatorie e quelle (di autoriferimento) incentrate sull'io del paziente.

"Sono stato tre giorni a letto, sentivo voci che mi parlavano e mi dicevano cose assurde: erano i cantautori più famosi ed era la regina Elisabetta. Le voci mi dicevano, e mi facevano capire, che ero la reincarnazione dello zar. Quale è il senso di queste cose? Quando accadevano, queste cose mi sembravano più reali del reale: anche se, a tratti, mi rendevo conto che erano cose assurde. Sarà perché, da quando ero bambino, mi sono sempre rinchiuso nel mio mondo? Sto meditando meno in questo periodo: devo stare molto attento a non passare dalla meditazione al misticismo fantastico."

Le esperienze allucinatorie non sono solo uditive ma si fanno anche visive.

"Nelle persone, con cui sono in rapporto (con cui ho un buon rapporto), nelle persone che mi capiscono, mi sembra di cogliere un'aureola che circonda il loro viso: una luce benefica è in loro." Nel dire queste cose, il paziente assume un atteggiamento, e una posizione, come se egli potesse vedere cose che gli altri *non* vedono; e il suo volto si fa inquieto e teso.

Il mio è un mondo triste

Non c'è immobilità tematica (non ci sono ripetizioni) nelle esperienze vissute che il paziente comunica: egli, del resto, continua a leggere e a studiare *anche* senza una finalizzazione concreta, e ha indubbie capacità di osservazione interiore e di immedesimazione nelle realtà umane che lo circondano.

"La follia è uno stato di impurità. Solo dopo molte vite ci si purifica dalla follia e si torna nel nirvana: nell'equilibrio. Io sono per una vita ascetica: per una vita di meditazione e di abbandono della corporalità. Sono più tranquillo quando entro nella sfera spirituale: mi distacco dalle cose materiali. Vedo la mia mente fuori dal corpo. Credo che l'esperienza di questa malattia sia opera divina per farci capire ancora di più, per vedere ancora di più noi stessi."

"Ognuno ha un destino inevitabile al quale non è possibile ribellarsi. Il mio mondo è un mondo triste, un mondo solitario, senza relazioni, senza comunicazione: non c'è nessuno che divida con me i miei pensieri e le mie meditazioni. Vorrei essere in un mondo di relazioni. Sono distante dalle cose, da tutte le cose, e a volte è un bene perché non penso a quello che vorrei essere e a quello che vorrei avere: un lavoro in regola, la famiglia, dei figli, degli amici sinceri. La gente mi sembra falsa, vuota, lavora come un robot, guadagna ma senza uno scopo, un fine. Passeggiando per le strade del mio paese sento, a volte, la malignità, la stupidità, della gente: la sua incapacità a entrare in profondo. Ma non so chi sia felice: lei è felice? Felice è il saggio che ha trovato l'eternità nelle cose e sa che vivrà al di là del corpo, nell'eternità, per mille e mille anni; e questa è l'immortalità."

"A volte mi sento unito al Signore, è il suo vero corpo che è in me, ho una sensazione di pace interiore, è il corpo che si apre, la mente mi scende nel corpo e lo dilania. Sto male, sono preso dall'angoscia, non riesco ad alzarmi e a fare, non comunico con il mio corpo, non ho più la forza esistenziale. La mia mente mi entra proprio nel corpo, nelle viscere, e mi guarda da dentro: mi esplora. Sento la mia mente che diventa parte dell'universo."

Queste esperienze, staccate da ogni riferimento al reale e annegate nel lago oscuro di un'angoscia infinita, travolgono (trafiggono) il paziente ma poi si attenuano e sono sostituite da esperienze più direttamente legate al disturbo della coscienza dell'io.

"Alla sera prego, mi sento un peso interiore dentro al petto, e poi sento il cervello come un elastico che si tira e si restringe, e mi provoca una sofferenza interiore. Non mi sento proprio in forze: è come se tutto l'essere mi abbandonasse. A volte mi sembra di essere in una notte senza uscita. Una forza che viene dal nulla mi prende improvvisamente il corpo ed è come se mi spostasse l'essere: mi scuote il corpo. A volte vorrei non essere, vorrei disperdermi nell'immenso, nel cielo."

Gli sconfinamenti dell'immaginario nel reale

L'esistenza psicotica di Raffaele è contrassegnata da questa mitezza dei sintomi e del decorso, e da questa trasfigurazione fantastica dei vissuti: dei modi di vivere il reale e di essere-nel-mondo.

L'espressione emblematica del discorso psicotico del paziente si coglie (tagliente) in queste parole fragili e allusive che testimoniano della presenza di una condizione autistica dilagante ma anche di una captazione umbratile delle dimensioni segrete ed elusive del reale.

"La fantasia ha ripreso il sopravvento: non come le altre volte ma ho cominciato a chiudermi in me, a non avere interessi e a rimanere in silenzio: a pensare. La medicina è quella che mi fa dividere il limite fra fantasia e realtà. È come una sfera di fuoco con una pelle sottile che può esplodere da un momento all'altro. Sono andato troppo in profondità e ho toccato la parte incandescente, il vulcano, che ha tentato di riportarmi nella fantasia."

Sono immagini dereistiche, divorate dall'estendersi dell'immaginario e del fantasmatico, e tematizzate da un linguaggio raffinato e doloroso. L'esperienza psicotica spezza i confini, e i ponti di comunicazione, fra l'io e il mondo, fra il reale e il fantastico; e contemporaneamente dilata le possibilità del linguaggio e dell'esperienza. Simbologie cifrate si inseriscono nel discorso psicotico, certo, e rimandano a temi segnati dall'angoscia e dal timore di una nientificazione.

Le esperienze di estraneità, e quelle di sfondamento dei confini dell'io (della lacerazione della coscienza dell'io), hanno una indubbia significazione psicopatologica e clinica ma sono intessute di contenuti vaghi e poetici. "A volte mi sembra di non avere più l'io e di confondermi con il creato. Guardo un fiore e il fiore non è più distinto da me: io e il fiore diventiamo un'unica cosa"; anche se, altre volte, le esperienze di scissione (di dissociazione) dell'io si esprimono con temi ugualmente significativi ma più scarnificanti e laceranti: "La mente: ho la sensazione a volte di avere la mente scissa dal pensiero, la mente a blocchi, blocchi staccati e rigidi, incapaci di modificarsi con la realtà". Definizione (esperienza vissuta) di una realtà clinica descritta e illustrata con questa immagine che coglie fino in fondo il *senso*, non solo psicologico, di una frantumazione dell'io profonda e paradigmatica di un'esperienza psicotica (schizofrenica). Nel contesto di uno stato d'animo triste e accorato le esperienze deliranti sembrano sconfinare in una condizione di estenuazione sognante: di *rêverie* dolorosa. Basta rileggere, direi, le cose che Raffaele è venuto dicendo nel corso dei colloqui perché si abbia, immediata, la percezione di questo mondo fantastico (di questo "mundus fabulosus" come l'ha chiamato e l'ha descritto, in lavori molto belli [284; 285; 286], Hemmo Müller-Suur) che si contrappone, e si sostituisce, al mondo banale e concreto della quotidianità.

Questa è un'*altra* immagine della schizofrenia che sfugge agli abituali criteri diagnostici e clinici, e che può essere colta solo se si epochizzano (se si mettono-fuori-gioco) le solite griglie anonime e impersonali della psichiatria clinica.

Non c'è psichiatria senza descrizione e senza analisi dei vissuti (dei pazienti) che si fanno orizzonte tematico di ricerca con l'ovvia mediazione del linguaggio. Come ha scritto H.S. Sullivan nel contesto dei suoi saggi sulla schizofrenia [372] che sono usciti in italiano con una bella prefazione di Marco Conci: "Una parte vitale dell'osservazione, in psicologia come in psicopatologia, è costituita dal racconto esperienziale: il racconto che il soggetto fa di 'ciò che gli accade internamente', di ciò che ha pensato, provato, desiderato, inteso fare"; e questo si confronta con il problema bruciante del linguaggio: come dice ancora Sullivan: "Il linguaggio, pur essendo meno efficace – come strumento per nascondere il proprio pensiero – di quanto si potrebbe supporre quando si compila un'anamnesi, è pur sempre un veicolo ambiguo per la raccolta dei dati scientifici. Non è pensabile assegnare alle parole un loro significato inerente o 'oggettivo'. Non esiste una sola parola di uso comune alla quale sia sempre possibile affidarci, sicuri che 'significhi' ciò che significa per noi nel momento in cui la usiamo". Queste parole testimoniano della debolezza (della precarietà) di ogni descrizione e di ogni analisi in psichiatria: legate a questo diaframma fra modi soggettivi di vivere una situazione e loro espressione linguistica.

Certo, pazienti come Raffaele sono molto fragili e sensitivi; e ogni contatto dialogico ha bisogno di leggerezza e di *esprit de finesse*. Si chiudono dinanzi a qualsiasi forma di indifferenza e disattenzione che colgano nell'ambiente e in chi si confronta con loro sul piano terapeutico; e si aprono solo se si sentono accettati nella loro debolezza e nelle loro contraddizioni. Testimonianza di questa fragilità e di questa sensibilità (di questa sensitività [227] nel senso di Ernst Kretschmer) è il linguaggio umbratile e fantasioso che si svolge lungo associazioni inattese e immaginifiche dalle quali riemergono simbologie misteriose e allusive. Le esperienze deliranti e quelle allucinatorie, che vanno e vengono con una larga oscillabilità (*non* hanno la persistenza e la stabilità tematiche che si osservano in altre forme di schizofrenia), denotano contenuti che rimandano alla nostalgia profonda di dialogo e di ascolto, e alla solitudine vissuta nella sua graffiante ragione d'essere. La schizofrenia di Raffaele si configura come un'esperienza umanissima e friabile che si infrange, e si sbriciola, quando il contesto ambientale (quello terapeutico e quello sociale) riesce a mettersi su di una lunghezza d'onda che sia in sintonia con la sua, e sia fatta di *souplesse* e di estrema attenzione. Le antenne di una schizofrenia, come questa, sono vibratili e rabdomantiche: cogliendo istantaneamente il senso, o il nonsenso, di un discorso (di una parola) e di un gesto. Su queste cose friabili ed evanescenti si gioca l'autenticità, o l'inautenticità, di ogni strategia terapeutica.

Le esperienze simboliche

Certo, in un'esperienza psicotica (come questa) si assiste alla metamorfosi dei significati, e dei rimandi, scontati e abituali del reale e all'emergenza di esperienze simboliche che giungono fino alla costituzione di una realtà *altra* (di una anti-realtà): immersa nell'epifania dell'immaginario e nella fabulazione del sogno. Quando questo avviene, le modalità schizofreniche di trasfigurazione simbolica delle realtà assumono livelli di profondità *diversa*. (Le definizioni di simbolo e di esperienza simbolica sono molteplici e irraggiungibili nella loro complessità e nelle loro divaricazioni ermeneutiche. Rifacendomi a Furio Jesi [204] chiamerei *simbolica* un'immagine che, per la sua natura e la sua struttura, ne richiami un'*altra*; o, rifacendomi a H.W. Gruhle [168], simbolica è quell'immagine alla quale si sovrapponga qualcosa di "ulteriore", di "altro", di "più alto", di "più profondo". Questa, e quella, definizione sconfinano nella sfolgorante enunciazione di G.F. Creuzer secondo la quale [204] il simbolo non è se non "un raggio che immediatamente, dal buio fondo dell'essere e del pensiero, viene a colpire i nostri occhi e attraversa tutto il nostro essere".) Nella schizofrenia il reale assume improvvisamente un *altro* senso e un'*altra* profondità; ma la coscienza di un reale diverso (altro da quello che sta abitualmente davanti a noi) non è, in fondo, se non la coscienza che *nel* reale i significati si trasformano e si infrangono vertiginosamente: nel dilagare di simbologie oscure ed enigmatiche.

Ci sono livelli *diversi*, archeologicamente sempre più profondi, nei modi con cui, nella schizofrenia, si trasforma la comunicazione simbolica con il reale.

I bellissimi lavori di Hemmo Müller-Suur [284; 285; 286] hanno dimostrato come queste (modificate) esperienze simboliche si manifestano sia nel discorso dei pazienti sia nelle loro espressioni figurative (nei loro disegni). La *prima* radicale metamorfosi nell'esperienza simbolica del reale si ha quando, nel contesto del discorso psicotico, riemergono orizzonti di significato contrassegnati da contenuti mitologici [222; 361], e, nel contesto dei disegni dei pazienti, temi che rimandano al mondo dei miti, delle favole e delle leggende, e che alludono al discorso mitico, favoloso, sognante, fantasmatico e metaforizzante di Marc Chagall.

Nella *seconda*, più profonda, metamorfosi esperienziale le modalità schizofreniche di decifrazione simbolica del reale appaiono corrose da un'astrazione dilagante (dalla *tendenza* all'astrazione dilagante) delle cose. Nella misura in cui la schizofrenia precipita in questi abissi di disintegrazione simbolica, i significati si fanno immediatamente disincarnati e spettrali: scavati, e smangiati, dalla corrosione alla quale il senso sta sfuggendo ma senza perdersi e dissolversi. Il reale si destituisce, così, della sua trasformabilità senza fine e si irrigidisce in figure formali che sono svuotate di senso. Questa seconda metamorfosi simbolica del reale è chiamata formale e trascendentale (in senso husserliano).

Non avrei accennato a questo discorso, ambiguo e delfico, se non mi potessi rifare a Müller-Suur che [286], negli orizzonti di senso corrispondenti a *questa* (modificata) esperienza simbolica del reale, coglie allusioni e rimandi alle raffigurazioni artistiche del primo Picasso. La figura della colomba, in particolare, che è staccata da ogni determinazione contenutistica ed è radicalmente risolta sul piano *formale*, si costituisce nel suo valore di riferimento a quelli che sono i modi di espressione (segnica) dei pazienti divorati da questa (modificata) comunicazione simbolica con il mondo. Nell'esperienza creativa picassiana e nell'angosciata (destrutturata) esistenza schizofrenica si delinea una comune tendenza alla reificazione (alla de-emozionalizzazione) del testo, alla dominanza dell'astrazione formale più ghiacciata e alla siderazione (alla nientificazione) materica.

Non è facile seguire questo discorso vertiginoso e talora inafferrabile di Müller-Suur: che, del resto, sfida ancora più traumaticamente ogni psichiatria statica e improblematica. Nel definire gli aspetti formali-trascendentali di questa (seconda) sfera di simbolizzazione schizofrenica, egli rinvia *anche* [286] alla figura enigmatica e trascendentale dell'*angelo* nelle *Elegie duinesi* di Rainer Maria Rilke [318]. Nella figura dell'angelo è possibile ritrovare alcuni paradigmi indiziari che consentono, da un lato, di leggere meglio il *senso* dell'esperienza psicotica e, dall'altro, di cogliere le tracce di un discorso schizofrenico nello svolgimento formale di un testo poetico.

L'angelo rilkiano, che è destituito di ogni elemento storico e teologico, si definisce come il limite estremo di trascendentalità e come la nientificazione di ogni contenuto: sulla scia, direi, di alcune straordinarie considerazioni di Romano Guardini che si soffermano sul tema dell'angelo nella seconda delle elegie duinesi.

"Gli angeli sono gli 'uccelli dell'anima'. In questa parola affiora anzitutto l'immagine delle ali e significa che l'angelo ha uno spazio d'esistenza più vasto di noi e una più perfetta capacità di movimento; capace di dominare altezze, vastità e profondità. Vi riecheggia pure l'antica idea dell'uccello dell'anima, in cui si esprime la misteriosa levità dello spirito. Ma infine vi si tradisce anche un'intenzione che ricompare esplicitamente nella seconda strofa: quella di svincolare l'essenza dell'angelo dalla figura umana e di trovare per essa qualche altra nuova sconvolgente espressione. Qui essa è la forma d'un uccello gigantesco; più oltre ne emergeranno altre derivate dal mondo senza vita" [170].

Arcane (evanescenti) simbologie, e labili analogie, si lasciano delineare, al di là della loro inconfrontabilità tematica e genetica, nel contesto di esperienze psicotiche e di esperienze creative. Nelle esperienze psicotiche, certo, i significati si fanno dilemmatici ed eterei: l'oscillare lieve di una margherita allude contemporaneamente [361] al dondolare di una barca a vela e allo stato d'animo sognante di una giovane donna; e il modo di vivere simbolicamente il reale testimonia, in Raffaele, della tendenza all'astrazione disincarnata del corpo e delle cose.

Nell'orizzonte di senso, che corrisponde all'*ultima* (alla più profonda) destrutturazione dell'esperienza simbolica, la dissolvenza fibrillare dei significati (la loro disseminazione semantica) contrassegna non solo le forme espressive della schizofrenia ma anche i suoi contenuti di vissuto e di linguaggio. Nel contesto figurativo nasce quella realtà frantumata che Müller-Suur ha chiamato [285] "mundus fabulosus"; mentre nel contesto esperienziale (nel vissuto) si coglie la presenza di una forma di vita che si fa enigmatica, spaesata, estranea e vertiginosamente vacillante nei suoi orizzonti di significato. Gli oggetti percepiti perdono la loro abituale connotazione semantica: senza assumere alcuna altra definita significazione.

Questa è l'area dell'indicibile trasfigurato e irraggiungibile nel suo *senso* e nelle sue profondità: la dissoluzione, e le metamorfosi simboliche, dei significati tematizzano l'esistenza schizofrenica in questa sua ultima lacerazione simbolica.

L'immagine camaleontica della schizofrenia non è mai afferrabile da una sola angolazione di discorso: in essa si esprimono, e si nascondono, le antinomie e le problematicità sconfinate (reali nella loro irrealtà) della vita. La comprensione (l'interpretazione) di alcune forme schizofreniche, nelle quali si colga la presenza di dilaganti dimensioni simboliche (di sequenze di fenomeni di destrutturazione simbolica), non può fare a meno dei modelli ermeneutici descritti da Müller-Suur: così ardui e così affascinanti.

Vorrei concludere questo discorso sulla modificazione, che la decifrazione simbolica dei significati assume in alcune forme schizofreniche, richiamandomi (ancora) alle cose scritte da Gillo Dorfles: alle sue osservazioni sulla comunicazione simbolica che si delinea nella schizofrenia. Sono osservazioni molto originali che rimandano alla dimensione terapeutica del discorso sull'*Erleben* simbolico (sul vissuto simbolico) nella psicosi.

Le cose, che dice Gillo Dorfles [129], sono queste: "Come è noto da molte ricerche sul linguaggio schizofrenico e dalla terapia che su tali malati si può intraprendere mediante presentazione agli stessi di materiale simbolico, spesso quella comunicazione intersoggettiva che è andata parzialmente o totalmente distrutta attraverso il linguaggio normale è invece ancora resa possibile attraverso un 'linguaggio simbolico'"; e ancora: "E addirittura attraverso qualsiasi forma di 'comunicazione simbolica' anche translinguistica (e mi riferisco a forme grafiche, pittoriche, mimiche, la cui giustificazione sia da ricondurre ad espressioni di una particolare simbologia individuale che può essere ravvisata negli stessi manierismi, cerimoniali, iterazioni, ecc., caratteristici di questa forma patologica)".

L'arido discorso di Müller-Suur sui livelli di destrutturazione simbolica del reale nella schizofrenia trova in queste considerazioni di Dorfles una sua riverberazione pratica e terapeutica.

Elogio della prassi

Gli aspetti teorici e pratici del discorso *non* si possono separare [145]: la teoria, in psichiatria e non solo in psichiatria, si modifica (si rimodella) in relazione a quelle che sono le risultanze della prassi; ma, a sua volta, una prassi sganciata da una riflessione teorica (da una riflessione sulle dimensioni simboliche del vissuto schizofrenico, ad esempio) si smarrisce in una *routine* senza molto senso.

Le manifestazioni psicotiche di Raffaele si sono venute confrontando, nel corso di questi lunghi anni, con una farmacoterapia e una psicoterapia ambulatoriali. Nel contesto della (rivoluzionaria) riformulazione teorica e pratica della psichiatria, che è legata al lavoro di Franco Basaglia [30; 31], è possibile fare-psichiatria nel solco di metodologie radicalmente originali. Non ci sono più, certo, istituzioni manicomiali consegnate alla cura e all'assistenza di chi abbia problemi psicopatologici; e la psichiatria si svolge, e si articola, nel contesto di servizi collegati gli uni con gli altri: nel flusso di interventi che sono sigillati dalla presenza di servizi ospedalieri e comunitari, di servizi ambulatoriali e domiciliari. L'esperienza di una psichiatria non-istituzionale, come questa che oggi si fa (si può fare) in Italia, ha cambiato non solo le strategie terapeutiche, che tendono a essere (nelle loro diverse articolazioni) essenzialmente ambulatoriali, ma ha cambiato anche le condizioni di lavoro che consentono ora di cogliere le fondazioni di una diversa (più rigorosa) scientificità della psichiatria.

Ovviamente, curare ambulatoriamente un paziente, come Raffaele, significa consentirgli di vivere nel contesto familiare: che, quando si svolge su di una linea di comunicazioni sincere e autentiche (slegate da ogni possibile aggressività e da ogni possibile mistificazione), costituisce una premessa di radicale integrazione di ogni forma di terapia. Nel contesto di una psichiatria aperta e dialettica, anche l'ospedalizzazione (quando sia necessaria) *non* si deve configurare come una monade isolata e autonoma ma come un anello (friabile e sganciabile) di una catena di interventi che siano essenzialmente ambulatoriali, e comunitari.

Ci sono schizofrenie, come questa di Raffaele, che presentano sintomatologie malleabili e sfumate (creative): sono quelle che più facilmente si prestano a strategie terapeutiche ambulatoriali disancorate dall'esigenza di una qualsiasi ospedalizzazione; ma ci sono (anche) schizofrenie che si manifestano con sintomatologie tumultuose ed effervescenti apparentemente incompatibili con un'articolazione terapeutica non-ospedaliera e non-comunitaria, e che (invece) rispondono ugualmente bene a modalità terapeutiche ambulatoriali. (A volte, al di là di ogni alterigia professionale, è necessario che *anche* il medico abbia l'umiltà di andare a casa del paziente: constatando quelli che sono i modelli di dialogo e di comunicazione all'interno della famiglia, e facendo terapie farmacologiche e psicologiche domiciliari: quando il paziente non voglia farsi curare ambulatoriamente. La psichiatria ha a che fare, anche, con questi problemi, e con questi aspetti pratici del lavoro, che è molto facile (è molto comodo) snobbare, e rimuovere, come non-scientifici e non-professionali.)

La storia della malattia, soprattutto quando si svolga (e sia curata) nei luoghi alternativi a quelli ospedalieri, e cioè in quelli ambulatoriali e domiciliari, si trasforma in storia della vita: nella quale, come nei modi di essere e di vivere di Raffaele, *non* vengono meno significati e valori: contenuti psicologici e umani dotati di *senso*. Questo avviene, in particolare, quando l'esperienza psicotica non si accompagna a una destrutturazione della personalità ma, anzi, sembra fare-lievitare risorse interiori (creative) inespresse e abbandonate. Certo, non sono cose, nemmeno queste, che non si accompagnano a una profonda sofferenza e a una reale modificazione delle relazioni interpersonali: che si fanno, anche qui, difficili e tormentate; ma nel contesto, in ogni caso, di una sensibile (delicata) disponibilità dialogica e umana: come in Raffaele.

Il dialogo infinito

L'esperienza schizofrenica si esprime in questa giostra senza fine di immagini e di controimmagini, di realtà e di controrealtà, che non la rendono mai sclerotizzata e mummificata. Sono infinite le storie della vita "normale" e della vita psicotica; come è infinita l'esigenza di un dialogo che si confronti con l'esperienza psicotica nella sua oscurità e nella sua luminosità: nelle sue ombre e nelle sue significazioni cifrate. Il destino umano e psicologico di Raffaele si viene svolgendo nel contesto di modelli di (problematica) intersoggettività: che consentono nondimeno un'esistenza significativa e disancorata dall'orizzonte dell'ospedalizzazione: anche se consegnata a questo dialogo infinito che lo aiuta e lo sostiene.

Non sono possibili molte risposte, ovviamente, alla domanda sulle ragioni (sulle possibili ragioni) che frenano, o conducono a guarigione, un'esperienza psicotica: nei confronti di quelle che accelerano, invece, un'evoluzione psicotica. I confini enigmatici della cosa si estendono vertiginosamente: in un testo kafkiano [207], misterioso ed elusivo, si coglie il senso doloroso e crudele delle domande che si rincorrono senza fine: "Un largo giro. Come in agguato, pavida, speranzosa la risposta striscia intorno alla domanda, cerca disperatamente nel suo volto inaccessibile, la segue nei sentieri più assurdi (cioè più lontani dalla risposta stessa)".

2. L'esperienza psicotica si accompagna a un'esperienza poetica

Le indagini fenomenologiche e antropologiche hanno dimostrato, questo è il senso del mio discorso, l'esistenza di un mondo schizofrenico strutturato, di una *Gestalt* schizofrenica con una sua propria significazione umana e psicologica. Come ha scritto, l'immagine è bellissima, G.E. Morselli [273]: "la metamorfosi dell'io schizofrenico è ben lungi dall'essere un fenomeno di passivo automatismo regressivo, o una pura conseguenza reattiva psicogena; l'ammalato, pur subendo il peso della dissoluzione e dei fattori psicogeni, vi costruisce una *forma di vita*, così come l'eschimese costruisce, per proteggersi, l'iglu, la capanna di neve". Sulla scia di questa immagine, che coglie un modo di essere costitutivo del mondo-della-vita schizofrenico, vorrei descrivere la storia vitale di un'altra paziente, sommersa dall'esperienza schizofrenica, nella quale la malattia si è accompagnata alla realizzazione di alcune espressioni poetiche: dotate di una dolente significazione psicologica e umana ma anche di una fragile e umbratile emozione lirica. Come nelle esperienze poetiche di una paziente schizofrenica, descritta in anni lontani (nel 1919) da Kurt Schneider, così anche nelle esperienze di Margherita *non* ci sono segni di destrutturazione psicotica del linguaggio. L'esperienza poetica nasce in Margherita contestualmente al divampare dell'esperienza psicotica, e si esaurisce quando questa si inaridisce e si inerzializza.

La storia della vita di Margherita

Margherita ha trent'anni, e dall'età di cinque anni è vissuta con la madre, molto ansiosa e separata dal marito, e con la nonna materna. Conseguito il diploma di scuola media superiore, si è impiegata: a venticinque anni si è sposata. La personalità del marito è mite e sensibile: capace di molta comprensione per i problemi psicopatologici della moglie.

Nel corso degli ultimi tre anni si sono manifestate esperienze deliranti e allucinatorie immerse in un'angoscia vitale con alte e basse maree. Sottoposta a diverse terapie farmacologiche *non* è mai avvenuta un'evidente remissione sintomatologica: una condizione di isolamento autistico si è delineata a mano a mano; ma con improvvisi cedimenti e con improvvise aperture al mondo dell'intersoggettività.

Quando la incontro, in ospedale psichiatrico, sono subito colpito dal fatto che le esperienze deliranti siano presenti nella loro incandescenza clinica ma che non siano magmatiche e pietrificate. Si coglie, in esse, una condizione di labilità e di modificabilità nel contesto delle influenze interpersonali e ambientali. Il vento implacabile dell'angoscia scende lungo torrenti inarrestabili, e sembra travolgere le barriere che separano l'io dal mondo: la soggettività di Margherita dalle soggettività degli altri che sono intorno a lei. L'angoscia, e la diffidenza inquieta (divorata dai presagi di un mondo che sta finendo), sono riempite di una tensione esistenziale dalla quale fatico a estraniarmi: quasi trascinato nel gorgo terrificante (sto costeggiando gli abissi) dell'esperienza psicotica. In ogni caso, le intuizioni e le percezioni deliranti (nel senso del discorso [344] di Kurt Schneider) si alternano, e si sovrappongono, in sequenze quasi cinematografiche. Margherita intravede "l'odio negli occhi" di un medico che le offre una sigaretta: la rifiuta temendo che sia "drogata". Le possibilità di progettazione esistenziale sono risucchiate dalle esperienze psicotiche: "Cerco solo di spiegarmi cosa potranno fare, qui, per potermi incriminare. Il passaporto è falsificato, e qui faranno figurare che ho solo diciannove anni. Trasformeranno il mio corpo con le droghe, e, drogata e trasformata, potranno condannarmi".

La "fede" (la certezza) in questa realtà agghiacciante e tenebrale, della quale Margherita "si sa" (si sente) prigioniera, è assoluta. Questo "processo", questa "condanna" kafkiana, a cui essa intuisce di essere definitivamente consegnata, si costituisce come l'avvenimento che sommerge, e inaridisce, il divenire personale della paziente. Da questa condanna Margherita si vorrebbe liberare: "Come è possibile che trascorra, in questo stato semilarvale, vent'anni in manicomio. Mi aiuti: non sia così lontano, mi tratti da essere umano, non da medico che cura un'ammalata. Si può fare quello che volete ma più rapidamente: *non* in vent'anni". Alle domande risponde seguendo (smarrita) una linea di enigmatica significazione. "Non è possibile che io non perda ancora il treno, che non perda qualcosa di più definitivo. Basta un giorno di libertà"; ma il discorso, talora così oscuro, si fa poi doloroso e chiaro nella sua radice psicotica: "Sono dettagli che non importano. Quello che sto vivendo è terribile. So che usereste contro di me quello che dico. Tutti mi sono contro. Non capisco perché tanto odio contro di me. In lei non vedo odio: almeno per ora; dopo, non so. È una questione di sensibilità". La si cura con farmaci neurolettici (antipsicotici); ma non si ha la collaborazione (la *compliance*) della paziente. Insorge, talora, la percezione della malattia: "So che queste cose, le cose che dico, le sembrano assurde. Anch'io, se ascoltassi queste cose da un altro, non le crederei; ma so io ciò che ho vissuto. Il mio è un caso particolarissimo".

Se i temi (i contenuti) del delirare e dell'allucinare cambiano, la cosa essenziale nel mondo-della-vita di Margherita è quella che essa è sommersa, e sopraffatta, da un mondo di angoscia e di terrore: nel quale precipitano, e naufragano, le esperienze psicotiche. "Ieri, alcune persone sono venute a chiedere un catino: era per raccogliere il mio sangue. Mi strapperanno gli occhi, mi taglieranno le gambe per simulare un incidente." Nel contesto sintomatologico della malattia (della sofferenza umana) di Margherita sono ora le esperienze deliranti ora quelle allucinatorie a costituire l'elemento fenomenologico più importante e più significativo. Nel modo di vivere di Margherita si rispecchiano (enigmatiche e strazianti) quelle che sono state le esperienze psicotiche di Suzanne Urban: inchiodata nel discorso magistrale [104] di Ludwig Binswanger al mondo della devastazione e dell'orrore, e consegnata agli altri, ai suoi persecutori, fra i quali la sua esistenza si perde e dei quali diviene la preda. Suzanne Urban, nel farsi il progetto senza apertura della sua propria desertitudine, cerca nel delirio [232] una fuga nella quale essa non ha, come dimensione esistenziale, se non l'essere-nelle-mani-degli-altri.

Nel corso di alcuni mesi, da aprile a luglio di un anno di grandi trasformazioni organizzative e culturali dell'ospedale psichiatrico in cui vivevo, la sintomatologia psicotica di Margherita (non lontana in alcuni suoi aspetti da quella della paziente binswangeriana) si è venuta attenuando e poi dissolvendo: fino a consentire una recuperata coscienza critica nei confronti dei contenuti psicotici. Ovviamente, anche qui, la farmacoterapia neurolettica si è accompagnata a una *Einstellung* (a una disponibilità) psicoterapeutica che ha cercato di arginare e di riarticolare, in particolare, la disperata tentazione della morte volontaria: alla quale soccombe dieci anni dopo, a quarant'anni. In ogni caso, in questi lunghi mesi di degenza ospedaliera, che non sembravano vissuti da Margherita come assedio e come soffocazione, mi sono confrontato con un'esistenza fragile e disperata, sensibilissima e creativa. (Le poesie sono state scritte in questo periodo.)

Nel corso dei sette anni successivi Margherita è stata meglio: ha ripreso a lavorare e la fatale tentazione della morte volontaria è sembrata inaridirsi. La somministrazione farmacologica è continuata ma a livelli molto bassi e accompagnata a una psicoterapia.

A trentasette anni si ha, improvvisa, una ricaduta (una nuova scompensazione psicotica) che riporta Margherita in ospedale. Non è possibile seguirla a casa anche per il rinascere tumultuoso delle esperienze psicotiche e delle esperienze di autoaggressività. Resta in ospedale (non più in ospedale psichiatrico ma nel servizio di psichiatria di Novara) tre mesi e ne viene poi dimessa: ma le cose stanno aggrovigliandosi. Riesce a rimanere a casa solo alcuni mesi: avviene una nuova scompensazione psicotica che ne determina un'altra degenza ospedaliera. La sintomatologia clinica nel corso di queste ricadute cambia: alle esperienze (deliranti) di auto-riferimento si accompagnano esperienze allucinatorie (uditive) che si fanno implacabili e torturanti. "Sono torturata dalle voci: ma forse è la voce di Dio, ed è per questo che obbedisco, anche se a volte non mi sembra la voce di Dio perché mi ordina cose strane." Le esperienze allucinatorie sono immerse nel lago oscuro di un'angoscia infinita che non dà tregua alla paziente, e si associano a esperienze di lacerazione dei confini della propria soggettività (del proprio io): i *suoi* pensieri sono es-posti agli sguardi degli *altri*. La coscienza dell'alterità, della sofferenza e della malattia, si fa acuta e lancinante: "Se tutto ciò che io vivo è una malattia, so dopo tanti anni che è inguaribile; se non è una malattia, significa che tutti mi vogliono male e mi sono contro, ed è altrettanto impossibile pensare di continuare così. Nell'un caso e nell'altro è meglio farla finita".

Nel corso di queste due ricadute, l'una a breve distanza dall'altra, la sintomatologia psicotica è contrassegnata (dunque) dalla presenza di emblematici disturbi della coscienza dell'io. Come in queste frasi: "Riesco a dormire adesso. Sì: può darsi che sia già morta. Avrei delle domande da porle ma la voce mi dice di non farle. Il pensiero della gente penetra nel mio cervello; e anche la televisione ce l'ha sempre con me. Nella mia testa ci sono due voci, due ragionamenti, e non posso fare nulla, telefonare a una persona (ad esempio), senza fare del male".

Passano altri tre anni: Margherita ha quarant'anni e continua a essere seguita farmacologicamente e psicoterapeuticamente: le esperienze psicotiche (deliranti e allucinatorie) sembrano attenuarsi anche se, nello sfondo di ogni esperienza, si intravede la suggestione della morte volontaria. Negli ultimi mesi di vita la paziente non si fa seguire da noi; e si fa poi ricoverare in una divisione di medicina generale. La catastrofe avviene, qui, dopo qualche giorno: Margherita precipita nel vuoto, defenestrandosi, e muore.

Dalla lontananza psicotica, dalla prigionia di un'angoscia e di una sofferenza indicibili, filtra la luce di un'esperienza poetica fragile e accorata. Nell'orizzonte di questa notte oscura, di questa condizione poetica vissuta non solo nel dilagare delle formazioni psicotiche, ma anche nell'atroce consapevolezza della malattia e dell'impossibilità di vivere, si ridesta in Margherita una espressività poetica che nasce nei quattro mesi trascorsi in ospedale psichiatrico e che poi si esaurisce. Le poesie non hanno nulla a che fare, nei loro temi, con quelli che sono i contenuti psicotici: i deliri e le allucinazioni. Non si colgono, semmai, se non tracce macerate e livide dell'angoscia e dell'orrore della morte, e della sua stregata fascinazione.

Non ho la leggerezza della parola, e non ho la trasparenza del gesto, che sarebbero necessarie nel dire qualcosa di un fare poetico alimentato, e scaturito, da una sofferenza e da un'attesa della morte volontaria che non hanno fine. Se il tacere sarebbe (forse) la sola cosa possibile, vorrei nondimeno dire come la cosa stupefacente di queste poesie sia il loro essere attraversate da un'arcana solitudine e da una grazia disperata, e sfatta, dalle quali le tematiche della morte e dell'angoscia sembrano trasfigurate e trascese.

Dalle poesie, che Margherita ha composto nei periodi tempestosi e creativi della sua esistenza psicotica, ne trascrivo ovviamente solo alcune: quelle che mi sembrano indicative di una *Stimmung* elegiaca e ferita, e che sono state scritte in stretta contiguità temporale con l'esordio della *Gestalt* psicotica e, in particolare, con quella che è stata la lunga degenza in ospedale psichiatrico.

Le poesie non hanno titolo; e questa è la prima che vorrei trascrivere:

Era già tempo di ricordi
Il mio spirito come un granaio
Forconi sul fieno
Pannocchie ai muri.

Acqua lenta di rogge in respiri di nebbia
Brughiera azzurrognola.

E i giorni se ne andavano...
Intreccio di arbusti da ardere.

Vegliavo
nelle notti piovose e senza astri

e il chiaro mi trovava
umile e vinta
il viso asciutto da un pianto senza dolore.

E senza vita e senza rimpianti
aspettavo
nel tempo.
Poi sei arrivato tu
niente amore, che vuol dire niente di niente
ma io ti ho dato la mano
tacita preghiera perché tu restassi.
...Da tempo so il sapore del mio pasto frugale.

Questa è una seconda poesia che mi sembra segnata da un ritmo più alacre e musicale:

Vorrei rimanere nel tempo
agave incolta
avvinghiata a questa terra.

Le anime ritorte degli ulivi al vento
schiudono a raggera
in polverose carezze
ritagli di cielo e di astri.

E stesa su questo prato d'agosto
vorrei essere gioia di vivere.

S'incendia il bosco
di aghi secchi,
– di ginestre solari –
e dalle grate arboree degli ulivi
filtra una tenera luce
che accende le pietre
come schegge di ghiaccio
contro il cielo.

– E ritorna il sapore della vita –

Il giorno
in larghi voli e assonnati cicalecci
si perde nel mare.

L'alba viene al litorale

e con il chiaro
gabbiani.

Questa è una terza poesia nella quale la disperazione sembra gridare nel silenzio e le lacrime si prosciugano sul volto accerchiato dal dolore:

Si tocca il fondo
quando si diventa indifferenti
anche al proprio dolore.

Quando ci si aggrappa alla morte
per ricevere un po' di affetto
postumo.

Quando non si ha più niente da ascoltare,
più niente da dire, più niente da vedere.

Quando una bocca parla
e non se ne sentono i suoni.

Quando l'indifferenza
ti strappa alla vita
negli acquitrini del nulla.

Quando il disgusto è tanto forte
che non dà spiegazioni.

Quando il dolore tace sommesso
e annientato dal suo stesso silenzio
diventa come pietà.

Quando hai le braccia distese
e non sai che fartene.

Quando le lacrime si sono come rapprese negli occhi.

Quando quell'urlo di disperazione
è diventato afono
e tu gridi, gridi,
ma non ti sentono.

Ma continui a sprecare la tua lealtà
e aspetti nel tempo
con umiltà.

Questa è la quarta, e ultima, poesia di Margherita: la morte è esperienza che sembra talora incrinata da una linea decadente ed enfatica; ma le cose cambiano profondamente se riflettiamo su questa parabola agonica, sulla realtà di questa morte volontaria desiderata e infine materializzata, che inceneriscono le apparenze e immergono le parole di Margherita nel gorgo del silenzio e del sortilegio.

Morirò all'alba
di un giorno come questo.
Il sole pallido sorgerà a raggera
dietro la brughiera.

Voleranno rondini composte

E il mio spirito fatto di zolle
salirà in umidi fumi.

Il viso tranquillo
gli occhi aperti al volo di un gabbiano
sul verde mare di ottobre.
Le nari protese a secchi profumi
di ulivi e buganvillee.
Un ricordo di gerani e agavi
in una stretta strada ligure.

Brocche ai portali di case.
Lacrime di madre
e io non sarò più.

I miei anni umili
lambiranno cose mie
nella casa antica,
tragico nido.
I vetri del muro di cinta
feriranno la mia anima in corsa
– come faceste voi quando ero –.

Quando sarò morta
mettetemi la bianca veste di sposa.
Non stonerà vicino ai miei occhi sinceri.

Portatemi vicino al mare
all'aria pulita
ridente di fiori mediterranei.
Portatemi lontana da canali e rogge
che languiscono in questa triste pianura.

Trasportatemi in una cesta di vimini
di quelle che usano i ragazzi

per rubar fichi

e non piangete

perché dal campanile
vi guarderò
sorridente e bianca.

Non mi è possibile, ovviamente, tematizzare il senso della dimensione estetica delle poesie di Margherita ma mi sembra ugualmente possibile sottolineare la loro essenzialità espressiva e la loro articolazione tematica, e formale, che sono estranee a qualsiasi fenomenologia dissociativa: a qualsiasi discontinuità discorsiva. Le immagini, e le metafore, nascono da una grande immediatezza emozionale: non ci sono diaframmi razionali (intellettualistici) che abbiano a frenare e ad arginare il tumulto delle emozioni e degli affetti (in senso scheleriano); ma l'incandescenza della sofferenza si esprime in ogni caso con un discorso narrativo (poetico) che *non* sconfina mai nella banalità quotidiana e nella stanca ripetizione di temi e di motivi.

Il discorso creativo

Dalla storia della vita e dalle espressioni poetiche di una paziente, come Margherita, riemerge nella sua bianca controtestimonianza di luce, che si infrange sull'ombra della condizione psicotica, il discorso sulla creatività che si ha (talora) nella schizofrenia. Non è, ovviamente, possibile svolgere definizioni univoche di creatività. Come ha sottolineato Paul Matussek [250], in un convegno scientifico sono state proposte (quasi) quattrocento diverse definizioni di creatività: che è considerata come una possibilità presente in ciascuno di noi: anche se nascosta dalle convenzioni inautentiche della vita quotidiana. Creativa è, in ogni caso, un'esperienza che abbia a testimoniare di una sua originalità *staccata* dalla adesione mimetica alle cose scontate e abituali.

Muovendo da quella che è stata la terribile storia vitale di Margherita, e dalla *sua* sensibilità poetica condizionata nella sua insorgenza dalla metamorfosi psicotica dell'esistenza, vorrei fare (solo) qualche considerazione sugli aspetti creativi (sulla umbratile dimensione estetica) di alcune forme schizofreniche. Non sono se non labili tracce di un discorso che si confronta con il mistero della sofferenza e della tristezza, del rifiuto di ogni comunicazione e (insieme) della nostalgia di una comunicazione dotata di senso. Se è cosa infinitamente triste e dolorosa parlare di esperienza creativa nel contesto di un mondo-della-vita segnato dall'oscurità e dal silenzio della morte volontaria, mi sembra (forse) utile seguire questo sentiero zigzagante e perduto (il sentiero dell'emozione creativa): se si vogliono recuperare e riscattare fino in fondo i valori e i significati dell'esistenza psicotica.

Le forme verbali, e non-verbali, di espressività schizofrenica sono tematizzate, almeno in alcuni casi, da questa originalità e da questa spontaneità: da questa immediatezza del segno e da questa intuizione eidetica. Come ha sostenuto Alfred Bader in alcuni suoi lavori [17; 18; 19], dinanzi agli orizzonti espressivi (creativi) della schizofrenia non si può non essere indotti a mettere-fra-parentesi (a dimenticare) la presenza della "malattia". Analizzando le metamorfosi creative, che si intravedono e si delineano nella schizofrenia, Bader è giunto [19] a distinguere (a tenere separata) la schizofrenia come "malattia" dalla schizofrenicità come esperienza vissuta: che sembra radicata in ciascuno di noi. La schizofrenia come "malattia" può essere intesa, cioè, come la punta emergente dell'*iceberg* della creatività: come l'espressione ultima e incandescente di una passione creativa che si arroventa fino a un'alta tensione espressiva, o precipita in una sua disperata autodistruzione: fiammata serpeggiante e ineffabile che si incenerisce divorata dalla vertigine creativa.

Metafore, queste, che al di là della loro ovvia (friabile) problematicità fanno nondimeno avanzare il discorso sulla rifondazione fenomenologica e antropologica dell'esperienza psicotica: sottraendola alla reificazione.

Come non chiedersi [19], ancora, se le diverse forme di emozione creativa non rappresentino, e non configurino, nella schizofrenia una realtà *altra*-dalla-nostra: testimoniando, cioè, dell'esistenza di un mondo infinitamente complesso, iridescente e frantumabile, che può essere rivelato solo dall'esperienza psicotica. Quest'altra immagine della realtà (tematizzata dalla linea d'ombra che vive, nascosta e sommersa, nella condizione umana) si intravede lontana, ma decifrabile, nei diversi modi di essere schizofrenici: nel linguaggio e nella parola poetica, nel gesto e nell'espressione figurativa. Certo, sono cose, queste, che sfuggono a ogni psichiatria che si chiuda, ancora una volta, nelle sue rigide categorie cliniche: senza nemmeno lasciarsi sfiorare dal pensiero che nell'esperienza psicotica (in quella abbagliante e assoluta di Gérard de Nerval e di Antonin Artaud ma *anche* in quella stremata e luminosa di Margherita) ci possano essere significati e valori: epifanie misteriose e sconvolgenti [243].

Ogni esperienza creativa (psicotica) si muove nondimeno nella flagrante antinomia fra l'esperienza interiore, che anela a trovare *una* possibilità di espressione, e la coscienza della radicale difficoltà della cosa: dell'inaridirsi, e del disseccarsi, del gesto e della parola che sprofondano, e galleggiano, nella desertica solitudine autistica. Nel fare-fronte a questo vortice di antinomie, nel fuggirle o nell'oltrepassarle, nasce una delle condizioni più dolorose di vita psicotica.

La suggestione della morte volontaria

Il discorso sulla morte volontaria, sul suicidio (sul *senso* del suicidio), ha aspetti infinitamente complessi ed enigmatici *anche* nel contesto della psichiatria. Quali sono le aree *ancora* aperte di libertà (di decisione) nei confronti di una morte volontaria che travolga esistenze ferite dai venti gelidi della *déraison*? Scendere negli abissi dell'interiorità, nelle soggettività infrante, nelle quali il suicidio si viene preparando, è cosa non solo difficile ma temeraria e sconvolgente. Il mistero (la solitudine invalicabile), che sigilla l'istante vicino e lontano dell'*ultima* decisione, chiude la strada a qualsiasi tentativo di decifrazione (di interpretazione) che si illuda di cogliere qualcosa di radicale e di significativo. Ci sono suicidi programmati e ci sono suicidi che si svolgono sulla china precipitosa e imprevedibile dell'istantaneità e della fulmineità. Ci sono tentativi di suicidio che riscattano la morte (la morte cercata nell'illusione straziante che la vita, negata, si realizzi nella morte), e *non* si ripetono perché segnati nel loro fallimento da una catarsi salvatrice, e ci sono tentativi di suicidio che si ripetono (fatali e improrogabili) fino alla fine: chiusi a ogni speranza umana e legati, forse [311], a una speranza diversa che ci sfugge nella sua trascendenza. Non ci resta se non arrenderci a questa girandola atroce di interpretazioni effimere e illeggibili.

La storia vitale di Margherita è stata contrassegnata dalla suggestione della morte volontaria che, come un filo rosso incandescente, ne ha sigillata la fragile realtà. La parabola agonica si è poi compiuta nei modi terrificanti che ho indicato, e che, quando la volontà di autodistruzione raggiunge, e mantiene, questo *diapason* mai incrinato di intensità e di veemenza, sembrano sfidare ogni strategia terapeutica.

In Margherita la morte volontaria si è venuta delineando nel contesto di un'esperienza psicotica (quella schizofrenica) che si è iniziata in età giovanile e ha avuto questo andamento oscillante e imprevedibile. Il rischio del suicidio non c'è solo nelle depressioni psicotiche (nelle malinconie cliniche) e nelle depressioni endoreattive nel senso di Weitbrecht [385], ma c'è anche nelle schizofrenie; benché nelle une e nelle altre siano diverse le modalità (le forme), e le fondazioni motivazionali, con cui il suicidio nasce e si articola. Non è possibile, e non ha senso, fare (qui) un discorso sull'incidenza statistica del suicidio nelle diverse realtà psicopatologiche: ci sono lavori [110; 112; 257; 267; 316; 322] che si occupano di questi aspetti del problema. Non vorrei se non svolgere qualche considerazione sui modi di insorgenza, depressiva e schizofrenica, di questa morte volontaria con cui si confronta la psichiatria: nelle sue insicurezze e nelle sue ricerche, nelle sue debolezze conoscitive e nelle sue conflittualità metodologiche.

Nelle depressioni, in particolare in quelle psicotiche [33; 75; 82; 160; 224; 233; 254; 257; 287; 311; 322; 352; 394], il suicidio ha forme lineari di insorgenza e di attuazione che possono essere, almeno in parte, teorizzate nei loro elementi costitutivi. Il rifiuto della vita, e la scelta della morte come ultimo orizzonte di appagamento esistenziale, accompagnano come evenienza *possibile* (come possibilità) ogni depressione psicotica; ma questo rischio si ha soprattutto quando la depressione sta nascendo (sta formandosi) e quando sta esaurendosi (sta guarendo): *non* invece quando essa ha la sua piena espressione sintomatologica. In questo caso, infatti, anche se si è sprofondati in un *taedium vitae* assoluto e divorante, e si è risucchiati dal fascino inarrestabile della morte, la mancanza di iniziativa (l'*inibizione* e, cioè, la desolata a-pragmaticità) impedisce che il desiderio della morte possa realizzarsi: come una maschera ghiacciata e spenta, ogni paziente si osserva (si vede) morire ma è inchiodato all'inerzia e all'impossibilità di agire. Quando la depressione sta guarendo, si constata una profonda divaricazione fra lo stato d'animo (la *Stimmung*), che continua a essere accasciato e triste, e l'inibizione motoria che, attenuandosi, consente al desiderio della morte di divenire operante. Quando la depressione come realtà clinica si scioglie e guarisce, dilaga la rimozione (la cancellazione) delle terribili angosce e delle sofferenze trascorse: rinasce la speranza [248] e la morte volontaria perde la sua fascinazione e la sua risonanza interiore: la sua agghiacciante suggestione.

Non è solo la depressione psicotica a trascinare con sé l'insorgenza (possibile) del suicidio ma anche l'esperienza schizofrenica [53; 69; 70; 132; 167; 192; 316; 322; 394; 395]. In questa le cose si fanno ancora più intricate e imprevedibili: il suicidio avviene, talora, nel contesto della scompensazione acuta quando, ad esempio, fenomeni allucinatori *uditivi* ("voci") sollecitano il paziente a realizzare azioni *auto*aggressive (*auto*distruttive) alle quali egli non riesce a sottrarsi: vittima di un "potere" sconosciuto e impenetrabile. Ma il suicidio, nella schizofrenia, sembra delinearsi (in particolare) quando la malattia si svuota dei suoi sintomi e si avvia, anche, alla risoluzione. Cosa accade in questi casi, o cosa è possibile pensare di questi casi? Non ci sono certezze, ovviamente: alcuni pazienti precipitano nella suggestione fatale della morte volontaria quando lunghi anni di malattia, con remissioni e ricadute, hanno segnato la loro storia vitale; e il suicidio è vissuto come l'uscita da una situazione insostenibile e perduta. È un suicidio, questo, che nasce sulla scia di una risoluzione ostinata e inesorabile: alimentata dalla coscienza delle sofferenze provate nel corso della scompensazione acuta. Ogni condizione di isolamento e di solitudine interiore si costituisce, certo, come (possibile) premessa allo sconforto e alla disperata decisione: che sommergono, a volte, ogni (rigorosa e dialettica) strategia terapeutica. La cancellazione farmacologica dei sintomi, la loro scomparsa, lascia (talora) dietro di sé una condizione di svuotamento emozionale e di in-significanza esistenziale: che solo il suicidio riempie.

Ellen West

Nell'illustrare l'esistenza psicotica, e la sua fatale conclusione, di Ellen West (che è la storia clinica più affascinante e sconvolgente, con quella di Suzanne Urban, che egli abbia descritto) Ludwig Binswanger giunge a cogliere nella morte volontaria della paziente abissi inesauribili di significati.

Se, come egli dice [53] rifacendosi al senso ultimo della kierkegaardiana malattia mortale, il tormento della disperazione consiste nel fatto che *non si può morire*, e che la morte (ultima speranza) non sopraggiunge *mai*, il suicidio (il nulla) assume un significato "disperatamente" positivo; e l'avvicinarsi della morte, la sua attuazione, si trasforma in un'esperienza appagante e trionfale. Solo nel suicidio (infatti), solo annegando nel nulla della disperazione, Ellen West riesce a essere fino in fondo se stessa: accettandosi, e riconoscendosi, nella sua radicale autenticità. Di lei scrive Binswanger: "La festa della morte non è stata se non la festa della rinascita della sua esistenza. Quando nondimeno l'esistenza umana non può realizzarsi se non nella rinuncia alla vita, l'esistenza si fa esistenza *tragica*" [53].

Cosa significa, questo, nel contesto dell'esistenza di Ellen West? Scelta risolutamente la morte come suo orizzonte definitivo di *senso*, e assunta la decisione di farla finita con la vita, Ellen (rifiutando l'ideale della magrezza a cui è stata legata nel corso della sua vita) incomincia finalmente ad alimentarsi e si libera di ogni sentimento di colpa. Alcuni giorni dopo essere stata dimessa dalla casa di cura *Bellevue*, quella diretta da Ludwig Binswanger a Kreuzlingen (in Svizzera), nella quale è stata ospitata due mesi e mezzo, Ellen (che ha trentatré anni) si congeda dal marito e dai medici, che l'hanno curata, e si congeda infine da quella che è divenuta la sua ultima amica: esile e diafana nella sua emblematica magrezza. (Certo, come dice Binswanger, questa festa di un'esistenza umana è una festa di commiato; ma questo non ferisce lo stato d'animo felice ed esultante di Ellen.) La sera di uno di questi giorni, conseguenti alla dimissione, Ellen prende una dose mortale di veleno; e la mattina dopo muore.

(Ellen West, che compone fra l'altro poesie, e anche in questo ricorda Margherita, a diciotto anni scriveva a un'amica: "La malinconia si stende sulla mia vita *come un nero uccello* che *sta in agguato* nello sfondo fino a quando non è giunto il momento *di precipitarmi addosso e di uccidermi*"; e a ventun anni scriveva nel suo diario: "La morte è la felicità più grande della vita se non la sola. Senza la speranza di una fine l'esistenza sarebbe insopportabile. Solo la certezza che la fine, prima o poi, deve giungere, mi consola un poco" [53].)

Nell'esistenza troncata di Ellen West, nel suo suicidio e nel suo destino segnato da un'esperienza psicotica così radicale, Binswanger coglie l'espressione ultima e significativa della sua vita: la sua epifania misteriosa e inafferrabile.

Al di là di ogni considerazione binswangeriana non mi sento di trasferire *questa* interpretazione alla vita e alla morte di Margherita. La morte volontaria non si configura, qui, come il compimento di una vita ma come la fuga disperata da una vita vissuta nel lago oscuro di una infinita sofferenza. Se l'angoscia legata all'esperienza psicotica si fosse attenuata, e se la speranza in una vita diversa si fosse affacciata nel suo orizzonte esistenziale, Margherita non sarebbe stata travolta dalle onde inarrestabili del male oscuro.

Quando una vita si spegne nel gorgo della morte volontaria, e quando questa vita ci è stata vicina nel lungo cammino di un essere-insieme nell'aiuto (che si cerca di dare) e nella cura (che si cerca di fare), non si può non essere ogni volta sopraffatti dalla domanda fatale: si sarebbe potuto (avrei potuto) fare qualcosa perché il suicidio non avvenisse? E ancora: cosa si sarebbe dovuto fare (cosa avrei dovuto fare) perché Margherita non precipitasse, angelo dalle ali spezzate, nel vuoto e nel deserto della morte volontaria?

Certo, non sono stato il solo a seguire Margherita nel suo destino umano e clinico: nelle alte maree della sua disperazione e delle sue esperienze psicotiche. Ancora: quando la catastrofe si è venuta svolgendo, Margherita non si trovava da noi; ma, nel dire queste cose, sento l'infinita debolezza di ogni discorso e il dissolversi vertiginoso di ogni sapere; e un dolore che continua: come prima.

Come si può definire, libera o condizionata, psicotica o non-psicotica, l'esperienza della morte volontaria di Karoline von Günderrode, elegiaca poetessa tedesca, che si uccideva nel 1806, a ventisei anni, con un pugnale affondato nel cuore? Su di lei ha scritto cose bellissime ed emozionate Christa Wolf [402]: raccogliendo sue lettere e sue poesie che, come l'ombra evanescente di un sogno, hanno accompagnato la breve vita di Karoline von Günderrode.

In una lettera dell'agosto 1801 scrive a un'amica: "Ieri ho letto *Dartula* di Ossian, e l'effetto è stato benefico; l'antico desiderio di morire da eroe mi ha ripreso con grande violenza; mi era intollerabile vivere, intollerabile morire una morte tranquilla, qualsiasi" [402]; e, cinque anni dopo, il 26 luglio 1806, la morte volontaria la trascina con sé.

Ci sono due lettere, scritte poco prima del suicidio, nelle quali si coglie una nostalgia, struggente e disperata, della morte volontaria; e lo scivolare nel gorgo mortale sembra avvenire con una dolcezza sconvolgente che mi ricorda quella delle esperienze poetiche di Margherita: quando parla del suicidio e del desiderio della morte; ed è per questa ragione che ritrascrivo le due lettere di Karoline von Günderrode.

Nella prima, indirizzata a un amico (Friedrich Creuzer), e impregnata di romantica *décadence*, dice: "Ti mando un fazzoletto che per te dovrà avere lo stesso significato di quello che Otello donò a Desdemona. Per renderlo sacro, l'ho portato a lungo sul cuore. Poi mi sono ferita la mammella sinistra, proprio sul cuore e ho asciugato le gocce di sangue che sgorgavano dalla ferita con questo fazzoletto. Vedi, per te ho ferito una cosa tanto tenera. Bacialo; è il sangue del mio cuore! Così consacrata, questa stoffa ha lo straordinario potere di proteggerti dal dubbio e dallo scoramento. Più tardi sarà per te un pegno tenerissimo" [402].

Nella seconda, inviata a un'amica (Lisette Nees) e in qualche modo (direi) più dolorosa nella sua fredda determinazione, dice invece: "La tua lettera mi ha commosso, Lisette. Ma ora sei più serena? Non avrai più brutti presentimenti? Ora io guardo al tuo futuro con più calma e maggior fiducia dell'ultima volta; è come se il destino mi avesse detto che tu vivrai, e, se fosse il contrario, sarebbe pura follia. Mi chiedi di me? Vivere mi ha stancato; sento che il mio tempo è finito e che se vivo è solo grazie a un *lapsus* della Natura; questa sensazione a volte è molto forte, a volte invece meno. Così è la mia vita. Addio Lisette" [402].

Lettere datate, certo, ma che nascono nel contesto di un'esperienza lirica e umana che si innalza luminosa e straziante;

ma lettere, anche, che lasciano nella memoria una scia di dolorosa stupefazione e di radicale incertezza sul senso ultimo di un suicidio, apparentemente almeno, così lontano da ogni spiegazione.

Lontane da ogni nostalgia della vita, e immerse in un'attesa (in una ricerca) concitata ed esultante della morte, ci sono analogie tematiche con il desiderio della morte di Ellen West, sono le lettere di Heinrich von Kleist (il grande drammaturgo tedesco) che è morto suicida il 21 novembre 1811, a trentaquattro anni, trascinando nella morte Henriette Vogel disposta a morire con lui [219]: la cugina Maria si era rifiutata di seguire l'invito al suicidio che Kleist le aveva rivolto.

Fra le lettere più emblematiche dello stato d'animo di Kleist ci sono quelle inviate, appunto, alla cugina: la lettera del 10 novembre 1811: "Le tue lettere mi hanno straziato il cuore, mia carissima Maria, e se ne avessi avuto il potere, ti assicuro che avrei rinunciato alla risoluzione che ho preso di morire. Ma, ti giuro, mi è assolutamente impossibile continuare a vivere; la mia anima è a tal punto ferita che, direi quasi, quando mi affaccio alla finestra, anche la luce del giorno mi ferisce. Qualcuno vorrà considerarla malattia ed esaltazione; non tu, però, che sei in grado di considerare il mondo anche da prospettive diverse dalla tua"; e la lettera, che è ancora più significativa, del 12 novembre: "Mia carissima Maria, se tu sapessi come la morte e l'amore si alternano per incoronare di fiori, terreni e celesti, questi estremi istanti della mia vita, certamente mi lasceresti morire gioiosamente. Oh, ti assicuro, sono perfettamente beato. La mattina e la sera m'inginocchio, come non seppi mai fare prima, e prego Iddio; ora lo posso finalmente ringraziare della mia vita, la più tormentata che un uomo abbia mai vissuto, perché me la compensa con la più splendida e la più voluttuosa di tutte le morti"; e, rifacendosi al rifiuto della cugina a seguirlo nel suicidio e all'adesione di Henriette Vogel, la lettera prosegue: "La risoluzione sbocciata nella sua anima, di morire con me, mi attrasse al suo seno, non ti so dire con quale indicibile e irresistibile potenza; ricordi che più volte ti ho domandato se volevi morire con me? Ma tu sempre rifiutasti... Un vortice di mai sperimentata beatitudine mi ha travolto, e non ti posso negare che la sua tomba mi è più cara del letto di tutte le imperatrici del mondo... Ah, mia diletta amica, voglia Dio chiamarti presto in quel mondo migliore dove noi tutti, con l'amore degli angeli, potremo stringerci al cuore l'un l'altro... Addio" [219].

Questa *Stimmung* esaltata e incendiata, come quella di Ellen West (direi), si ritrova nella lettera inviata alla sorella Ulrica il giorno del suicidio.

"Non posso morire senza essermi riconciliato, gioioso e sereno come sono, con l'intero mondo e quindi anche, prima di ogni altro, mia dilettissima Ulrica, con te"; e infine: "E ora addio, possa il Cielo donarti una morte soltanto a metà così gioiosa e indicibilmente serena come la mia: questo è l'augurio più affettuoso e più profondo che io possa concepire per te.

Da Stimming, presso Potsdam
il... la mattina della mia morte" [219].

Non si giunge a una morte volontaria così disperatamente, e trionfalmente, ricercata per sé e per un'*altra* persona *senza* una profonda incrinatura psicotica.

Libertà e destino nel suicidio

Ci sono filosofi che hanno drasticamente condannato il suicidio; e, fra questi, Platone e gli autori cristiani: Agostino e Tommaso d'Aquino emblematicamente. In particolare, nel *Fedone* platonico [310] e nella *Città di Dio* [2] agostiniana sono espresse le ragioni filosofiche e teologiche che inducono a condannare il suicidio: come azione che si sostituisce illecitamente all'azione divina. Nel pensiero di Platone, anche per coloro, come scrive Manara Valgimigli [383], "cui sia un bene morire anzi che vivere, si dichiara non esser lecito procurarsi da sé codesto bene, ma dover aspettare che ci sia procurato da altri, cioè dagli dèi". La condanna della morte volontaria è ancora più implacabile in Agostino che non riconosce differenze fra suicidio e omicidio; dicendo: "Se infatti non è assolutamente lecito uccidere un uomo, anche se pericoloso, sulla base di un potere personale, poiché nessuna legge lo consente, senza dubbio è omicida anche chi uccide se stesso, e il male del suicidio aumenta quanto più innocente è la causa che lo ha determinato" [2].

Dalla linea platonico-agostiniana si distacca, *non* nella condanna del suicidio ma nell'articolazione delle ragioni che lo fanno condannare, la linea di pensiero aristotelico-tomistica. Così, Aristotele afferma che [7] l'uomo appartiene alla patria, alla società e non ha il diritto di privarle, mediante il suicidio, della sua presenza e della sua attività; e questa tesi è ripresa da Tommaso d'Aquino che considera [376] il suicidio contrario alla inclinazione naturale dell'uomo, alla legge naturale e alla carità. Solo a Dio è affidato il diritto di decidere della vita e della morte dell'uomo.

I conflitti delle interpretazioni sul *senso* etico e filosofico del suicidio, sulla sua liceità o illiceità morale, sono poi continuati lungo il corso del pensiero moderno; oscillando fra la *condanna* radicale e assoluta in Immanuel Kant ("il suicidio rimane sempre un fatto mostruoso, e l'uomo per tal modo desta orrore" [208]), in Soeren Kierkegaard [211; 212] e in Arthur Schopenhauer [350], e la sua *legittimazione* etica in Giacomo Leopardi [239] e in Friedrich Nietzsche [295], ad esempio.

Cose straordinarie sono quelle che ha scritto Albert Camus [101] sulla significazione esistenziale del suicidio.

"C'è un solo problema filosofico veramente serio: quello del suicidio. Giudicare se la vita valga, o non valga, la pena di essere vissuta, è rispondere alla questione fondamentale della filosofia. Il resto, se il mondo abbia tre dimensioni, se lo spirito abbia nove o dodici categorie, viene dopo"; e ancora: "Non si è mai considerato il suicidio se non come fenomeno sociale. Al contrario, è in gioco (qui), per cominciare, il rapporto fra il pensiero individuale e il suicidio. Un gesto, come questo, si prepara nel silenzio del cuore: allo stesso modo di una grande opera. L'uomo stesso lo ignora, e una sera si spara o si annega".

Non intendo, in ogni caso, soffermarmi sugli aspetti filosofici del suicidio: di questo problema così radicato nelle realtà antinomiche della condizione umana (e della psichiatria); ma vorrei solo accennare alle considerazioni filosofiche, certo, ma soprattutto psicologiche e psicopatologiche che Karl Jaspers è venuto svolgendo.

In Karl Jaspers il problema del suicidio è delineato con la radicale chiarezza che contraddistingue il suo pensiero filosofico e anche quello psicopatologico. Dal suo discorso è possibile isolare alcune considerazioni essenziali ai fini di una più profonda comprensione della cosa.

"*Solamente* l'uomo, una volta che egli sa rendersi conto della morte, si trova dinanzi alla possibilità del suicidio. Egli non solo può consapevolmente mettere a repentaglio la sua vita ma può anche decidere se vuole o non vuole vivere. La morte rientra nella sfera della sua libertà"; ma il discorso jaspersiano *non* si ferma a queste riflessioni teoriche: affrontando il problema delle motivazioni e della natura del suicidio: "Chi da vicino ha preso parte direttamente al dramma di un suicidio, se è dotato di qualche senso di umanità ed è un po' inclinato a veder chiaro nelle cose dell'anima, troverà che nel fatto bisogna riconoscere che non c'è un motivo unico che possa da sé solo spiegare l'avvenimento. In fin dei conti rimane sempre un mistero"; e ancora: "La via più semplice e più comoda sembra che sia quella di attenersi all'ipotesi della malattia mentale. Infatti, si è andati avanti su questa via sino al punto da dichiarare malato di mente ogni suicida. Così viene a cessare il problema dei motivi che determinano il suicidio. Il problema del suicidio rimane sbrigativamente risolto essendo collocato al di fuori del mondo normale. Ma non è così" [200].

Rigoroso e tagliente, come il rasoio di Occam, il discorso di Karl Jaspers scompone, e dialettizza, il senso del suicidio "patologico".

"Il suicidio non è conseguenza della malattia mentale allo stesso modo che la febbre è la conseguenza dell'infezione. Certamente, il fattore biologico, affatto inesplicabile, della malattia, è penetrato nella vita. Ma il suicidio in alcuni malati, e non in tutti, nasce da situazioni e condizioni psichiche sorte sul terreno della malattia. Spesso, quel che spinge senz'altro al suicidio, è l'insopportabile stato di angoscia che ha luogo nella malinconia"; e infine: "L'origine prima e incondizionata del suicidio rimane un segreto della persona singola, e non si può rivelare agli altri. Quando i suicidi lasciano delle confessioni al riguardo, rimane sempre la questione se il suicida abbia veramente compreso se stesso" [200].

Si configurano, così, le linee del discorso senza fine [21] sulla libertà e sulla illibertà con cui il suicidio può essere realizzato: sulla sua autonomia (sulla sua indipendenza) da cause "patologiche" e sulla sua dipendenza da esse; e anche sulle complesse e non omogenee motivazioni con cui il suicidio si viene delineando nel contesto di un'esperienza psicotica: che non è solo quella depressiva ma anche quella schizofrenica: lo dimostra la storia della vita e della morte di Margherita.

Cose bellissime e strazianti, queste di Karl Jaspers, che lambiscono (senza svelarlo) il mistero del suicidio.

Il suicidio e il tempo

Quando, come in Margherita, l'avvenire si fa evanescente e labile, e il passato non è se non la ripetizione di una sofferenza senza fine, il suicidio diviene possibilità radicale. Ogni suicidio ha a che fare con il tempo [287]: si realizza in un tempo che ha perduta la speranza e nel tentativo disperato di togliere al futuro il suo segreto e la sua imprevedibilità. Nel suicidio il tempo e lo spazio si fondono, e precipitano, in una voragine senza fondo: come avviene nella vertigine del dolore del quale dice cose mirabili Simone Weil: "Un dolore fisico che giunge fino al limite estremo, privo di qualsiasi consolazione perché accompagnato da un completo sconforto morale, è la totalità del tempo e dello spazio che in pochi istanti entra nell'infinita estensione di un corpo, e lacera l'anima" [390].

La morte volontaria, come rifiuto (come impossibilità) dell'avvenire, come avvenire *già* consumato e decifrato, non è se non l'espressione ultima e radicale di una modificazione inarrestabile del tempo. Andando al di là di ogni definizione astratta (geometrica) del suicidio, e cogliendone la dimensione fenomenologica, nell'esistenza falciata dalla morte volontaria si intravede la nostalgia disperata di una patria perduta e desiderata [311].

(Ci sono molte citazioni in questo mio discorso; ma c'è qualcuno che non sia affascinato, come dice Walter Benjamin [40], dalla tentazione di affidare agli altri, alle citazioni *da* altri, le proprie illusioni e le proprie utopie?)

3. Il sogno e la vita

La straordinaria esperienza narrativa di Gérard de Nerval non può essere colta nella sua significazione *anche* creativa senza tenere presente quella che è stata la parabola della sua esistenza psicotica. La cosa più stupefacente, e quasi unica nel contesto delle scienze letterarie, è quella che, nel suo racconto più bello e affascinante, e cioè in *Aurelia* [292], le esperienze psicotiche si costituiscono come l'oggetto tematico della narrazione che sono nondimeno trasfigurate e rifunzionalizzate dall'invenzione poetica nervaliana.

Non ci sarebbe stata *Aurelia* se in Nerval non si fossero manifestate quelle inconfondibili esperienze psicotiche che, in particolare, la sua corrispondenza [290] dimostra. La contestualità cronologica fra l'andamento di una esperienza psicotica *e* le modificazioni nelle modalità di vivere, e di esprimersi, di una personalità creativa non può non fare ammettere, come ha scritto Karl Jaspers in uno dei suoi testi più originali e articolati fenomenologicamente [201], l'influenza della "malattia" (della forma di vita *psicotica*) sulla configurazione e sullo svolgimento dell'opera creativa. In testi come quelli di Friedrich Hölderlin e di Gérard de Nerval, di August Strindberg e di Georg Trakl, si coglie la presenza di qualcosa che ci colpisce traumaticamente: lasciandoci presagire la traccia graffiante e indelebile dell'assoluto [201] che riscatta ogni contingenza psicotica. Nel solco della corrispondenza nervaliana e di *Aurelia* vorrei indicare il senso del discorso psicotico e creativo di Gérard de Nerval.

La storia della malattia di Gérard de Nerval

Non mi è possibile ricostruire la vita di Gérard de Nerval nelle sue diverse articolazioni e nelle diverse accensioni, e riaccensioni, della sua malattia: la morte (la morte volontaria) è avvenuta il 26 gennaio 1855 a quarantasette anni. In ogni caso, la malattia (i vissuti psicotici che la costituiscono), e i modi di vivere le degenze che ci sono state in casa di cura (psichiatrica), si riflettono nelle lettere e in *Aurelia*. Di questo vorrei ora dire qualcosa.

In una lettera del dicembre 1853, inviata al padre, Nerval allude all'intenzione di ritrascrivere le esperienze fatte in casa di cura: quelle che formeranno, in realtà, il nucleo tematico di *Aurelia*. Così egli dice al padre: "Mi avvio a scrivere e ad annotare tutte le impressioni che la mia malattia ha destato in me. Non sarà uno studio inutile, questo, per la scienza e l'osservazione psicologica delle cose. Non mi sono mai riconosciuta una più grande facilità di analisi e di descrizione"; e in una lettera, indirizzata ancora al padre, del maggio 1854 egli dice: "Poi, ho un romanzo che già mi frulla nella testa e che finirò di scrivere quest'inverno"; e aggiunge: "Come vedi, riesco a ragionare un poco meglio del passato. Il fatto è che la malattia, e la malinconia che ne è stata la conseguenza, mi hanno spinto alla riflessione. Sento che ritorna in me la giovinezza sognando ciò che ancora posso fare. Sarai sbalordito di ciò che verrò scrivendo..." [290].

La crisi psicotica del 1841

I periodi di più lunga permanenza in casa di cura psichiatrica sono avvenuti nel 1841 (dal 21, o 23, febbraio al 16 marzo e dal 21 marzo al 21 novembre) e dal 27 agosto 1853 al 27 maggio 1854. L'ultima degenza si è estesa dal 6, o 8, agosto al 19 ottobre 1854.

La crisi psicotica del 1841 è testimoniata nella sua atroce sofferenza in una lettera del 9 novembre 1841 inviata a una signora, amica di Alexandre Dumas, e nel corso della quale Nerval scrive cose straordinarie e indelebili sul senso dilemmatico della follia.

"Mia cara signora, ho incontrato ieri Dumas che le scriverà oggi. Egli le dirà che ho recuperato ciò che si è convenuto di chiamare ragione; ma non creda a questo. Io sono sempre, e sono sempre stato, lo stesso, e mi stupisco solo che mi abbiano trovato *cambiato* durante alcuni giorni della primavera scorsa. L'illusione, il paradosso, la presunzione sono tutte cose nemiche del buon senso: del quale non ho mai mancato. In fondo, ho fatto un sogno molto piacevole: sono io stesso a chiedermi se questo sogno non sia stato più *vero* delle cose che oggi mi sembrano spiegabili e naturali. Ma, in questa casa di cura, ci sono medici e commissari che vegliano perché il campo della poesia non si estenda al di là dei confini imposti dalla vita pubblica, e allora non mi è stato consentito di uscire e di aggirarmi definitivamente fra le persone ragionevoli se non quando abbia formalmente ammesso di essere stato *malato*: cosa che è costata molto al mio amor proprio e alla mia sincerità." La lettera così continua in una tumultuosa rievocazione di avvenimenti segnati da un intreccio inestricabile di verosimiglianze e di inverosimiglianze (psicotiche), e immersi in una condizione di angoscia rabbrividente.

"Confessa! confessa! mi si gridava come si faceva un tempo con gli stregoni e con gli eretici, e alla fine ho deciso di lasciarmi classificare in una *malattia* definita dai medici, e chiamata indifferentemente dal dizionario medico come teomania o demonomania. Servendosi dei significati immanenti a queste due definizioni, la scienza si attribuisce il diritto di fare sparire, o di ridurre al silenzio, tutti i profeti e i veggenti predetti dall'Apocalisse; e io mi rallegravo di essere uno di questi" [290].

Al di là delle distinzioni impossibili fra la parte del reale e la parte dell'irreale, in questa lettera scritta da Nerval alcuni giorni prima della dimissione dalla casa di cura riemergono splendidamente l'affermazione delle ragioni della poesia e della fantasia nei confronti delle convenzioni e delle illusioni della vita quotidiana e, insieme, l'accettazione dolorosa e crudele di una definizione di "malattia" che a Nerval sembra inadeguata a cogliere il senso misterioso di ciò che accade nella sua vita interiore. In ogni caso, in questa lettera non posso non sentire le infinite risonanze di un discorso che rifletta sulla violenza dilagante, del passato e del presente, in qualsiasi istituzione manicomiale come non poteva non essere la casa di cura in cui Gérard de Nerval si trovava allora isolato.

Le crisi psicotiche del 1853 e del 1854

In alcune lettere inviate al padre e al medico curante Gérard de Nerval ridice le esperienze legate alla sua esistenza murata nell'istituzione psichiatrica.

Nella lettera del 21 ottobre 1853 egli scrive al padre: "Ci consentono di godere di un giardino e di un parco due volte al giorno. Sono in una condizione di ridicola sanità: benché sia costretto a saltare tutta la giornata, e a fare degli esercizi di ginnastica, per calmarmi un poco. Sono come un bambino: canto e rido a ogni istante; e questo stupisce un poco le persone che non sanno come questo abbia a che fare con le mie abitudini: almeno quando non sia inquieto e agitato. Vorrei vedere soprattutto te: molto spesso non canto e non rido se non per stordirmi e per non pensare agli assenti, che mi sono cari, e ai presenti che sono poveri diavoli più malati di me: convalescente. Confesserò che i medici, e questo non fa onore all'arte di Ippocrate, non capiscono come sia la vicinanza dei malati a rendere malati: nel caso, in particolare, delle malattie mentali o nervose"; e in un'altra lettera indirizzata, il 2 dicembre 1853, al padre Gérard de Nerval sembra nascondere i suoi sentimenti di inquietudine e di insofferenza nei confronti della permanenza in casa di cura scrivendo: "La tranquillità che si gode in questa casa mi incanta e mi riempie di buoni sentimenti. Sarebbe un paradiso se potessi avere una qualche libertà" [290].

Nelle lettere, che Nerval invia al medico curante (Emile Blanche), si coglie ancora di più questo atteggiamento di subalternità e di rassegnazione che non sembra del tutto sincero e che *non* si concilia con altre affermazioni espresse, in particolare, in *Aurelia*.

In ogni caso, in una lettera del 3 dicembre 1853 egli scrive al medico: "Posso rassegnarmi a ricevere di rado visite ma la presenza di mio padre eleverebbe la mia forza morale e mi darebbe l'energia di continuare il mio lavoro: che, io credo, non può se non essere utile e degno di onorare la casa di cura che lei dirige. Mi avvio a liberare la mia testa da tutte queste visioni che l'hanno così a lungo riempita. A queste fantasmagorie patologiche succederanno idee sane, e mi sarà possibile ripresentarmi al mondo come prova vivente delle sue cure e del suo talento. Lei mi ha guarito soprattutto moralmente, e ha rimesso in società uno scrittore che può ancora rendere dei servizi; ma lei ha, prima di ogni altra cosa, conquistato un amico e un ammiratore"; e nella lettera del 7 novembre 1854, quando la morte è ormai vicina, Nerval scrive ancora al medico: congratulandosi per la "legione d'onore" che egli aveva ottenuto, e dicendogli con un accenno di amara ironia: "Se non le ho scritto prima è solo perché avevo mantenuto nei suoi riguardi i pregiudizi di un malato che usciva dalla clinica: di un malato *sui generis*, voglio dire, e indubbiamente malato agli occhi della scienza" [290].

Nell'ultima lettera che Nerval invia a Emile Blanche, al medico che lo ha curato nel corso di lunghi anni, e scritta il 2 gennaio 1855, ogni contestazione si dissolve e si cancella ogni ironia.

"Mi permetta di scriverle e di inviarle i miei auguri più sinceri per la felicità sua e delle persone che ama. Nulla mi addolora di più del pensiero che lei possa avercela con me a causa dell'irritazione patologica che avevo manifestato quando sono uscito dalla casa di cura... Immagini solo come il desiderio di non abbandonare la mia carriera letteraria abbia fatto nascere in me una condizione di impazienza, e io spero solo che oggi lei sia felice pensando al fatto che, in ogni caso, io abbia visto giusto" [290].

Ogni passione spenta, qui Gérard de Nerval sembra precipitare in uno stato d'animo (in una *Stimmung*) di profonda depressione che si incrina di disperata nostalgia. Non c'è più traccia, e non c'è più memoria, delle dolorose esperienze che Nerval è venuto vivendo nel corso delle sue degenze in casa di cura e che sono testimoniate da alcuni brani indimenticabili di *Aurelia*. La parabola narrativa e la parabola esistenziale stanno agonizzando senza più speranza: qualche giorno dopo, il 24 gennaio (due giorni prima della morte volontaria), Nerval indirizza alla zia la sua ultima lettera che non è se non la prefigurazione atroce del suicidio imminente.

Le lettere di Gérard de Nerval non riflettono, dunque, le articolazioni tematiche delle sue esperienze psicotiche (che percorrono invece gli straordinari testi narrativi) ma testimoniano di una interiorità lacerata che si espone agli altri (agli sguardi e ai giudizi degli altri) con una stremata e indifesa arrendevolezza: con una umbratile e dolcissima sensibilità, e con una grazia indicibile.

In cammino verso la morte volontaria

Non solo in *Aurelia*, ma anche nelle lettere, ci sono accenni struggenti alla tentazione della morte volontaria. L'espressione anticipatrice di questo stato di cose si coglie in una delle lettere che Nerval ha inviato a Jenny Colon, l'attrice da lui amata e morta precocemente, simboleggiata (raffigurata) nella persona di Aurelia. Le lettere sembrano essere state scritte [290] nell'inverno fra il 1837 e il 1838 quando egli aveva trent'anni: (nasceva a Parigi il 22 maggio 1808). Il tema della morte si fa pensiero dominante nella quinta di queste lettere.

"Morire, Dio mio! Perché questa idea mi ritorna a ogni istante come se non ci fosse che la mia morte: che corrisponde alla felicità che mi è promessa. La Morte! questa parola non diffonde nulla di oscuro nel mio pensiero: essa mi appare coronata di rose pallide come alla fine di una festa. Ho sognato talora che essa mi attendesse sorridendo al capezzale di una donna adorata, non la sera, ma il mattino, dopo la felicità, dopo l'ebbrezza, e che essa mi dicesse: Andiamo, giovane amico, hai avuto la tua notte come altri il loro giorno! Ora, vieni a dormire, vieni a riposarti nelle mie braccia. Non sono bella ma sono buona e protettiva, e non dono il piacere ma la calma eterna!" [290].

Certo, non si sfugge alla sensazione di una qualche ridondanza ma non si può dimenticare come il tema della morte rappresenti il *Leitmotiv* del discorso narrativo e storico-vitale di Gérard de Nerval.

Ogni ombra di ridondanza e di leggerezza scompare nella lettera scritta alla zia due giorni prima della morte. Le parole si fanno essenziali e sono immerse in uno stato d'animo di risoluta determinazione.

"Mia buona e cara zia, dì a tuo figlio che lui non sa come tu sia la migliore delle madri e delle zie. Quando avrò trionfato di tutto, tu avrai il tuo posto nel mio Olimpo: come io ho il mio posto nella tua casa. Non attendermi questa sera perché la notte sarà nera e bianca" [290].

Con questa (ultima) lettera si sigilla un epistolario che non descrive eventi e fatti di una qualche significazione storica ma che si snoda in una sequenza di stati d'animo e di paesaggi interiori, di angosce e di sofferenze interiori, di speranze e di illusioni che si bruciano come fiamme di una candela. Il linguaggio delle lettere *non* ha la leggiadria meravigliosa dei racconti e [291] delle poesie; e nondimeno è segnato da una intensa commozione e da una indifesa espressività dei sentimenti che Nerval ha provato nel corso delle sue interminabili degenze in casa di cura. Non si possono comprendere fino in fondo, direi, alcuni dei racconti più sconvolgenti (e *Aurelia* in particolare) se non si meditano le lettere che Nerval ha scritto: queste e quelli si rincorrono rispecchiando, a volte, stati d'animo ed emozioni sostanzialmente affini: anche se con una diversa trasparenza tematica e una diversa partecipazione creativa. Certo, la *climax* psicotica si manifesta nella sua incandescenza riarsa e dolorosa, e nella sua stupefacente originalità, in *Aurelia*.

Il diario di una esperienza psicotica

Sull'orlo di abissi ghiacciati che si spalancano intorno avidi e disperati, in *Aurelia* [292] si alternano e si succedono sogni e visioni, ricordi e immaginazioni, vissuti deliranti e vissuti allucinatori: senza che sia facile, e forse possibile, distinguere l'una dall'altra ciascuna di queste esperienze. Al di là dei diversi modi e dei diversi contenuti, con cui il discorso narrativo si snoda, *Aurelia* è il diario straziante e luminoso di un'esperienza psicotica descritta e trasfigurata da una straordinaria fantasia creatrice. Non è possibile accostarsi a questo diario se non rinunciando a ogni glaciale considerazione critica e limitandosi a sfiorare con leggerezza (con grande leggerezza) alcuni temi essenziali del discorso narrativo di Gérard de Nerval. Si sconfina, qui, nell'area di una follia rivissuta fino in fondo nella sua angoscia e nelle sue antinomie dolorose: di una follia che non è solo subìta ma è anche trasformata e trascesa.

Le misteriose oscurità della follia, e le sue improvvise accensioni (le sue lacerazioni), sono adombrate una volta per tutte nelle parole con cui, già agli inizi di *Aurelia*, Nerval delinea splendidamente il senso ambiguo e lancinante della sua esperienza psicotica (schizofrenica, certo) alla quale rimandano le comuni e quotidiane *altre* forme di follia: nelle loro articolazioni formali e *non*, ovviamente, nelle loro scansioni tematiche che sono segnate dalla mirabile intelligenza creativa nervaliana.

"Sul loro esempio cercherò di trascrivere le impressioni d'una lunga malattia che si è integralmente svolta nei misteri del mio spirito; e proprio non so perché adopero questo termine 'malattia', dal momento che, per quanto mi concerne, mai mi sono sentito bene come allora. A volte, le mie forze e la mia attività mi sembravano raddoppiate; mi pareva di saper tutto, capire tutto; e l'immaginazione mi arrecava delizie infinite. Riacquistando quel che gli uomini chiamano ragione, dovrò forse rimpiangere d'averle perdute?..." [292].

La soggettività (l'io) di Nerval si confronta (qui) con l'esperienza psicotica, e con le modificazioni interiori che essa trascina con sé, con questi sentimenti di acuta nostalgia e di timore che la rinascita della ragione (della *raison*) abbia a inaridire l'immaginazione e a soffocare ogni slancio creativo. Nella memoria estenuata di Nerval la follia è vissuta come un'esperienza dolorosa ma (anche) significativa e ofelica nella sua dolcezza: privata di ogni elemento di aggressività e di distruttività.

In ogni caso, *Aurelia* non è solo il diario di una esperienza psicotica ritrascritta e rivissuta ma è anche l'espressione di una confrontazione continua e lacerante fra Nerval e la malattia nelle sue scompensazioni radicali e sconvolgenti. Sulla scia del discorso di Michel Jeanneret [203] non posso non sottolineare come nel racconto nervaliano si colga questa divaricazione dialettica fra il discorso *della* follia (il discorso imposto e trascinato dalla follia) e il discorso che Nerval fa *sulla* follia (il discorso che filtra e trasfigura l'esperienza della follia). L'aspetto costitutivo della scrittura di *Aurelia* è testimoniato, così, da questa duplice relazione [203] che il testo ha con la follia: da una parte, relazione mimetica (adesione, e sovrapposizione, contestuale alle manifestazioni psicotiche) e, dall'altra, relazione critica (distanziazione critica dalle esperienze psicotiche). Ne consegue ovviamente l'impossibilità di una semplice e immediata identificazione del discorso nervaliano con il discorso psicotico. La interconnessione, e la interscambiabilità, fra l'uno e l'altro discorso fanno di *Aurelia* una testimonianza inaudita di una contestuale esposizione alla follia e di una risoluta resistenza alla follia. Non si può non essere ogni volta trascinati da uno sbigottimento sconfinato nel constatare come le esperienze deliranti e allucinatorie si abbiano ad amalgamare con le esperienze non-psicotiche *senza* che si avvertano discontinuità espressive e stilistiche fra le une e le altre.

Il tempo del mio liceo sprofonda in grandi lontananze che mi sembrano inafferrabili e indistinte; ma non si sono mai annebbiate nel mio ricordo le pagine incantate di *Aurelia* che hanno continuato a vivere nella mia memoria nella loro palpitante e straziante luminosità. Solo molto più tardi, certo, l'archeologia del testo mi ha fatto riscoprire le sue diverse dimensioni costitutive: quelle psicotiche e quelle non-psicotiche; che, in ogni caso, solo artificialmente possono essere distinte e che tendono immediatamente a ricomporsi e a riunificarsi nella loro mirabile unità fantastica.

Il sogno trasfigura la realtà

Le bellissime immagini con cui si inizia *Aurelia* testimoniano dei significati misteriosi ed esistenziali che Gérard de Nerval attribuisce al sogno.

"Il Sogno è una seconda vita. Non ho potuto varcare le porte d'avorio o di corno che ci separano dal mondo invisibile senza rabbrividire. I primi istanti del sonno sono l'immagine della morte: un opaco torpore s'impossessa del nostro pensiero, né è possibile determinare l'istante preciso in cui l'io, sotto altra forma, continua l'opera dell'esistenza" [292].

All'intuizione di Nerval il sogno appare come una forma di vita radicalmente *altra* da quella della vita quotidiana e, cioè, come una *Vita nuova* che, alludendo alla morte, rimanda a quella che è la forma di esistenza psicotica. (Come ha scritto splendidamente G.E. Morselli [273]: "Gérard de Nerval, il poeta da cui trasse spunti lo stesso Baudelaire, nel descrivere le proprie esperienze di organizzazione autistico-delirante dell'io, in *Aurelia*, diceva che 'l'io continua la sua esistenza sotto un'altra forma'. Questa espressione non è solo un modo di dire, ma racchiude una profonda verità psicologica e umana".) Il sogno in Nerval *non* è un'esperienza isolata ma è un'esperienza che si intreccia con la vita reale lungo enigmatici sentieri che solo l'intuizione riesce ad afferrare e a decifrare nella loro fenomenologia e nelle loro vertiginose significazioni. La metamorfosi dell'io non è, del resto, se non l'espressione metaforica di un'esistenza che si fa psicotica.

Lo sconfinare del sogno nella vita reale è testimoniato da queste parole luminose con cui si inizia il terzo capitolo della prima parte di *Aurelia*: "Qui ebbe inizio per me quello che chiamerò il dilagare del sogno nella vita reale. A partire da quel momento, tutte le cose cominciarono ad assumere a volte un duplice aspetto, e senza che il ragionamento difettasse mai di logica, né alla memoria sfuggissero i più insignificanti particolari di quanto mi accadeva. Soltanto, le mie azioni, apparentemente insensate, obbedivano a quello che secondo la ragione umana si chiama illusione" [292].

(Come dice Albert Béguin, l'aerea e impalpabile scrittura nervaliana rispecchia in sé un'esperienza sconosciuta e indicibile che viene colta, e viene espressa, con una grazia disperata. "Mai un tale equilibrio della forma ha trionfato di una così furiosa massa di lava, e mai la leggerezza ha imprigionato in un cristallo così splendente una realtà pesante di tutto il destino degli uomini" [35].)

In ogni caso, non posso avviarmi alla comprensione delle strutture profonde di *Aurelia* (alla decifrazione del suo discorso enigmatico e luminoso) se non cercando di capire quali significati abbia il sogno nell'universo tematico nervaliano: immergersi nei regni interiori del sogno significa realizzare l'idea di una vertiginosa discesa agli inferi [35]; e in questo senso il sognare e il delirare dilatano gli orizzonti della conoscenza: della conoscenza delle realtà e della irrealtà nelle loro implicazioni reciproche.

Ma non è possibile analizzare, e descrivere fino in fondo, le archeologie infinite del sogno e del sognare in *Aurelia* senza richiamarsi al discorso affascinante e insondabile di Jean Richer [317] sul significato che hanno queste porte di avorio e di corno con cui il racconto nervaliano misteriosamente e ambiguamente si inizia. Fondandosi sulle analogie fonetiche fra ελέφας (avorio) ed ελεφαίρομαι (ingannare con le apparenze), da una parte, e κέρας (corno) e κραίνειν (realizzare), dall'altra, Jean Richer delinea una interpretazione acuta e labirintica delle parole nervaliane: i sogni semplici e senza valore (*rêves*) non trascinano con sé se non immagini ingannevoli (le porte di avorio); mentre i grandi sogni (*songes* nel loro alone semantico indefinito) si accompagnano a percezioni uditive (a cui corrispondono le porte di corno). Queste parole misteriose e stregate (queste porte di avorio o di corno che si aprono sul mondo delle cose invisibili), con cui *Aurelia* si inizia, impostano immediatamente il discorso nervaliano sulla linea di una leggerezza stupefacente e di una grazia raffinata: le esperienze allucinatorie sono adombrate nell'allusività stremata e flebile del corno (dei suoni che nascono all'interno dell'io) e nella labilità inconsistente e camaleontica delle apparenze: del gioco futile delle immagini illusorie e ingannevoli che si sovrappongono al reale e che sono tematizzate dalla metafora dell'avorio. Cose inquietanti e al limite della comprensione razionale: ma l'intuizione radente e colta di Gérard de Nerval trascende ogni banalità e dilata vertiginosamente l'area delle associazioni e delle simbologie.

Sogno e rêverie in Aurelia

Il sogno risucchia, e richiama in sé, le realtà che si trasformano nelle loro strutture: certo; ma le cose non si esauriscono in questo. Il sogno è ovviamente tematizzato dalle *immagini* del sogno: nella concezione nervaliana queste immagini confluiscono in un'esistenza *altra* dalla nostra: riempita di fascinazione e di angoscia, e sottratta alla corrosione e alla decadenza. In *Aurelia* si assiste, del resto, a un alternarsi tumultuoso di stati di *rêverie* (di fantasticheria), di ricordi nostalgicamente rievocati, di sogni alimentati dalle letture, di sogni generati dal sonno (*rêves*) e di sogni immaginari (*songes*); e il passaggio dalla condizione di *rêverie* al sogno avviene senza che si conosca quando il sonno sia realmente incominciato.

Nel sogno, come nel delirio, Nerval intravede una modalità (una forma) di conoscenza non solo della propria realtà personale ma anche delle realtà ultime e invisibili [35]. Sulla scia di questo discorso mi sembrano molto belle e suggestive le osservazioni di Albert Béguin [34]: "L'universo dei sogni in *Aurelia* è sostanziato di simboli che provengono da strati molto diversi: immagini della propria vita, miti e poemi di tutti i tempi che si sono radicati nella sua esistenza, e che (insieme) formano una specie di mondo sottomarino molto vicino alla superficie e immediatamente affiorabili a ogni richiamo"; e ancora: "Come in Jean-Paul e in Hugo il sentimento delle esperienze originarie si associa a quello dell'infanzia perduta e a quello della visione angosciata di un caos nel quale tutte le cose sono immerse nel loro nascere, nel loro continuo fondersi e nel loro incessante con-fondersi".

Al di là dei contenuti (delle aggregazioni tematiche) del sogno e della *rêverie*, sogno e vita sono immaginati da Nerval come due mondi fra i quali si dibatte, ed è sospesa, l'esistenza umana: risucchiata e richiamata contemporaneamente dall'uno e dall'altro mondo. Quando Nerval sprofonda nel vortice dei sogni e delle visioni, che non sempre [315] egli distingue e separa, coglie in sé (acuto) il rimpianto della sua esistenza concreta e terrestre ma, rientrato in essa, è divorato da una disperata malinconia per essersi lasciato sfuggire il paradiso intravisto e fantasticato [35].

Il mondo del sogno e quello della vita, il mondo dell'oscurità e quello della chiarità, il mondo dell'ombra e quello della luce, si configurano come realtà a volte distinte e a volte sconfinanti l'una nell'altra. Certo, le ore del giorno allontanano Nerval dalle persone che ama; mentre nelle ore della notte, che è l'area dell'esistenza nella quale si realizzano gli ideali e le speranze essenziali, egli può finalmente rivedere familiari e amici sigillati da un'esistenza che si è fatta esterna. Le parole di *Aurelia* rispecchiano queste esperienze così enigmatiche e così ineffabili nella loro cifrata significazione: "Non più morte, non più tristezza, non più inquietudine. Coloro che amavo, parenti e amici, mi davano segni sicuri della loro esistenza eterna ed ero separato da loro solo dalle ore diurne. Attendevo quelle della notte in preda a una dolce malinconia" [292]. Il sogno, ancora una volta, nella sua antitesi radicale alle banalità quotidiane: alle illusioni e alle ombre del giorno infinitamente più atroci e insopportabili che non quelle della notte: del luogo dal quale rinascono i sogni.

Come dice in pagine affascinanti Marcel Raymond [315], non è facile distinguere in *Aurelia* il sogno (il sognare nel sonno) e la *rêverie* dall'esperienza delirante e da quella che Nerval chiama "riflessione": la coscienza critica, cioè, nei riguardi di ogni esperienza è vissuta come estranea all'io. In ogni caso, nel racconto nervaliano il discorso avanza, agonizzando, in una interrogazione senza fine e senza risposte sui confini del sogno e su quelli del reale che si intrecciano, e si confondono, vertiginosamente. La cifra enigmatica e decisiva di *Aurelia* (la parabola cifrata che ne indica, e ne nasconde, lo svolgimento) si riassume, allora, in questa effimera e inutile ricerca: stabilire dove sia il sogno e dove sia il reale, e constatare quando un evento abbia luogo nel mondo del sogno e quando nel mondo del reale e nel mondo del delirio che si influenzano reciprocamente e che sconfinano l'uno nell'altro. (Il discorso fenomenologico sul sogno e sul sognare non può non utilizzare categorie ermeneutiche diverse da quelle (rivoluzionarie) di Sigmund Freud [139].) Le ali vibranti dell'immaginazione nervaliana, al di là della loro fragilità e della loro inconsistenza formale, travolgono e dissolvono gli schermi che nella vita di ogni giorno separano il reale dal sogno, la luce dall'ombra, le illusioni dal delirio.

Ovviamente, solo sulla scia del conoscere intuitivo (dell'intuizione radicale) è possibile cogliere il *senso* del discorso nervaliano su queste cose enigmatiche e nondimeno possibili.

Le strutture psicotiche del testo

Ci sono evidenti strutture psicotiche nel tessuto narrativo di *Aurelia* (linee tematiche che rimandano a quella che è un'esperienza schizofrenica: la più sconvolgente e la più insidiosa delle psicosi); anche se esse sono inserite in un contesto discorsivo unitario che le riassorbe e le inserisce in una comune metamorfosi esistenziale.

La prima parte di *Aurelia* si conclude con l'allucinata rappresentazione di immagini che hanno un'inaudita violenza espressiva e che testimoniano della presenza ghiacciata e fremente dell'angoscia: di una sua raccapricciante metafora nella quale rinascono (inorridite) le esperienze psicotiche e non solo quelle di Nerval.

"Le ombre irritate fuggivano gettando grida e tracciando nell'aria cerchi infausti, come uccelli all'approssimarsi d'una bufera" [292].

Alla crisi psicotica, e alla conseguente lunga degenza in casa di cura fra il 1853 e il 1854, si richiamano alcuni brani narrativi di impressionante significazione psicologica e umana: nei quali, ancora una volta, elementi realistici ed elementi fantastici sembrano intrecciarsi. "Entrai in un negozio a comprare un sigaro, e quando uscii la folla era così compatta che rischiai di rimaner soffocato. Tre amici mi liberarono garantendo di me, mentre uno di loro andava a prendere una carrozza. Fui subito condotto all'Ospice de la Charité. Durante la notte il delirio aumentò, soprattutto verso il mattino, quando mi accorsi che ero legato. Riuscii a sbarazzarmi della camicia di forza e passeggiai per le sale"; e ancora: "Camminavo a grandi passi, discorrendo con animazione dell'ignoranza di coloro che credevano di poter risanare con la sola scienza, e veduto sulla tavola un flacone d'etere lo ingerii tutto d'un fiato. Un assistente, il cui volto mi ricordava quello degli Angeli, volle trattenermi, ma la forza nervosa mi sosteneva, e pronto a rovesciarlo al suolo mi fermai dicendogli che non capiva quale fosse la mia missione. Accorsero allora dei medici, ma io continuai i miei discorsi sull'impotenza della loro arte. Scesi poi le scale, benché scalzo, e arrivato a un'aiuola vi entrai e colsi fiori passeggiando sull'erba" [292].

La disperazione e l'angoscia si accompagnano (qui) a una radicale contestazione dei metodi di cura di una psichiatria che intenda fare-terapia con la sola scienza: al di fuori di quella umana (dialogica) partecipazione al dolore e alla sofferenza morale che Nerval considera (profeticamente) come necessaria in ogni situazione psicotica. L'immagine (la rappresentazione) dei fiori, che egli raccoglie passeggiando, cambia poi ogni rigida prospettiva clinica e immerge il discorso, e le cose, in un'atmosfera dolcemente e atrocemente lirica. Non riesco a leggere (a ri-leggere) pagine come queste senza riandare alla ricerca di un tempo perduto che si ferma, ora, improvvisamente sulla scia di immagini che mi fanno rivedere, nelle interminabili stanze dell'ospedale psichiatrico di Novara, malate (pazienti) nelle condizioni terribili che descrive Nerval e nella dolcezza stremata dei sentimenti che egli mirabilmente rivive e riesprime.

Il sole nero

L'esperienza psicopatologica definita come stato d'animo delirante, e sconfinante in quella di fine del mondo, si osserva in alcuni luoghi emblematici di *Aurelia*. Nello stato d'animo delirante (certo) si è immersi in una situazione climatica (atmosferica) che allude, e rimanda, al delirio ma *non* è ancora delirio; e che si delinea, luminosa e straziante nella sua fenomenologia, sia nel testo nervaliano sia nel discorso della psichiatria clinica: trapassando nell'esperienza di fine del mondo. Le cose, che scrive Nerval su questi temi, hanno una straordinaria significazione lirica e contestualmente clinica (descrittiva): "Le stelle brillavano nel firmamento. A un tratto mi sembrò che tutte insieme si fossero spente come i ceri che avevo visto in chiesa. Credetti che le età fossero ormai compiute, e giunta la fine del mondo annunciata nell'Apocalisse di san Giovanni"; e l'esperienza del sole che si spegne sigilla questa indicibile fine del mondo: "Mi pareva di vedere un sole nero nel cielo deserto, e un globo rosso di sangue al di sopra delle Tuileries. 'La notte eterna comincia, – mi dissi, – e sarà terribile. Che accadrà mai quando gli uomini s'accorgeranno che il sole non c'è più?' Tornai per rue Saint-Honoré, commiserando i passanti attardati in cui mi imbattevo" [292].

Queste esperienze, che sono terrificanti esperienze schizofreniche e che testimoniano della dissoluzione (della metamorfosi) del mondo e dell'io, sono vissute e sono descritte da Nerval con questa sfavillante leggerezza di scrittura.

Nel testo nervaliano *non* si osservano questi soli fenomeni psicopatologici ma si constatano *anche* quelle che in psichiatria clinica sono chiamate percezioni deliranti. Non vorrei (certo) inaridire il mio discorso nel solco del linguaggio così freddo e svuotato di senso di *alcune* psichiatrie: come dice Kurt Schneider [344] il linguaggio della psichiatria non può mai allontanarsi dal linguaggio della vita quotidiana. Alcune categorie cliniche sono nondimeno necessarie: quella di percezione delirante, ad esempio, con la quale si intende contrassegnare il fatto che a *una* percezione del tutto ovvia e banale si sovrappone, e si incolla, fulmineamente una significazione immotivata ed estranea (un'abnorme coscienza di significato come la definisce [202] Karl Jaspers): portatrice di un messaggio enigmatico e annunciatrice di morte. Alla percezione del numero di un'abitazione si accompagna in Nerval un'improvvisa e sconvolgente sequenza di significanti ambigui e inquietanti: deliranti. "Una sera, verso mezzanotte, risalivo il quartiere dove abitavo, quando alzando per caso gli occhi notai il numero d'una casa illuminata da un lampione. Era il numero dei miei anni. E subito, riabbassando lo sguardo, mi vidi dinanzi una donna, livida in volto, con gli occhi infossati, che mi pareva avesse i lineamenti d'Aurelia. 'È la *sua morte*, – mi dissi –, o la mia, che mi viene annunciata!' Ma, chissà perché, mi fermai alla seconda supposizione, sicuro che sarebbe stato l'indomani a quella stessa ora" [292]. Queste percezioni (deliranti) sono espressione di una forma di vita schizofrenica.

Il delirio come forma di conoscenza

Certo [203], in *Aurelia* riemergono con radicale evidenza l'inquietante estraneità *della* follia e, insieme, la riflessione critica *sulla* follia: costituendosi una forma di esistenza dotata di *senso*. Ovviamente, nei confronti di un testo come questo, rinascono le dicotomie (conflittuali) fra il delirio come conoscenza *altra* dalla nostra (come epifania di un senso altrimenti inafferrabile) e il delirio come *décadence* (come esperienza anarchica e destituita di senso), fra la follia come esperienza che trascina alla trasfigurazione creativa e alla metamorfosi conoscitiva [81] del reale e la follia come esperienza che non può se non essere rifiutata e svuotata di ogni significazione. In ogni caso, al di là di ogni conflittualità interpretativa, nel diario infinito di *Aurelia* si colgono la rivelazione e la trionfalizzazione di un'esperienza lirica inarrestabile e sfolgorante che unifica, e trascende ricapitolandole, l'esperienza psicotica e quella non-psicotica: l'esperienza (involontaria) che è im-posta dalla malattia e quella (volontaria) che sgorga dalla soggettività e dalla interiorità di Nerval. La luce radente della metamorfosi psicotica dell'esistenza fa nascere, e ridesta, in Nerval esperienze che non sono altrimenti conoscibili; ma la sua fantasia creatrice, miracolosamente intatta in ogni sequenza psicotica, brucia e dissolve ogni elemento psicotico contingente (sovrastrutturale) e trascina i vissuti deliranti e allucinatori nel fiume dell'esistenza e dell'emozione poetica.

Sembra davvero che Nerval conosca l'al di qua e l'al di là della follia e che egli scriva (agisca) come attore di una tragedia incandescente e crudele ma *anche* come spettatore (come critico) della tragedia che si svolge davanti a lui. Anche se di questi conflitti non ci sono tracce evidenti nel fluire tumultuoso e omogeneizzante di uno stile che non presenta discontinuità espressive e che manifesta una stupefacente continuità tematica e formale del discorso.

Non si può non cogliere in Nerval la disperata volontà di sondare il delirio, di togliere al delirio i suoi segreti e di trasformarlo in esperienza significativa e positiva: in esperienza, cioè, che *non* si confronti, lacerandola, con l'*altra* realtà (con la realtà della vita quotidiana) ma che si armonizzi, e si amalgami, con questa. Certo, *Aurelia* non è (solo) il diario di un susseguirsi di esperienze psicotiche: in essa si slitta dalla veglia al sonno, dal reale al sogno, dall'immaginazione alla cruda riflessione sul senso della vita: si entra, e si esce, in ciascuna di queste forme di esperienza senza barriere impermeabili e senza *tranches* rigidamente delineate ma nella leggerezza e nella continuità ininterrotta di un discorso che scavalca il sogno e la veglia, il reale e l'irreale, il fantasmatico e l'oggettuale. Ogni esperienza è immersa nel vortice inesauribile della rigenerazione lirica e fantastica: anche se questo discorso non può fare a meno del discorso sul sogno e sulle sue infinite metamorfosi.

Come ha affermato a suo tempo [202] Karl Jaspers, ci sono testi letterari e narrativi che ci consentono di cogliere il *senso* ultimo della follia meglio, e più radicalmente, di qualsiasi arido testo di psichiatria: *Aurelia* è fra questi.

Gli inni misteriosi uditi in un'altra esistenza

Le allucinazioni dilagano in *Aurelia* con una fenomenologia sovrapponibile a quella clinica. Ci sono allucinazioni uditive (inni misteriosi uditi in un'altra esistenza) e ci sono allucinazioni visive che trasformano i volti e le figure delle persone: nel contesto di un discorso che non si frantuma mai e mantiene una sua continuità tematica. Ci sono poi brani in cui il sogno e la *rêverie*, l'immaginazione creativa e l'allucinazione visiva, si alternano e si mescolano insieme: nel gorgo di una vertiginosa spinta alla metamorfosi delle realtà cosali e personali; nelle quali confluiscono *anche* lontani ricordi e schegge di una mitologia liricamente trasfigurata.

Ad esempio: "Trovatomi solo, mi alzai a fatica e ripresi il cammino in direzione della stella, senza distogliere un istante lo sguardo da essa. Camminando, cantavo un inno misterioso che mi pareva di ricordare come se l'avessi udito in un'altra esistenza, e che mi colmava di ineffabile gioia. Mi andavo intanto spogliando dei miei abiti terreni e li disperdevo d'intorno. La strada pareva continuasse a salire e la stella a ingrandirsi. Finché rimasi con le braccia tese, attendendo il momento in cui l'anima magneticamente attirata nel raggio della stella si sarebbe separata dal corpo" [292].

Le esperienze allucinatorie vengono trascinate nel flusso inarrestabile e prodigioso di un discorso che toglie a esse ogni connotazione patologica: perduta e riscattata dalla grazia e dalle accensioni incandescenti dell'ispirazione.

Lo sdoppiamento dell'io

Nel contesto delle immaginazioni deliranti e delle esperienze allucinatorie si delineano in *Aurelia* esperienze di perdita della libertà e dell'autonomia dell'io. I confini fra l'io e il mondo, fra l'interno e l'esterno, si confondono e si annullano in un'osmosi permanente; e l'io si perde nel mondo e il mondo dilaga nell'io. L'esperienza ugualmente paradigmatica di un disturbo psicotico della coscienza dell'io [405] è quella della dissociazione (dello sdoppiamento) dell'io che smarrisce la sua unità e la sua identità: la continuità storica del suo fluire *nel* tempo. Non si ha a che fare solo con una semplice dissoluzione dell'io [344] ma anche con una sua ricostituzione (con una sua rigenerazione): dalle braci di un io lacerato e frantumato rinasce un io diverso che continua con *altra* forma l'opera dell'esistenza. Il tema dello sdoppiamento dell'io è rappresentato da Nerval con la sua inconfondibile articolazione di discorso mimetica e critica: con il suo identificarsi con il vissuto psicotico e con il suo distanziarsi (con il suo allontanarsi). Ovviamente, lo sfondo emozionale di ciascuna di queste esperienze è contrassegnato dalla presenza ambigua e lancinante dell'angoscia che scende, fiammeggiante e inarrestabile, lungo l'intero paesaggio di *Aurelia*: anche se è un'angoscia altalenante nelle sue accensioni e nelle sue remissioni.

Il fenomeno della scissione (della dissociazione, e dello sdoppiamento, dell'io) è considerato da Eugen Bleuler come elemento costitutivo e fondamentale [66] di ogni *Lebenswelt* schizofrenica.

Questa ne è una testimonianza emblematica nella sua evidenza clinica e psicologica, e nella sua emozionalità lirica. "Ma qual era mai l'essenza di quello Spirito che era me ed era fuori di me? Era il *doppio* di cui parlano le leggende, oppure il fratello mistico, *ferver*, come lo chiamano gli orientali? Non mi era forse nota la storia di quel cavaliere che per tutta una notte in una foresta dové combattere contro uno sconosciuto che era se stesso? Comunque, io credo che l'immaginazione umana non abbia inventato nulla che non sia vero, in questo mondo o negli altri, né potevo dubitare di quanto avevo *veduto* così distintamente" [292]. Analogie vicine e lontane, sovrapposizioni allusive e immediate, legano insieme esperienze psicotiche di questa natura a quelle che cogliamo nei modi di essere di ogni comune esistenza psicotica (schizofrenica). Certo, il travaglio creativo di Gérard de Nerval trascende ogni riduttiva connotazione clinica ma le strutture del suo discorso soccorrono, in ogni caso, alla comprensione e all'interpretazione più profonda del senso enigmatico e smarrito della *déraison* (psicotica) che è un'*altra* forma di ragione [215]. La parabola lirica e narrativa di *Aurelia*, nutrita di questa angoscia e di questa disperazione lacerante che è in ogni esperienza psicotica, testimonia ancora una volta degli abissi di sofferenza e di fragilità umana e psicologica in cui si precipita quando si è travolti dai venti inafferrabili del destino.

Il mio discorso su Nerval sta per finire: solo qualche altra (breve) considerazione sul suo modo di vivere la presenza umana degli altri-da-sé.

La grande speranza

L'umanità e la sensibilità di Nerval si rivelano mirabilmente nella parte conclusiva di *Aurelia*: quando egli prende parte al destino e alla sofferenza di un altro paziente che è con lui in casa di cura e che egli assiste come se fosse [38] il suo psicoterapeuta.

Così egli definisce questo paziente e le impressioni che questo desta in lui. "Era incapace di parlare e di vedere. Lo spettacolo mi fece molta impressione. Abbandonato fino allora al circolo monotono delle mie sensazioni o delle mie sofferenze mentali, mi imbattevo in un essere indefinibile, taciturno e paziente, seduto come una sfinge alle estreme soglie dell'esistenza. Per la sua sventura, per il suo abbandono, presi a volergli bene, e quella simpatia, quella commiserazione mi risollevarono. Situato così fra la morte e la vita, egli mi appariva come un interprete sublime, come un confessore predestinato a udire quei segreti dell'anima che la parola non avrebbe osato trasmettere, o sarebbe stata incapace di esprimere"; e ancora: "Trascorrevo ore intere ad esaminarmi mentalmente, con la testa china sulla sua e le sue mani nelle mie. Mi sembrava che una specie di magnetismo unisse i nostri due spiriti, e la prima volta che una parola uscì dalla sua bocca andai in estasi. Nessuno voleva crederci, e io attribuivo alla mia fervida volontà quell'inizio di guarigione" [292]. Le parole di Nerval, che intravede la sua malattia nello specchio della malattia dell'altro-da-sé, hanno una indefinita delicatezza che trascende, direi, ogni patologia.

Sono molto belle le cose che, a proposito di questo episodio, ha scritto Georges Poulet: "Per la prima volta nell'universo di Nerval appare un essere vivo, un essere che non appartiene a questo universo. Nerval descrive se stesso che passa lunghe ore a riflettere, con la testa china sul compagno di cui tiene la mano come nel magico girotondo, dalla mano di Nerval a quella del suo fratello di sofferenza passa una corrente magnetica; ma questa volta la corrente passa da un vivo all'altro, instaura un rapporto con una realtà fraterna. Da questo momento una grande speranza si impossessa di Nerval" [314].

Il cerchio (il circolo) di questa meravigliosa e atroce avventura, che Nerval ha rivissuto e ha ridescritto nelle sue voragini di angoscia e di sofferenza, si chiude con l'immagine dolcissima di una solidarietà umana recuperata e sigillata dal gesto e dal silenzio. Certo, non mi sembra possibile negare che in *Aurelia* la presenza psicotica sia ineliminabile dal suo discorso; e questo non solo per le strutture psicotiche del testo ma anche per questa inimitabile atmosfera, radicalmente *altra* dalla nostra, di estraneità e di inquietudine stupefatta che si coglie inafferrabile e concreta lungo le pagine del racconto che è sostanziato dai frammenti trasfigurati di una storia vissuta.

Non so cosa dire: dall'infinita rilettura di *Aurelia*, dalla bellezza struggente del racconto e dalla sofferenza che si intravede nello sfondo di ogni pagina, esco ogni volta con il senso indicibile di qualcosa di sfolgorante e di straziante che mi colpisce al cuore.

La fine

La storia della vita (l'amore per l'attrice Jenny Colon che è adombrata nella figura di Aurelia e che si trasforma nel corso del racconto [35] in altre figure femminili) e la storia della malattia sono solo apparentemente disgiunte: in realtà, storia della vita e storia clinica formano una singolare aggregazione narrativa alla quale non è, ovviamente, estranea l'esperienza psicotica: senza di essa *Aurelia* non sarebbe stata scritta. Questo non significa che nel racconto *non* si colgano, e *non* si possano fare riemergere, le diverse stratificazioni tematiche (le diverse genealogie) che definiscono il testo nervaliano nella sua infinita archeologia; ma queste diverse stratificazioni (questi sogni e queste illusioni, queste immaginazioni deliranti e queste allucinazioni) non sono slegate e non sono artificialmente sovrapposte le une alle altre. L'esperienza lirica, alimentata e nondimeno disancorata da quella psicotica, nel suo oscillare fra il desiderio della vita e la nostalgia della morte fonde insieme, e coagula, queste molteplici esperienze in un palinsesto di radicale unitarietà. Ne nasce una parabola esistenziale e creativa che, scavalcando mitologie letterarie apparentemente e labilmente trionfanti, si confronta con gli enigmi inquietanti e assoluti della condizione umana: al di là di ogni distinzione fra *Lebenswelt* psicotica e non-psicotica. Non ci sono parole adeguate, direi, per definire la leggerezza e la profondità di una scrittura che lascia segni graffianti nella memoria e ridice la fragilità e la sensibilità, l'originalità e la trasparenza della follia (dell'esperienza psicotica).

4. Il linguaggio schizofrenico nei testi di Antonin Artaud

Al di là di ogni discorso teorico sulle correlazioni fra esperienza psicotica e significato estetico di un testo, o di un'opera artistica, vorrei solo rifarmi a qualche considerazione di Jakob Wyrsch che si è confrontato [405; 406; 408] con questi problemi. Fra l'altro, egli ha sostenuto che [406; 408] il valore estetico e scientifico di un testo, o di una invenzione, sia indipendente dalle condizioni psico(pato)logiche degli autori. Non solo: egli ha anche affermato che un'esperienza psicotica possa sospingere in avanti, o accelerare, l'opera creativa: magari tematizzandola nel senso dell'informale e del manieristico, del demoniaco e dell'enigmatico, ma talora nel senso del geniale e dell'incomparabile. Non insisto su queste aree tematiche, del resto affascinanti [38; 82; 201; 274; 275], anche se sto per svolgere un discorso sugli aspetti psicopatologici e clinici dell'esistenza di Antonin Artaud: mi interessa, infatti, *non* analizzare il tema delle correlazioni fra arte e psicopatologia ma quello, più semplice e immediato, dei *modi* con cui esperienze psicotiche (schizofreniche) siano state vissute da un autore dell'intelligenza creativa e dell'originalità estetica di questo grande scrittore francese; e (anche) dei *modi* con cui nei suoi testi si abbiano a constatare strutture psicotiche: quelle, in particolare, che modificano il linguaggio nelle sue diverse dimensioni formali e contenutistiche. (Antonin Artaud è stato anche attore di teatro e attore di cinema: interpretando, fra l'altro, la parte del monaco Massieu [289] nello splendido film (1928), di una incandescente e agghiacciante geometria delle passioni, sulla passione di Giovanna d'Arco di Carl Theodor Dreyer.)

La storia clinica

La sintomatologia psicotica in Antonin Artaud non può non essere collegata, nella sua insorgenza, con la degenza nella casa di cura [289] di La Rouguière (vicina a Marsiglia) che è avvenuta nel 1915: a diciannove anni. Nella lettera da Rodez del 9 ottobre 1945 Artaud attribuisce il fatto a un'aggressione: "sono stato colpito da una coltellata nella schiena, da due lenoni, nel corso Devilliers a Marsiglia, davanti alla chiesa dei Réformés. Avevo diciannove anni" [10]. La cosa sembra rientrare, dice Gaston Ferdière che ha avuto in cura Artaud a Rodez, nell'area dei "falsi ricordi": dei "falsi riconoscimenti" [119] nel senso della psichiatria clinica.

Le degenze in ambiente psichiatrico si ripetono nella vita di Artaud: nel 1920 egli è accolto nella casa di cura di Villejuifs, a Marsiglia, dove è curato da Edouard Toulouse: di lui, psichiatra a suo tempo famoso, scrive [111] la moglie: "Mio marito ha subito capito di avere davanti a sé una persona eccezionale del valore di un Baudelaire, di un Nerval o di un Nietzsche. Me ne ha parlato, a casa, il giorno stesso in cui lo ha incontrato"; dicendo: "Quest'uomo, mi disse, è su di una corda tesa e rischia di cadere giù nonostante il suo genio. Riusciremo mai ad impedirlo?".

L'incrinatura psicotica si delinea, del resto, nel contesto delle lettere indirizzate da Artaud a Jacques Rivière fra il 1923 e il 1925. Nella lettera del 5 giugno 1923 egli scrive: "Soffro di una spaventosa malattia dello spirito. Il mio essere mi abbandona a tutti i gradi. Dal fatto semplice del pensiero fino al fatto esterno della sua materializzazione nelle parole"; e nella lettera del 29 gennaio 1924: "Dunque c'è qualcosa che distrugge il mio pensiero; un qualcosa che non mi impedisce di essere ciò che potrei essere, ma che mi lascia, se posso dire, in sospeso. Un qualcosa di furtivo che mi toglie le parole *che ho trovato*, che fa diminuire la mia tensione mentale, che distrugge man mano nella sua sostanza la massa del mio pensiero, che mi toglie perfino il ricordo dei giri di frase con cui ci si esprime e che traducono con esattezza le modulazioni più inseparabili, più localizzate, più esistenti del pensiero" [8].

Negli anni successivi non sembrano esserci state altre scompensazioni psicotiche fino a quando, nel 1937, nel corso di un viaggio-pellegrinaggio [289], che egli fa in Irlanda, si manifestano in Artaud disturbi psicopatologici: viene ricondotto in Francia e, per sei anni, sprofonda nel deserto terrificante delle istituzioni manicomiali. Solo nel 1943 egli è accolto da Gaston Ferdière nella casa di cura di Rodez dove trova un ambiente più umano. Come scrive Carlo Pasi [302]: "Al manicomio di Rodez Artaud arriva dunque nel febbraio 1943, dopo sei anni di cupe erranze nel segno della follia – ospedali psichiatrici di Le Havre, Sotteville-lès-Rouen, Sainte-Anne, Ville-Evrard, Chézal-Benoît –, strappi e strazi fisici-mentali che finiscono per coincidere con la convulsione generalizzata dell'ultimo conflitto mondiale". Nel marzo 1946, infine, Artaud si trasferisce nella casa di cura di Ivry-sur-Seine, a Parigi, dove muore il 4 marzo 1948.

Fondandosi sulle sue osservazioni e sull'evoluzione clinica, Gaston Ferdière ha diagnosticato in Artaud la presenza di una radicale esperienza psicotica.

(Come dice ancora Carlo Pasi [302]: "Era stato l'amico Robert Desnos a interessare il dottor Gaston Ferdière che negli anni Trenta aveva avuto contatti con i surrealisti, al caso Artaud. Presane a cuore la difficile situazione, Ferdière aveva accettato di ospitarlo a Rodez in condizioni più umane e favorevoli, al di là delle linee di occupazione tedesca, suggerendo anche il modo per pervenirvi. Se in seguito i loro rapporti si alterarono non si può comunque trascurare il valore positivo iniziale di tale gesto di accoglienza".)

Le cose, che Ferdière dice di Artaud (la diagnosi che ne fa), sono espresse nel linguaggio della psichiatria del tempo ma hanno una incontestabile significazione clinica e diagnostica. "Nel contesto di una riunione scientifica mi chiederei, forse, quale possa essere la natura del delirio che ho constatato in Artaud: delirio paranoicale, paranoide o parafrenico?; e mi chiederei anche se sia possibile ricondurlo a una schizofrenia: tenendo presente il fatto che elementi 'schizoidi' della personalità si osservavano già nella *Corrispondenza con Jacques Rivière*. Quello che so è che *c'era in lui un delirio, un delirio cronico, e che questo delirio lo rendeva violentemente antisociale: pericoloso per l'ordine pubblico e la sicurezza delle persone*" [136].

Al di là di queste considerazioni diagnostiche, Ferdière si sofferma su quello che egli ritiene essere stato il significato più profondo della sua azione terapeutica: "Infine, *non ho certo 'guarito' Antonin Artaud* che era verosimilmente inguaribile alla luce delle attuali risorse della terapia psichiatrica. Dinanzi a una persona così eccezionale non capisco bene il senso esatto di un termine come quello di 'guarigione' e di una parola come quella di 'salute psichica'. Il 25 maggio 1946, se non altro, *ho riconsegnato Artaud alla vita sociale*; e, se non altro, *ho riconsegnato Artaud alla creazione artistica e poetica*. Sì, ho il diritto di affermare con molta serenità e senza falsa modestia che, se non ci fossi stato io, Artaud sarebbe morto nella sterilità e nel marasma, e le celebri *Lettere da Rodez* e il *Van Gogh* non avrebbero mai visto la luce" [136].

Slittando poi in un discorso più personale ed emozionale, ma al di fuori (direi) di ogni amplificazione enfatica, Ferdière dice di avere assistito Artaud "con la più grande considerazione e con la più grande umanità": restituendogli, in particolare, quella dignità umana che si era perduta nei lunghi anni di istituzionalizzazione gelida e indifferente.

L'atteggiamento di Artaud nei confronti di Ferdière cambia radicalmente nel corso del tempo.

Una lettera del 18 ottobre 1943 sembra rispecchiare e dilatare il senso del discorso terapeutico di Ferdière. "Dottor Ferdière, per ritrovare un po' di Amore intorno a me ho dovuto venire a Rodez. Ho sofferto orribilmente per la mancanza di umanità in tutti gli ospedali in cui sono vissuto dal 1937 al 1943. Solo qui, a Rodez, ho trovato degli amici che mi hanno aperto il loro cuore. Non c'è dipendente di questo ospedale che non abbia, per me, un sorriso o una parola affettuosa quando mi incontra, o che non sia disposto a farmi un favore con tutta la sua sollecitudine. Si ha bisogno di questo per vivere, dottor Ferdière: l'animo si inaridisce in una atmosfera di indifferenza, di egoismo o di inimicizia" [7].

Nel suo libro su van Gogh, del 1947, Artaud dice cose terrificanti del medico che aveva in cura il grande pittore olandese ma, nella condanna della psichiatria e dei suoi metodi terapeutici, trascina anche Gaston Ferdière.

"Perché non è a causa di se stesso, a causa del male della propria pazzia che van Gogh ha lasciato la vita. Fu sotto la pressione di quello spirito malvagio che a due giorni dalla sua morte si chiamò umanamente Dr. Gachet psichiatra, di Auvers-sur-Oise, e fu la causa diretta, efficace e sufficiente della sua morte" [15].

Le cose, che Artaud scrive di Ferdière, non hanno (certo) questa connotazione francamente delirante: esse sembrano nascere dall'assenza di ogni coscienza di malattia e dal rifiuto di ogni terapia: nel contesto, in ogni caso, di una metamorfosi psicotica del reale.

"Se invece di avere a che fare col Dr. Gachet di Auvers-sur-Oise, avesse avuto a che fare come me col Dr. Gaston Ferdière di Rodez, van Gogh si sarebbe sentito dire come me, e come se l'era sentito dire lui stesso: Lei sta delirando, ecco che si lascia riprendere da quel suo solito delirio, Sig. Artaud, le faccio fare un altro elettroshock. 'Come, sto delirando? Sono venuto a dirle che ho qui la prova che gli affatturamenti esistono e le porto dei fatti precisi.' 'È falso, Sig. Artaud, non c'è mai stato al mondo un solo affatturamento scientificamente provato, e dato che lei insiste, comincerò sin da domani mattina su di lei la nuova cura di elettroshock' " [15].

Sulla scia di una negazione della malattia e di una riaffermazione (anche) della sua autonomia creativa si ha quest'altra contestazione di Ferdière.

"Una volta che accennavo davanti al Dr. Ferdière alle pagine del mio *Viaggio al paese dei Tarahumara*, dedicate all'ascensione della montagna che feci a cavallo, e nelle quali dicevo di non poter non credere di essere stato *stregato*, costui si alzò dalla sedia, come se si trovasse davanti a un autentico pazzo, e mi disse: "Per credere di essere stato stregato a quell'epoca lei era certamente in pieno delirio, e se ci fossi stato io, lei questo libro non l'avrebbe scritto, perché non sono forse qui per raddrizzare la sua poesia?" [15].

Artaud è la psichiatria fatta a pezzi

La questione della psicosi di Artaud (della sua schizofrenia) è stata affrontata, da prospettive originali ma problematiche, in un libro a suo tempo celebre da Gilles Deleuze e Félix Guattari [122].

Il loro discorso è polemico e crudele: "Ma gli uni rispondono: Artaud non è letteratura, ne è al di fuori perché è schizofrenico. Gli altri: non è schizofrenico, perché appartiene alla letteratura, alla più grande, alla testuale. Gli uni e gli altri hanno almeno in comune di avere sulla schizofrenia la stessa concezione puerile e reazionaria e della letteratura la stessa concezione nevrotico mercantile".

Fra le altre cose, che corrono sul filo sfrangiato e precario della sfida al linguaggio e alla psichiatria, vorrei solo citare queste: emblematiche dello stile di Deleuze e Guattari: "*Artaud è la psichiatria fatta a pezzi, appunto perché è schizofrenico e non perché non lo è*: Artaud è la conclusione della letteratura, appunto perché è schizofrenico e non perché non lo è. Da un pezzo ha fatto scoppiare il muro del significante: Artaud lo Schizo".

Nemmeno queste sigle (queste abbreviazioni), che rendono ancora più lacerante e insostenibile la dizione (la parola) di schizofrenia, sono adeguate a cogliere il *senso* della sofferenza e dell'angoscia psicotiche: mi sembrano così reificanti e così manicomiali che fatico anche solo a citarle; ma è necessario (forse) conoscere anche queste cose.

Nel solco di queste considerazioni, ma contrapponendosi (almeno in parte) a esse, si collocano alcune considerazioni di Mario Galzigna; e in particolare queste: "Si ricordino ora, per un istante, le pagine che Deleuze e Guattari, nel loro *Antiedipo*, hanno dedicato ad Artaud. 'Artaud le schizo'. Artaud lo schizofrenico. Artaud che 'sfonda' il muro del significante. E lo sfondamento è creativo, produttivo. Artaud che lavora su due binari paralleli: la produzione di una parola che venga prima delle sue articolazioni significanti, ed al tempo stesso la produzione di un corpo che venga prima degli organi: prima, cioè, delle articolazioni che lo rendono socialmente funzionante"; ma la parte critica del discorso di Galzigna è in queste ultime considerazioni:

"Ciò che convince meno, in questa riassunzione di Artaud entro la *schizoanalisi* deleuziana, è la sistematica sottovalutazione del dolore – di una tragicità dolente e manifesta – come matrice profonda, come primo motore della scrittura e delle attività espressive" [152].

Confrontarsi criticamente con l'opera di Artaud non è semplice, e non è facile, e questo spiega (forse) la presenza di un linguaggio critico in Deleuze e Guattari, e in Galzigna, così complesso e così sfumato; anche se, ovviamente, nel contesto di un discorso clinico le cose si fanno più pratiche e più afferrabili: questa è, se non altro, la mia intenzione.

Le tematiche psicotiche nei testi di Artaud

Ci sono autori psicotici che *non* hanno testi segnati da elementi psicotici di discorso; ci sono autori psicotici che scrivono testi lacerati da fenomeni di destrutturazione psicotica; e ci sono testi con una struttura psicotica di discorso in autori che *non* hanno vissuto, almeno clinicamente, forme di esistenza psicotica [189; 246; 247; 319; 386].

Come in Gérard de Nerval [291; 292] e in August Strindberg [367; 368; 369], che nondimeno immerge il suo discorso in una frase infinitamente psicotica senza alcuna interruzione e prigioniera di una logica delirante [56] che dilaga inarrestabile, in Antonin Artaud si osservano articolazioni di discorso che lasciano intravedere lo smalto inconfondibile della lacerazione psicotica (schizofrenica): riformulata e rifunzionalizzata, certo, nel contesto di una straordinaria esperienza creativa ma visibile e rintracciabile nella sua evidenza psicopatologica e clinica. Ma in Artaud si delineano *anche* strutture di discorso che non si possono non ricondurre nella loro genesi ad "artefatti istituzionali" (alla sua interminabile permanenza in istituzioni psichiatriche): cose che non si constatano invece né in Nerval né in Strindberg.

Non è possibile, in ogni caso, seguire le tracce zigzaganti e sfavillanti del discorso di Artaud senza tenere presenti i vissuti psicotici che si snodano, e si adombrano, nei testi con una intensità, e con una pregnanza, che cambiano nel corso delle diverse stagioni della sua vita.

Le opere giovanili

Le lettere a Jacques Rivière, scritte fra il maggio 1923 e il giugno 1924, sono una testimonianza straziante (mi sono richiamato a esse nelle pagine precedenti) dei modi con cui Artaud ha vissuto e ha descritto emblematiche esperienze psicopatologiche. Sono nondimeno ancora più significativi, in questo senso, i testi scritti fra il 1925 e il 1927 [9] nei quali si osservano fenomeni di radicale immersione nell'angoscia e nell'estraneità: "Spesso mi sono trovato in uno stato di impossibile assurdo, per cercare di far nascere in me del pensiero"; e ancora: "Sapete che cos'è la sensibilità sospesa, questa specie di vitalità terrifica e scissa in due, questo punto di necessaria coesione a cui l'essere non s'innalza più, questo luogo minaccioso, questo luogo costernante?" [9].

Il pensiero (poi) striscia, si inerzializza, si arresta, si sfarina: Artaud rivive e descrive queste cose con una iniziale indifferenza che sconfina immediatamente in una disperazione gridata e frenata: "Se soltanto si potesse assaporare il proprio nulla, se si potesse riposare nel proprio nulla, e questo nulla non fosse una sorta d'essere ma non fosse proprio del tutto la morte. È durissimo non esistere più, non essere più qualcosa" [9]. A queste esperienze di estraneità si accompagnano esperienze che testimoniano di una crisi nell'identità dell'io e nella coscienza del reale: come si può intravedere in questo frammento discorsivo nel corso del quale il linguaggio sembra smarrire la sua relazione con il pensiero: "Sono colui che ha meglio sentito lo smarrimento della propria lingua nelle relazioni con il pensiero. Sono colui che ha meglio individuato l'attimo dei suoi più intimi, insospettabili sfaldamenti. Mi perdo nel mio pensiero veramente come si sogna, come all'improvviso si rientra nel proprio pensiero. Sono colui che conosce i nascondigli della perdita" [9].

Il tema della metamorfosi dell'io e del mondo (dell'io e del corpo) si accompagna a un'esperienza di profonda torturazione interiore: "Mi resta solo una cosa da dirti: ho sempre avuto questo disorientamento dello spirito, questo stritolamento del corpo e dell'anima, questa specie di contrazione di tutti i nervi, a periodi più o meno ravvicinati; e se m'avessi visto qualche anno fa, ancora prima che mi si potesse sospettare dell'uso di ciò che mi rimproveri, adesso non ti stupiresti più della ricomparsa di quei fenomeni" [9]. Sulla scia di queste esperienze terrificanti si delinea anche una più radicale perdita nell'autonomia dell'io in queste parole divorate dall'angoscia e dal lampeggiare di metafore crudeli: "Hai torto a fare allusione a questa paralisi che mi minaccia. Mi minaccia infatti e mi sopraffà di giorno in giorno. Ormai esiste e come una orribile realtà. Certo, faccio ancora (ma per quanto tempo?) quel che voglio delle mie membra, ma da tempo non comando più al mio spirito, e il mio intero inconscio mi comanda con impulsi che provengono dal fondo delle mie rabbie nervose e dal turbinare del mio sangue. Immagini affrettate e rapide, che pronunciano al mio spirito solo parole di collera e di odio cieco, che passano però come coltellate o lampi in un cielo ostruito" [9].

(La *Stimmung* corrodente dell'angoscia è una parola tematica del discorso di Artaud: al di là di ogni stagione della sua vita. Come in queste parole nelle quali il volto sfinito e inenarrabile dell'angoscia riemerge con lacerazioni indicibili e insostenibili: "Avevo forse mai conosciuto la gioia, c'era mai stata al mondo una sensazione che non fosse d'angoscia e d'irremissibile disperazione; m'ero mai trovato in uno stato diverso da quel dolore a crepe che mi perseguitava ogni notte? C'era forse qualcosa per me che non fosse alla porta dell'agonia, e ci si poteva imbattere almeno in un corpo, un solo corpo d'uomo che sfuggisse alla mia perpetua crocifissione?" [9].)

D'altra parte, i lavori teatrali (quelli critici [12] e quelli creativi [14]) rimandano alle forme terrificanti che dilagano nei testi narrativi: sulla scena compaiono volti sformati, orribili e decomposti che sono trascinati nel gorgo di un terrore senza fine. "Le grida strazianti, gli occhi stralunati, la continua astrazione, il fruscio di rami, i rumori di legna tagliata e fatta rotolare – tutto, nello spazio immenso dei suoni diffusi in ogni direzione e scaturiti da parecchie fonti, tutto contribuisce a far sorgere nel nostro spirito, e a cristallizzare una nuova concezione, che oserei definire concreta dell'astratto" [12]; e ancora: "Come se ondate di materia rovesciassero precipitosamente le loro creste l'una sull'altra, affluendo da ogni punto dell'orizzonte per prender posto in una porzione infinitesimale di fremito, di *trance*, e colmare il vuoto della paura" [12].

Fra le opere giovanili e le ultime opere si collocano altre opere nelle quali (indubbiamente) i fenomeni psicopatologici appaiono più smorzati e sfumati nella loro articolazione. Mi vorrei solo soffermare su una di queste [13]: nella quale si coglie un'ambigua identificazione fra il destino di Artaud e il destino che egli attribuisce al protagonista (Eliogabalo) del testo narrativo. Così scrive Artaud: "La vita di Eliogabalo mi sembra essere il tipico esempio di questa specie di dissociazione dei principi, ed è l'immagine eretta e portata al più alto punto della mania religiosa, dell'aberrazione e della follia lucida, l'immagine di tutte le contraddizioni umane, e della contraddizione nel principio, che io ho voluto descrivere in lui"; e, poi, ancora: "Se Eliogabalo porta l'anarchia in Roma, se appare come il fermento che precipita uno stato latente d'anarchia, la prima anarchia è in lui, ed essa gli devasta l'organismo, getta il suo spirito in una specie di follia precoce che ha un nome nella terminologia medica di oggi". L'angoscia, che nasce da questa sovrapposizione fra il destino di Eliogabalo e quello che Artaud sembra rivivere, dilaga nel testo ma è filtrata e schermata nelle sue espressioni più intense. In questa angoscia si riflette (forse) l'eco della dissidenza interiore e della lacerazione interiore che la metafora dell'an-archia (della dissociazione e della perdita di unità e di identità dell'io) trascina con sé. Nella morte di Eliogabalo si rispecchia l'angoscia della morte, e il desiderio della morte, che sono in Artaud: "Sono stigmatizzato da una morte incalzante in cui la morte vera è per me senza terrore" [9].

Le ultime opere

Gli scenari delle strutture psicopatologiche del discorso di Artaud cambiano radicalmente nelle ultime opere: in quelle scritte nel 1945 [10] e fra il 1945 e il 1947 [11], e in quella su van Gogh [15] scritta nel 1947. Negli anni fra il 1937 e il 1943 scende il silenzio su Artaud: non sembra sopravvivere nulla del suo delirare sconfinato che è stato sconfitto e annientato [302] dall'orrore di quegli anni in cui la sua esistenza è affondata nelle sabbie divoranti della "reclusione" manicomiale. Solo nella casa di cura di Rodez, dove egli è rimasto tre anni (dal 1943 al 1946), rinasce una possibilità *altra* di espressione narrativa: enigmaticamente significativa dell'amalgamarsi dell'esperienza psicotica con quella creativa. Nelle lettere da Rodez, in particolare, riemergono strutture di discorso drasticamente psicotiche: queste lettere "costituiscono, accanto agli altri testi degli ultimi anni, una testimonianza dell'esperienza estrema di Artaud: di come la sua stessa personalità, il suo linguaggio, la sua mitologia profonda trovassero realizzazione attraverso la tragica esperienza della 'follia'" [289]. In ogni caso, il delirare dilaga, e divampa, nelle lettere da Rodez [289]: nelle quali le articolazioni psicotiche, allusive e indiziarie nelle opere antecedenti al 1937, si fanno evidenti e trascinano con sé lo stravolgimento di ogni coscienza del reale e la metamorfosi espressiva del linguaggio: fino all'insorgenza delle "glossolalie" che straripano poi nel libro su van Gogh.

Non possono non essere considerati *psicotici* temi, come questi, che scorrono impetuosi lungo le lettere da Rodez: "Lo scopo di queste fatture è d'impedire un'azione intrapresa da anni e che consiste nell'uscir fuori da questo mondo che puzza e di farla finita con questo mondo che puzza. Se otto anni fa sono stato internato e da otto anni mantenuto internato, questo dipende da una palese azione della cattiva volontà generale che a nessun costo vuole che Antonin Artaud, scrittore e poeta, possa realizzare nella vita le idee che manifesta nei libri..."; o, come questi, ancora più impressionanti e dereistici nel fantasticare di figlie che non ha mai avuto: "Tutto ciò è ben peggio e più tenebroso, in quest'ora, della disputa degli universali, e mentre sono in un ospedale psichiatrico, non voglio che mi si trattenga come internato e mi si impedisca di ritrovare qui le mie cinque figlie primogenite: Neneka Chilé, Caterine Chilé, Cécile Schramme, Anie Besnard, Yvonne Nel Dumonchel, poi qualcun'altra con in testa Sonia Mossé, Yvonne Gamelin, Josette Lusson, Colette Prou (assassinata a colpi d'ascia in una cella dell'ospedale dell'Hâvre da un guardiano assoldato dalla *Sûreté Générale*, mentre ero trattenuto in camicia di forza e con i piedi legati al letto), e lo voglio ancora meno in quanto quelle fatture magiche sono prodotte, per la maggior parte del tempo, da gruppi di francesi a Parigi..." [10].

La malattia parla, e grida, in queste parole temerarie e sconvolgenti che sono trafitte dal delirio; la malattia si trasfigura nel testo con accensioni (anche) semantiche inaudite: senza che si abbia a che fare con una scrittura automatica ma, semmai, con una fulminea ri-velazione (con una apo-fania) di contenuti psicotici.

Nelle lettere da Rodez ci sono altri passaggi nei quali si manifestano le ombre inquietanti del delirio che si esprime nell'idea dereistica di volere cambiare le strutture del linguaggio: inventandone uno nuovo e universale: quello che sconfina nel discorso "glossolalico".

"Da parecchi anni avevo avuto un'idea della consunzione, della consumazione interna della lingua, per esumazione di non so quali torpide e crapulose necessità. E, nel 1934, ho scritto tutto un libro in quel senso, in una lingua che non era il francese, ma che tutti potevano leggere, a qualsiasi nazionalità appartenessero. Purtroppo quel libro è andato perduto. È stato stampato in pochissimi esemplari, ma abominevoli influenze degli uffici statali, della chiesa o della polizia, si sono intromesse per farlo scomparire, e ne è rimasta una sola copia che non ho, ma che è rimasta nelle mani di una mia figlia: Caterine Chilé. Costei era infermiera nel 1934 all'ospedale Saint-Jaques, dove preparava la laurea in medicina. La vedo continuamente intorno a me e so che in questo momento fa l'impossibile per giungere fino a Rodez, ma non so più esattamente dov'è, voglio dire a che punto è di questo viaggio fino a me"; e, infine, rivolgendosi a Henri Parisot al quale sono indirizzate le lettere da Rodez: "Non credo che tutto questo le possa sembrare romanzesco adesso che Lei ha visto le orde di spiriti assassini che vorticano intorno a me per impedirmi di lavorare, ed intorno a Lei per impedirle di essere" [10].

La fenomenologia psicotica si svolge nel contesto di un discorso che naufraga in immaginazioni deliranti e in fantasticherie dolorose e strazianti che si incentrano, ancora, sulla figura di Caterine Chilé: la figlia desiderata e inesistente.

Sulla significazione enigmatica degli ultimi scritti di Artaud si è soffermato Maurice Blanchot.

"Non siamo pronti a collocare nella loro vera luce gli ultimi dieci anni della vita di Artaud. È sconvolgente il fatto che, pur dominato dallo spirito che è fiamma, Artaud non si liberi mai dalla fedeltà alla luce che è spirito. Egli non tradisce l'una per l'altra"; e ancora: "È vero che Artaud ha sofferto nella mente e per la mente. È vero che il suo pensiero è stato dolore e il suo dolore l'infinito del pensiero. Ma la violenza da lui sopportata con uno strano tormento innocente, la rivolta affermata dalla sua parola, ben lungi dal rappresentare un impulso particolare e personale, indicano l'insurrezione che sorge dalle profondità dell'essere: come se l'essere nel suo intimo fosse già non solo l'essere ma 'lo spasmo dell'essere' e il 'rapace bisogno d'involo' da cui furono sollevate senza posa la vita e la poesia di Antonin Artaud" [59].

Non è possibile avventurarsi nel mondo del pensiero e dell'arte di Artaud, e nel mondo della sua follia, senza richiamarsi al prodigioso discorso critico di Maurice Blanchot che, con queste frasi allusive ed ermetiche, schiude alla riflessione psicologica e umana spazi apparentemente inafferrabili: come sono quelli dei testi narrativi e teatrali di Artaud immersi in questo infinito della sofferenza e in questo infinito del pensiero che provengono dalle lontananze dell'essere. Ascolto (ancora una volta) la parola di Blanchot con l'emozione e il silenzio che nascono, solo, dalla contemplazione delle cose essenziali.

Le luci spettrali delle glossolalie

Gli elementi psicotici del discorso contrassegnano molti testi di Artaud con una radicalità e un'evidenza clinica che non possono essere contestate. Anche l'area tematica e semantica delle "glossolalie" (parola composta di *glosso-* "lingua" e *-lalia* che deriva dal greco *lalía* "loquacità") rientrano nel discorso costitutivo di un'esperienza psicotica (schizofrenica) che egli ha vissuto in alcuni periodi della sua vita: perduta nel delirio, e nella metamorfosi autistica, e segnata nondimeno (anche) dalla coscienza improvvisa e lacerante del senso terribile delle cose che avvenivano in lui e intorno a lui.

(Non si può non essere artigliati dall'angoscia nel leggere alcune delle cose che Artaud dice sulle sue esperienze in psichiatria. "E soprattutto non mi si faccia più l'elettrochoc per debolezze che si sa benissimo non sono fuori del controllo della mia volontà, della mia lucidità, della mia intelligenza personale. Basta, basta e ancora basta con questo traumatismo di punizione. Ogni applicazione d'elettrochoc mi ha immerso in un terrore che durava ogni volta alcune ore. E non potevo vedere avvicinarsi ogni nuova applicazione senza sentirmi disperato, perché sapevo che ancora una volta avrei perso coscienza e mi sarei visto per un giorno intero soffocare in mezzo a me senza riuscire a riconoscermi, sapendo perfettamente che ero da qualche parte, ma il diavolo sa dove, e come se fossi *morto*" [15]. Non mi sento di dire nulla su questa esperienza dolorosa e atroce.)

Le glossolalie, nel loro misterioso sedimentarsi in un linguaggio oscuro che intende costituirsi come linguaggio universale, si osservano (enigmatiche e oscure) nelle lettere da Rodez. (In un libro, che Artaud dice [10] di avere scritto con il titolo di "Letura d'Eprahi Talli Tetr Fendi Photia O Fotre Indi", ci dovevano essere gli strumenti ermeneutici che consentivano di capire il senso delle glossolalie; ma il libro si è smarrito [302].)

Cosa dice Artaud: "Ecco un saggio a cui il linguaggio di quel vecchio libro doveva somigliare. Ma non lo si può leggere che scandito, su un ritmo che il lettore deve trovare per capire e pensare:

ratara ratara ratara
atara tatara rana

otara otara katara
otara ratara kana

ortura ortura konara
kokona kokona koma

kurbura kurbura kurbura
kurbata kurbata keyna

pesti anti pestantum putara
pesti anti pestantum putra

ma che è valido solo se scaturito d'un sol tratto; cercato sillaba per sillaba non vale più niente, scritto qui non dice niente ed è solo cenere; perché scritto possa vivere occorre un altro elemento che si trova in quel libro che è andato perduto" [10].

Nulla è possibile intendere di queste sequenze sillabiche e sonore che rinascono, del resto, negli scritti su van Gogh.

Da questi scritti su van Gogh vorrei, ora, stralciare qualche emblematica espressione glossolalica che sprofonda nella, almeno apparente, insignificanza.

"Senza fare letteratura, ho visto la faccia di van Gogh, rossa di sangue nell'esplosione dei suoi paesaggi, venire verso di me,

kohan
taver
tensur
purtan

in un incendio,
in un bombardamento,
in un'esplosione,
a vendicare quella pietra da macina che il povero van Gogh il pazzo si portò al collo per tutta la vita. La macina del dipingere senza sapere per cosa né per dove" [15].

Altre articolazioni glossolaliche sembrano corrispondere a una fenomenologia (psicotica) ancora più destrutturata nelle sue espressioni linguistiche.

"Ora, c'è nei paesaggi e nei fiori di van Gogh più che luce, più che un'atmosfera dipinta come se venisse da un fondo indicibilmente remoto,

kaperter sor
ko be tir
erina
ko er
belina
ka peterina
krorbata
kapeterina
krarbata
son e ne grunde
gre ru der
erdu
zom en e grur
er
ghe
der
du

c'è qualcosa di una terra triturata,
e poi risaldata e ricomposta
e che ha ripreso vita a partire da van Gogh,
e alla quale un giorno van Gogh ritornerà per
darsi la propria vera vita, una realtà" [15].

Vorrei chiudere questa fantasmagorica girandola di espressioni glossolaliche con due ultime citazioni alle quali sembra ugualmente sfuggire ogni orizzonte di *senso* esplicito.

Nella prima di queste ultime citazioni la destituzione di senso è, in ogni caso, meno dilagante:

"o vio profe
o vio proto
o vio loto
o théthé" [15];

mentre in quest'altra citazione lo sprofondare nel non senso (nel controsenso) è, forse, radicale:

"van Gogh
van Gogh

mouen dabi
taouen arbi saled
mauven dibi
taunten libifa" [15].

Certo, le glossolalie (questo parlare per allusioni inafferrabili e per assonanze frantumate talora legate da cerniere musicali che inducevano Artaud ad affermare [15] l'esigenza di leggerle ad alta voce) sembrano testimoniare dell'intenzione di Artaud di trascendere la funzione rappresentativa del linguaggio e contemporaneamente di realizzare il suo sogno di una lingua (di una *langue*) universale nella quale fosse possibile riconoscersi al di là di ogni lingua particolare; ma il problema psicopatologico ed ermeneutico è, ovviamente, quello di chiederci se le glossolalie abbiano davvero a tematizzare un fenomeno *intenzionale* (che rimanda a qualcosa di significativo e di fondato intersoggettivamente), o se esse costituiscano invece un fenomeno *imposto* dall'esperienza psicotica e, dunque, sostanzialmente involontario. Sono, queste, cose che non possono se non essere delineate nella loro fondazione indiziaria: essendo infinite le incognite che sono in gioco; ma, solo se il discorso sul *senso* delle glossolalie (in Artaud) sia dilatato e ampliato al discorso sul senso del fenomeno nell'esperienza schizofrenica (psicotica) *tout court*, è forse possibile cogliere (intravedere) la linea perduta di qualche sentiero interrotto che abbia a diradare l'oscurità cifrata della foresta di segni nella quale siamo immersi: nel mondo psicotico e nel mondo non-psicotico. La lacerazione interiore (l'angoscia senza limiti e la sofferenza che a essa si accompagna) stride nondimeno, straziante e singhiozzante, in questa polverizzazione semantica.

Cosa sono le glossolalie

Le glossolalie corrispondono a due diverse sfere semantiche: la prima rimanda ai modi costitutivi di un linguaggio che si osserva (si osservava) in alcune forme schizofreniche, e la seconda ai modi di essere di un linguaggio religioso (estatico e mistico). Gli strani destini delle parole, e dei circoli semantici che si addensano su di esse, fanno (così) delle glossolalie l'espressione di un linguaggio misterioso e oscuro che ha orizzonti di *senso* radicalmente diversi. Le definizioni, con cui i dizionari le tematizzano, non sono sempre felici: la meno dissonante fra di esse mi sembra essere questa [32]: le glossolalie, nelle loro aree antinomiche di significato, si configurano, da una parte, come una creazione "di parole o filastrocche composte di parole o suoni non esistenti nella lingua e destituiti di ogni significato logico e formale" e, dall'altra, come una "facoltà miracolosa" intesa a "esprimere lodi e preghiere a Dio in una lingua non propria, che poteva essere compresa soltanto in virtù del dono soprannaturale dell'interpretazione". Nel contesto di un dizionario di psichiatria la definizione più adeguata è quella [307] che inserisce la glossolalia nell'area delle formazioni neologistiche: considerandola come l'espressione psicotica di una lingua incomprensibile e segreta nella quale la sintassi è allentata anche se ancora presente in forma elementare; ma riconoscendola (anche) nella sua significazione *alternativa* di lingua estranea ed enigmatica che nasce in una condizione di estasi religiosa: essendo interpretata, in questo caso, come la conseguenza di una ispirazione che trascende quella umana.

In alcuni splendidi lavori [167] [168] H.W. Gruhle ha analizzato, e descritto, i modi con cui la glossolalia si manifesta nella *Lebenswelt* schizofrenica.

Se si rivive una esperienza mistica (estatica) il linguaggio comune (quello della quotidianità) *non* riesce a esprimere i contenuti ineffabili ed enigmatici della esperienza. La stessa cosa avviene quando si rivive una esperienza psicotica: il discorso glossolalico sembra indicare (rivelando e nascondendo) emozioni ed esperienze ugualmente inconciliabili con il linguaggio della vita di ogni giorno. (La definizione di glossolalia nel contesto di alcune forme di espressione schizofrenica è stata avanzata, la prima volta, da Th. Flournoy [167].)

Come dice Gruhle [167], non ha senso chiedere ai pazienti cosa abbiano a significare le articolazioni glossolaliche del loro discorso, o come sia possibile "tradurre" (trasformare) il linguaggio della glossolalia nel linguaggio di ogni giorno. Non lo sanno dire: sono spinte in molta parte inconsce (inconsapevoli) quelle che inducono i pazienti (alcuni pazienti) a utilizzare forme espressive glossolaliche: come quelle che il discorso di Artaud ha fatto riemergere così drasticamente.

Come accade, allora, che in alcune forme di schizofrenia si abbia questa strana (inaudita) forma espressiva: questo linguaggio misterioso che in Artaud assume questa connotazione di assoluta incomprensibilità ma, anche, di radicale originalità? Certo, è possibile che un paziente abbia a servirsi di *questo* linguaggio quando intende esprimere le sue, inconfrontabili e nuove, esperienze psicotiche. Nel discorrere, invece, di cose quotidiane e banali egli si può servire del linguaggio normale.

Ci sono altre considerazioni di Gruhle sul fenomeno della glossolalia. Egli dice che, nella sua essenza, la glossolalia non è se non l'espressione di una profonda sollecitazione (di una "chiamata") interiore: nel senso che nel discorso glossolalico *non* si intende comunicare qualcosa di razionale (qualcosa di afferrabile con gli artigli della ragione calcolante) *ma* si intende esprimere (portare-*fuori*-di-sé) il tumulto delle esperienze interiori con la loro straordinaria tensione emozionale: cosa che avviene sia nel contesto di una esperienza mistica sia nel contesto di una esperienza psicotica.

Sfioriamo campi di esperienza umana e psicologica estremamente complessi; ma, in ogni caso, al di là della loro comune fenomenologia, *non* si può confondere il discorso glossolalico, che nasce sulla scia di una esperienza psicotica, imposta e involontaria, con il discorso glossolalico che scaturisca, invece, da una (libera e autonoma) esigenza di articolare un linguaggio, apparentemente incomprensibile (certo), ma finalizzato alla comunicazione intenzionale di indicibili esperienze interiori: come avviene, appunto, nel contesto di una forma di vita mistica.

I modi, con cui nella schizofrenia si costituisce questa singolare contaminazione linguistica (questa stupefacente realtà glossolalica), rimandano a due diverse (possibili) articolazioni: nella prima sembra configurarsi una "lingua" strutturata nella sua enigmatica incomprensibilità, e nella seconda si hanno solo brandelli linguistici estranei a ogni interna organizzazione.

Le articolazioni glossolaliche di un discorso, come quello di Artaud (nel quale si coglie in ogni momento il segno di una abbagliante creatività), non possono non rientrare nella prima di queste due modalità; mentre, nella quotidiana *Lebenswelt* psicotica, si hanno formazioni linguistiche isolate, e anarchiche, che si inseriscono (talora) nel flusso di un discorso altrimenti normale e che sono determinate da esperienze allucinatorie. Queste, lo dice ancora Gruhle [167], condizionano la insorgenza di parole e di frasi che, stridendo violentemente con le linee normali del pensiero, lo disturbano (lo alterano) profondamente: sovrapponendosi, ma solo in parte alla fenomenologia glossolalica.

Certo, i disturbi del linguaggio schizofrenico non si esauriscono in queste misteriose e ineffabili glossolalie; ma si esprimono, anche, con modificazioni semantiche meno complesse e più semplici. In ogni caso [167], i modi di essere, e i modi di articolarsi, del linguaggio schizofrenico non possono essere interpretati sulla base, e come conseguenza, di una sua destrutturazione radicale (di una sua nientificazione semantica): nel senso che elementi positivi ed elementi negativi, elementi disintegrativi ed elementi ricostruttivi, si intrecciano, e si alternano gli uni con gli altri. Non si ha, cioè, una radicale disfatta semantica: cosa che è confermata, anche, dal fatto che discorso "normale" e discorso "patologico" si alternano talora, e si sostituiscono l'uno all'altro, nel contesto, e in relazione, con il cambiare delle situazioni e degli stati d'animo.

Certo, dai lontani tempi di Gruhle molte cose sono cambiate nell'area delle interpretazioni [64; 185; 187; 308; 309; 352; 377] dei modi di essere, e di articolarsi, del linguaggio schizofrenico; ma l'impostazione critica del suo discorso, questo suo distinguere fra la dimensione volontaria e quella involontaria del linguaggio schizofrenico (questo suo riconoscere nel linguaggio schizofrenico l'espressione di un disturbo *subalterno* a un disturbo originario del pensiero), rimane sostanzialmente intatta e metodologicamente adeguata.

Sulla genesi (sulle cause possibili) della glossolalia (di questa *langue* enigmatica e stupefacente) le cose, che si possono dire, sono queste: nel contesto di una psichiatria, come quella italiana, che ha liberato la schizofrenia dalla "violenza" e dalle antinomie delle grandi istituzioni manicomiali, e che ha riconsegnato a essa una infrangibile dimensione umana e psicologica, si constata (oggi) come il fenomeno della glossolalia *non* abbia più una significazione clinica: sopravvivendo essa solo nelle ultime aree istituzionali.

Questa strana e affascinante esperienza linguistica non può essere riguardata se non come l'espressione di una "lingua" nella quale hanno molta parte gli "artefatti istituzionali": come l'espressione di un misterioso intreccio di *segni* (di parole troncate e isolate) che nascano in personalità psicotiche e creative quando esse siano in condizioni di solitudine esistenziale e di deprivazione sensoriale: costitutive di ogni desolata istituzione psichiatrica. Come è avvenuto (temo) in Antonin Artaud che, divorato dai lunghi anni di istituzionalizzazione, ha poi dato una splendida e tragica testimonianza del *senso* (dello scacco) glossolalico.

L'essere immersi in un contesto di desertitudine istituzionale, e di perdita autistica di ogni comunicazione interpersonale e sociale, trascina con sé l'insorgenza possibile di un linguaggio *alternativo* a quello che è il linguaggio della vita quotidiana. Nel silenzio gelido di molti ospedali psichiatrici, *non* di tutti ovviamente, non c'erano interlocutori ma, solo, ombre e fantasmi che si muovevano al di là, e al di fuori, di ogni comunicazione verbale e di ogni fondazione intersoggettiva. L'esigenza di un linguaggio alternativo e sostitutivo nasceva nel contesto di queste premesse.

L'articolazione, e gli svolgimenti, di un'autentica comunicazione sociale e interpersonale, che è (oggi) possibile in ogni rigorosa psichiatria territoriale, tolgono spazio alla costituzione di qualsiasi linguaggio "artificiale": di qualsiasi glossolalia; e questa si costituisce, infine, come un'esperienza linguistica nella quale la componente intenzionale si intreccia strettamente (e geneticamente) con quella che è la situazione ambientale.

La notte dell'anima

La parabola esistenziale e psicologica di Artaud si è venuta svolgendo nel contesto delle fiammate psicotiche che ne hanno segnata l'evoluzione storico-vitale ed estetica. Nei testi anteriori al 1937 si coglie la presenza di tematiche (psicotiche) che testimoniano di una crisi nell'identità dell'io e di una metamorfosi del mondo (del reale) e del corpo. Nei testi, che si iniziano nel 1943 e giungono fino al 1947, gli intrecci fra il discorso psicotico e il discorso testuale si fanno molto più stretti e talora inscindibili. Non è possibile, in ogni caso, legare in una connessione genetica implacabile e automatica l'esperienza psicotica di Artaud alla sua esperienza creativa. Direi che è necessario distinguere, fra i suoi ultimi testi, quelli nei quali l'esperienza psicotica si inserisce immediatamente e crudelmente *nel* discorso inventivo e quelli nei quali l'esperienza psicotica non costituisce se non lo sfondo sul quale si snoda l'originaria esperienza creativa.

Certo, al di là di ogni considerazione estetica, la *Lebenswelt* psicotica continua a essere una *Lebenswelt* radicalmente umana: che, in una esistenza come quella di Artaud, si intreccia misteriosamente con la creazione artistica: mai separata da una acuta condizione di angoscia e di sofferenza che è testimoniata da queste sue parole: "Per me c'è il dolore perpetuo e l'ombra, la notte dell'anima, e non ho voce per gridare" [9].

Le cose, che Maurice Blanchot dice in un altro suo libro [57] di Antonin Artaud, ne fanno riemergere l'immagine torturata e splendente.

"Quel che egli dice è di una tale intensità che non dovremmo poterla sopportare. Qui parla un dolore che rifiuta ogni profondità, ogni illusione e speranza, ma che nel rifiuto offre al pensiero 'l'etere di uno spazio nuovo'. Quando leggiamo quelle pagine, impariamo quel che non arriviamo a sapere: che il fatto di pensare non può essere che sconvolgente; quel che può essere pensato è nel pensiero ciò che se ne discosta e inesorabilmente si esaurisce in esso; che soffrire e pensare sono segretamente legati, perché se la sofferenza, quando si fa estrema, arriva a distruggere il poter soffrire, distruggendo sempre davanti a sé, nel tempo, il tempo in cui potrebbe essere riassunta e consumata come sofferenza, lo stesso accade forse del pensiero"; e infine: "Strani rapporti. L'estremo pensiero e l'estrema sofferenza aprono forse il medesimo orizzonte? Forse soffrire è, in definitiva, pensare?".

Solo in Simone Weil, nei suoi testi straordinari [387; 388; 389; 390; 391] sulla sofferenza e sugli abissi indicibili e vertiginosi della sofferenza, si colgono immagini (ed esperienze) di questa radicale profondità.

"C'è una sofferenza che è il contraccolpo del male che si fa. Sofferenza espiatrice. C'è una sofferenza che è l'ombra del bene puro che si desidera. Sofferenza redentrice. C'è anche quella che è legata al gioco cieco della necessità; anche la sofferenza espiatrice e la sofferenza redentrice sono prodotte da questo gioco, poiché il caso fa parte del carattere irriducibile della sofferenza" [390].

IV. I modelli terapeutici nella schizofrenia

– Chi sei tu, viandante? Ti vedo andare per la tua strada, senza scherno, senza amore, con uno sguardo indecifrabile; umido e triste come uno scandaglio che da ogni profondità riemerge insaziato alla luce – che cosa cercava là sotto? – con un petto che non sospira, con un labbro che cela il suo disgusto, con una mano che afferra ormai solo con lentezza: chi sei tu? che cosa hai fatto tu? Riposati qui: questo luogo è ospitale per ognuno – ristorati! E chiunque tu sia: che cosa gradisci ora? Che cosa ti serve per ristorarti? Non hai che a dirlo: quel che ho, te lo offro! – "Per ristorarmi? Per ristorarmi? Oh curioso che sei, che vai mai dicendo? Ma dammi, ti prego – –". Cosa? Cosa? Parla! – "Una maschera ancora! una seconda maschera!"...

F. Nietzsche, *Al di là del bene e del male*

Cosa è possibile fare quando si voglia, questo è ovviamente il senso di ogni psichiatria, aiutare una persona che abbia vissuto, o viva, un'esperienza psicotica (schizofrenica)? Non ci sono formule magiche che consentano di affrontare e di sciogliere problemi di questa importanza e di questa complessità; ma ci sono strategie terapeutiche (integrate) che, se applicate con rigore metodologico e al di fuori di ogni schematismo teorico (dogmatico), soccorrono alla reale modificazione degli aspetti costitutivi di una *Lebenswelt* schizofrenica: benché, certo, con risultati non omogenei nella loro connotazione terapeutica. A esperienze schizofreniche, che insorgono acutamente e poi si risolvono anche completamente, si alternano esperienze psicotiche che si ripetono nel corso del tempo con articolazioni sintomatologiche *separate*, le une dalle altre, da remissioni radicali e profonde, o che si estendono *nel* tempo con sintomatologie (talora) inerziali e che rientrano nell'area problematica delle schizofrenie ad andamento "cronico". A queste forme psicotiche, che manifestano così diverse modalità di insorgenza e di decorso, corrispondono strategie terapeutiche diverse che si richiamano al modello farmacoterapeutico, al modello psicoterapeutico e al modello della comunità terapeutica.

Le schizofrenie a insorgenza acuta sono quelle che meglio rispondono alla somministrazione dei farmaci ad azione neurolettica; nel contesto di una disponibilità umana e psicologica all'immedesimazione e all'ascolto: di una *Einstellung* psicoterapeutica. La farmacoterapia e, in particolare, la psicoterapia si fanno modelli terapeutici essenziali *anche* negli orizzonti di strategie intese a evitare eventuali ricadute sintomatologiche. La farmacoterapia, ma anche la psicoterapia individuale, divengono strumenti terapeutici deboli, e in ogni caso subalterni, quando la schizofrenia *non* abbia più connotazioni sintomatologiche acute, *ma* abbia connotazioni cliniche sconfinanti nelle categorie della "cronicità". Nei confronti di queste forme psicotiche non c'è articolazione terapeutica rigorosa e significativa che possa fare a meno di quelle iniziative (complesse e talora difficilmente tematizzabili) che si definiscono come socioterapeutiche e che si richiamano al modello della comunità terapeutica. (Un'altra terminologia fa rientrare queste attività socioterapeutiche nell'area semantica e definizionale, ma non molto felice, di ri-abilitazione in psichiatria.)

La farmacoterapia, la psicoterapia e la comunità terapeutica si costituiscono, così, come elementi dialetticamente correlati e finalizzati a curare, e ad assistere, le realtà umane incrinate dalla psicosi.

Il dialogo come premessa a ogni psicoterapia

Al di là di ogni (particolare) modello psicoterapeutico, non c'è terapia di una schizofrenia che non abbia come premessa l'articolazione di un incontro interpersonale fra chi cura e chi è curato: di una relazione dialogica, cioè, che tenda a cogliere non solo ciò che separa la persona psicotica da noi ma anche ciò che c'è di *comune* fra la persona psicotica e noi. Certo, l'articolazione di una (semplice) relazione interpersonale sembra essere, nel campo delle schizofrenie, ancora più significativa che non l'applicazione di (specifiche) tecniche psicoterapeutiche: come ha sostenuto, di recente, Klaus Weise [393]. Nel mettere-fra-parentesi ogni modalità tecnica di discorso, e nel cogliere ciò che c'è di immediatamente emergente nel modo di essere di una realtà psicotica, un'autentica relazione interpersonale consente di riconoscere le situazioni emozionali, e le sollecitazioni affettive, che possano avviare alla scompensazione un'esperienza psicotica, e consente (anche) di delineare (in una confrontazione dialettica e reciproca fra chi cura e chi è curato) le strategie terapeutiche che servano a neutralizzare, o almeno a frenare, la scompensazione psicotica. Non solo: la relazione interpersonale, quando sia fondata sui valori di una fiducia radicale [51], consente al paziente di fare-ricorso a ciascuno di noi quando i sintomi psicotici stanno insorgendo, e prima che abbiano a dilagare, e consente a noi di conoscere il mondo soggettivo del paziente nelle sue connessioni intenzionali con l'ambiente familiare e sociale: con il mondo dell'intersoggettività.

Nel contesto di quella che è una relazione interpersonale (una relazione terapeutica), intesa nel senso di von Gebsattel [156] come premessa a ogni articolazione terapeutica, vorrei richiamarmi alle cose bellissime che sono state scritte da Mario

Trevi [380] sull' "empatia" (sulla "partecipazione" emozionale): intesa, sono queste le sue parole, "nel suo significato generalissimo di capacità – suscitata dall'intenzione etica – di vivere criticamente dentro di sé l'emozione dell'altro in tutte le possibili gamme, dalla forma del dolore e della disperazione a quella della gioia e della speranza, dal disgusto all'entusiasmo, dal rifiuto all'accettazione". Non posso non citare altre cose dal discorso di Mario Trevi sull'empatia e sulla psicoterapia che in essa è radicata: "Indubbiamente nulla può lo psicoterapeuta se non esperire una profonda simpatia per il paziente, e il termine ormai ambiguo (anche per l'etimologia identica a quella del termine 'compassione') può tuttavia essere utilissimo, nelle prime fasi della psicoterapia, per permettere al terapeuta di cercare pazientemente quello spazio comune in cui la simpatia liberamente nasce e si sviluppa"; finendo con queste: "Tale spazio comune è anche il punto di accesso a quella dialogicità mutualmente liberatoria che forma la sostanza del lavoro psicoterapeutico".

Al di là di ogni articolazione clinica del discorso, non è possibile confrontarsi con una realtà psicotica senza richiamarsi a questi modelli ermeneutici che sono preliminari a ogni conoscenza (a ogni forma di conoscenza) in psicologia e in psichiatria.

La realtà psicotica si riflette nella mia interiorità

Non posso cogliere il senso di una forma psicotica di vita, non posso nemmeno conoscerla e diagnosticarla, se non scendendo negli abissi della mia interiorità e scrutando cosa mi sembra di sentire nella *mia* soggettività e in quella dell'*altro*-da-me: che è immerso in un'esistenza così diversa dalla mia.

Questa è l'esistenza psicotica (schizofrenica) di Emilia che è una giovane paziente incrinata da una fenomenologia clinica indefinita e umbratile: alla quale sono *estranee* esperienze deliranti e allucinatorie; ma dalla quale sono ugualmente trascinato nel gorgo antinomico di una distanza e di una vicinanza che si alternano vertiginosamente. (Da qualche anno la malattia sta divorando l'esistenza di Emilia che riesce nondimeno a sfuggire alle sue corrosioni e alle sue erosioni più laceranti: al di là delle apparenze sintomatologiche che sembrano svuotarla di intenzionalità.) L'angoscia di Emilia straripa con la veemenza di un torrente in piena, e non posso sottrarmi a essa, ma la mia angoscia nasce (anche) da questo mio non riuscire a mettermi-in-relazione con questa esistenza talora immobile e talora percorsa da una profonda inquietudine che stravolge le linee del volto: dalla superficie del volto si scende nelle brecce aperte delle profondità dell'anima nel senso del discorso emozionante [190] di Hofmannsthal.

L'angoscia psicotica, che in Emilia come nelle schizofrenie a insorgenza acuta, e non solo in queste del resto, risucchia (sommerge) l'orizzonte degli altri sentimenti intenzionali, e che testimonia dell'evanescente fuggire delle cose e delle persone nell'ombra di un morire imminente, mi allontana e mi avvicina contestualmente: nella ripida cascata delle emozioni che colgo nel mio modo di essere, e nel mio modo di sentire, con grande evidenza e con eterea immediatezza. Ovviamente, il mondo, in cui vive Emilia, *non* è il mio mondo e *non* è il mondo in cui ciascuno di noi, abitualmente, vive e sopravvive; ma, al di là delle trasformazioni dell'intersoggettività e delle categorie (esistenziali) spaziotemporali che contrassegnano il mondo psicotico, sono ancora possibili forme di relazione dialogica e di contatto affettivo.

Certo, non è facile tematizzare, e rendere concrete, le modificazioni della vita emozionale (le pagine di Max Scheler [333; 335] sono ancora una volta indispensabili a ogni discorso su queste cose) che ciascuno di noi prova dinanzi agli enigmi stregati di una *Lebenswelt* psicotica. La sola cosa, che si possa fare, è quella di servirsi di un linguaggio allusivo e friabile, discontinuo e sconfinante nell'indicibile, nel quale si intraveda almeno qualcosa di questa estraneità e di questa alterità. Nulla si coglie, invece, se il linguaggio è quello inaridito e desertificato dalla ragione calcolante e dai ghiacciai della riflessione scientifico-naturale.

Al di là del mondo (dell'*autre monde*) in cui vive, *non* è il sentire Emilia estranea e inafferrabile nella sua vita emozionale a ridestare in noi un'esperienza im-mediata di dissonanza e di frattura interpersonale: qualcosa d'altro è in gioco. Cosa mi trascina, allora, a ri-conoscere in Emilia il timbro lacerante della schizofrenicità, e cosa mi fa trasalire dinanzi a un'esperienza *diversa* (radicalmente diversa dalla mia) che mi fa presagire, e mi fa presentire, l'indicibile e l'ineffabile di una condizione umana segnata dalla in-finitudine e dalla lontananza? Non posso non rientrare agostinianamente nei vortici della mia interiorità, non sondabile da qualsiasi categoria geometrica di discorso, e posso solo cercare di indicare (di esprimere al di là di ogni parola concreta) quelli che sono i miei vissuti, nella loro immediatezza antepredicativa, davanti alla umana *Gestalt* di Emilia: che, oggi ancora, nella cascata vertiginosa e tormentata degli anni rinasce ogni volta nella sua stremata sensibilità e nella sua eterea delicatezza. Enigmatica e astrale, Emilia si avvicina (ha un sorriso immemoriale che sembra venire da una infanzia proustiana mai velata e mai alterata) e si allontana vorticosamente:

nel circolo ermeneutico di questo problema senza fine che è il problema della conflittualità bruciante fra la *distanza* e la *vicinanza* come paradigma di ogni conoscenza e di ogni psicoterapia nelle schizofrenie. Cosa posso dire ancora del mio incontro (del mio vivere) con Emilia: in lei, del resto, si emblematizzano le realtà psicologiche e umane delle infinite altre figure (delle infinite altre *persone*) che rientrano in questa (arida) definizione di schizofrenia.

Mettendo-fuori-gioco ogni conoscenza astratta e ogni scientificità, questo è il senso radicale della fenomenologia, mi confronto ancora con Emilia nella spontaneità e nella immediatezza di una (riuscita e fallita) comunicazione dialogica. (Sono, queste, esperienze che mi è possibile fare con lei nel corso del tempo e che, qui, distacco dal fluire ininterrotto della vita: della *sua* vita e della *mia* vita; fermandole e immobilizzandole come indice di una confrontazione senza fine con l'esperienza psicotica.) Colgo, ogni volta, in Emilia un volto, giovane e non più giovane, che si apre improvvisamente nella sua dilemmatica trasparenza e che si chiude nel volgere imprendibile di un istante. Immagine diafana e pietrificata, luminosa e tenebrale, cantante e braccata da un silenzio ostinato e impenetrabile. Non so, in fondo, se possa essere definita come una condizione di fascinazione [321] l'esperienza che ciascuno di noi ha, soggettivamente, dinanzi alla metamorfosi psicotica dell'esistenza: con la sua scia limpida e incandescente che mi travolge nella sua intensità glaciale e nella sua suggestione metaforica: simile al canto di sirene (kafkiane) impazzite sull'orlo dell'abisso e soffocate dal silenzio stregato [206]. Non saprei dire, insomma, cosa accada in una relazione dialogica (spezzata) con una *Lebenswelt* psicotica: ma qualcosa di oscuro e di significativo, che cerco di cogliere nel suo senso e nelle sue risonanze, si svolge nella mia soggettività (nella mia interiorità).

In ogni caso, non è possibile cogliere il senso di una modalità di essere schizofrenica se non si è trascinati in questa relazione dialettica e storicizzata con l'altro-da-noi: al di fuori di ogni distanziazione reificante; e questo perché la schizofrenia come umana possibilità *non* si esaurisce nella sua dimensione clinica ma rimanda a qualcosa di più profondo e radicale (a qualcosa di [373] atmosferico). Questo stato di cose non si rivela se non all'intuizione: all'esperienza interiore che sfonda ogni barriera sintomatologica e contrassegna la dissonanza indicibile e inesprimibile che distingue, e separa, i modi di essere psicotici da quelli non-psicotici. Così, non rivivo in Emilia una incomunicabilità affettiva: la *sua* angoscia non è (certo) la *mia* angoscia, e non è nemmeno l'angoscia depressiva (malinconica) che è più gridata e meno frantumata, ma non mi sento respinto, o raggelato, da questa angoscia che *non* è radicalmente estranea al nostro modo di vivere. La controrisonanza decisiva, che nasce in noi di fronte a una paziente come Emilia, mi sembra essere quella (contestuale) dell'essere-calamitati e dell'essere-respinti, dell'essere-contagiati e dell'essere-abbagliati: in un orizzonte di conoscenza che mi sta davanti nella sua ambigua chiarità e oscurità, e che fa rinascere in me il senso di uno scacco dell'intersoggettività e dell'incontro dialogico nel senso di Romano Guardini [169]. Questo incontro infinitamente cercato, e infinitamente perduto, si intravede nel nostro cuore e nel cuore dell'*altro*-da-noi: sulla linea effimera (visibile e invisibile) di una immagine che arde e si spegne: segnando la nostra solitudine e la nostra desolazione.

Queste sono, dunque, le esperienze vissute che nascono in me dinanzi al mondo-della-vita psicotico di Emilia; ma cosa posso immaginare delle *sue* esperienze e dei *suoi* modi di vivere? Non ci sono in lei espressioni verbali (discorsi) che mi consentano di decifrare il loro *senso* e le loro allusioni cifrate. Immergendomi nella *sua* soggettività, immedesimandomi nella *sua* interiorità, mi sembra di cogliere nel suo silenzio e nella sua ritrosia una disperata richiesta di aiuto e di solitudine. Ogni avvenimento esterno (ogni sollecitazione ambientale) non può non trascinarla in una condizione di ansietà e di dolore morale: ferendola nella sua infinita fragilità e nella sua lacerante insicurezza. Ricostruendo, e rivivendo per analogia, la storia della sua vita (segnata da alcuni anni di istituzionalizzazione manicomiale) non mi sento di indurla, e di sollecitarla, a una qualsiasi iniziativa che Emilia vivrebbe (che io vivrei se fossi divorato dalla sua esperienza psicotica) come insostenibile e traumatica. Solo sulla scia di un dialogo silenzioso e di una parola inespressa, che abbiano a testimoniare una presenza umana e una vicinanza affettiva, Emilia riesce a dire (riesce a significare) qualcosa della sua sensibilità. Capisco (sento) che, nel disegnare e nel dipingere (labili tracce che denotano un'angoscia tremenda e una spaurita desolazione), si viene delineando in lei un'esperienza comunitaria: non si sente più sola ma legata ad altri destini: a quelli delle pazienti che sono con lei.

(Non ci può essere confronto clinico e anche terapeutico con la schizofrenia se non si riesce a cogliere in noi stessi e nella soggettività del paziente (della paziente) il nascere e l'articolarsi di queste emozioni, infinitamente diverse nella loro connotazione tematica, e indirizzate a captare la realtà psicologica e clinica di una realtà schizofrenica. Questa è l'area della diagnosi *intuitiva*, dell'esperienza *immediata* di schizofrenicità [23; 50; 81; 92; 156; 186; 321; 341; 361; 374], a cui è legata la riconoscibilità istantanea, e ancora più implacabile di ogni diagnosi sintomatologica (analitica e razionale), della malattia. Come ha scritto, del resto, Ferdinando Barison [23], l'insieme delle esperienze soggettive e intersoggettive, che contrassegnano la ragione d'essere del "sentimento precoce (immediato) di schizofrenia" (del "Praecoxgefühl": questa è la celebre e originaria definizione tedesca della cosa), si costituisce come l'elemento essenziale di ogni psicoterapia della schizofrenia. In un altro suo lavoro [24], ma connesso tematicamente con questo al quale mi sono richiamato, Barison afferma come non si possa comprendere chi è nel gorgo della schizofrenia "senza entrare in un rapporto che è un primo passo nel territorio della psicoterapia, cioè di un mutamento esistenziale coinvolgente operatore e paziente, sia sul piano del Mit-sein in un modo autentico che sul piano del rapporto transferenziale e contro-transferenziale, anche se vi sia per avventura una sola intervista: qualsiasi siano nel tempo e nelle diverse circostanze gli svolgimenti di tale rapporto".)

Le dimensioni psicologiche della farmacopsichiatria

Le dissonanze fra una psichiatria naturalistica e una psichiatria fenomenologica (ermeneutica) sono radicali: (*Leitmotiv*, questo, del mio discorso: certo): l'oggettività si contrappone alla soggettività; la fredda neutralità del medico, che guarda *non* alla persona del paziente ma al *sintomo* di cui il paziente è portatore, si contrappone alla relazione dialogica [156]. Le dissonanze sono anche applicative: un fenomeno psicopatologico è nel contesto di una psichiatria naturalistica un "disturbo" che non può se non essere e-liminato: indipendentemente dal senso, e dalla catena di rimandi, che nel sintomo si stratificano, e indipendentemente dal significato che il paziente attribuisce a questi sintomi e a questi disturbi. Nell'area di una psichiatria naturalistica assolutizzata la farmacoterapia diviene *non* orizzonte che intenda cogliere il *senso* dialettico di un'esperienza psicotica ma strumento finalizzato a demolire (a nientificare) ogni fenomeno psicopatologico considerato come sintomo-bersaglio a cui non sia assegnata alcuna significazione. Come l'esperienza clinica insegna, alla normalizzazione forzata di una *Gestalt* allucinatoria e delirante, di una estraneità psicotica e di un'esperienza di colpa, può conseguire la dissoluzione di ogni ragione d'essere esistenziale e la ricerca disperata di una morte volontaria come ultima via di uscita da una condizione umana vissuta (ormai) nella sua insignificanza intollerabile e atroce.

In una psichiatria fondata fenomenologicamente le prospettive si trasformano: in essa non si può fare a meno della im-medesimazione e della im-mersione *nei* vissuti del paziente colti nella loro immediatezza e *non* reificati nella loro significanza astratta. La captazione della sintomatologia clinica, e l'articolazione farmacoterapeutica, non sono la conseguenza di una (unilaterale) iniziativa conoscitiva da parte del medico; ma sono l'espressione di una *contestuale* partecipazione da parte del medico e da parte del paziente: senza la collaborazione del quale non è possibile giungere alla conoscenza di ciò che avviene nella sua soggettività. L'intersoggettività, anche se a-simmetricamente spostata (s-quilibrata) da una parte o dall'altra, costituisce la struttura portante di ogni comprensione umana e psicologica su cui si fonda la psichiatria come scienza umana. Alla scomposizione artificiale e alla dissezione arida delle realtà cliniche e delle aggregazioni sintomatologiche, che si hanno in ogni psichiatria fondata naturalisticamente, si contrappone la captazione intuitiva ed eidetica delle esperienze psicotiche in ogni psichiatria fondata fenomenologicamente. Il discorso sugli aspetti soggettivi e psicologici, con cui si confronta ogni somministrazione farmacologica al di là di quella che è la sua immediata incidenza farmacocinetica (biologica), è possibile (ovviamente) solo se la soggettività del paziente si fa orizzonte tematico essenziale. Quando, oggi, si parla di *compliance* (di adesione, di consenso, di condiscendenza, di sottomissione: girandola di possibili traduzioni dell'intraducibile parola inglese), si allude a questi problemi.

La "compliance", e cioè la disponibilità ad adeguarsi alle prescrizioni del medico, non consiste solo nell'assunzione dei farmaci seguendo le indicazioni ricevute (cosa che avviene nella misura in cui fra medico e paziente ci sia una relazione di fiducia) ma *anche* nell'adesione (soggettiva) alla prescrizione: nell'accettazione delle attese (del medico) e nella comprensione delle modalità di azione (della sostanza farmacologica). I lavori, che oggi si incentrano su questi problemi, sono molti e significativi [84; 182; 225; 226; 241; 242; 253; 366]; e concorrono a dimostrare come la "compliance" del paziente abbia un'indubbia importanza nel condizionare l'efficacia di una terapia farmacologica e anche, ovviamente, di una terapia psicologica. Certo, la "compliance" implica preliminarmente la disponibilità a seguire determinate modalità di comportamento: come, ad esempio, l'attuazione di adeguate (più, o meno, frequenti) "visite" mediche; e questo non è facile, ma non è impossibile, nell'area stessa delle schizofrenie. In ogni caso, l'ampiezza, e la profondità, dell'adesione (della condiscendenza) alle programmazioni psicologiche e farmacologiche sono legate al problema incandescente del "consenso" alle cure e del consenso "informato": (su queste cose non posso non rinviare alle pagine bellissime e originali, taglienti e determinate, che ha scritto [337; 338] Michele Schiavone): esperienze, queste, che divengono possibili anche se ci si confronta con la *Lebenswelt* psicotica.

L'attitudine interiore (*soggettiva*) nei confronti della farmacoterapia, in particolare, *non* si esprime solo nell'antitesi fra una "adesione" alla cura ("compliance") e una "non-adesione" alla cura ("non-compliance") ma si esprime, anche, in quell'esperienza che si può definire della "over-compliance": nell'adesione eccessiva alle cure e, cioè, nella modalità comportamentale di pazienti che rifiutano ogni riduzione dei farmaci, o che tendono ad aumentarne le dosi al di fuori di ogni indicazione medica.

Nel contesto della farmacoterapia delle schizofrenie il consenso (la condiscendenza) del paziente alle cure è legato all'esistenza di un'autentica relazione fra medico e paziente: *anche* nelle forme di scompensazione acuta; e questo ha una sua influenza, non facilmente misurabile ovviamente, sulle dosi farmacologiche. In un ambiente comunitario, ma anche in un ambiente ospedaliero, adattato alle esigenze psicologiche e sociali dei pazienti le dosi di farmaci possono scendere a livelli molto bassi: l'ambiente circostante consente, cioè, di conseguire (già in sé) una significativa remissione della sintomatologia psicotica. L'ambiente, certo, nelle sue dimensioni interpersonali e spazio-temporali, ma anche l'adesione interiore al *senso* della somministrazione farmacologica (le implicazioni psicologiche della farmacopsichiatria, insomma), svolgono una notevole influenza [225; 226] sull'attività terapeutica dei farmaci neurolettici e antidepressivi.

Cose essenziali, queste, nel discorso di ogni psichiatria che rifletta sul suo fare-terapia.

Le possibilità psicoterapeutiche nella schizofrenia

Modalità psicoterapeutiche sono ineliminabili da ogni strategia terapeutica che abbia a che fare con l'angoscia e la disperazione, con la dissolvenza del mondo e l'estraneità, dilaganti in chi sia risucchiato nel vortice di un'esperienza psicotica.

Le articolazioni psicoterapeutiche, che si svolgano nell'area delle esperienze psicotiche, non sono confrontabili con quelle che sono indicate nell'area delle esperienze neurotiche. (Non solo nel pensiero acuto e tranciante di Sigmund Freud [141; 142], ma in quello più clinico di Manfred Bleuler [72; 74], le psicosi sono considerate come qualcosa di radicalmente diverso dalle neurosi. Come dice Manfred Bleuler [72], se ci allontaniamo da questa dicotomia semantica e linguistica (clinica), precipitiamo in una confusione concettuale che diviene fatalmente pericolosa sia per il nostro agire medico sia per la ricerca e la comunicazione scientifica.) Nelle psicosi non è possibile alcuna modalità psicoterapeutica che *non* si accompagni a una radicale forma di impegno personale e *non* trascenda le implicazioni metodologiche del discorso psicoanalitico. Le angosce e le conflittualità psicotiche, nella loro incandescenza e nella loro fragilità, si esasperano ulteriormente se gli strumenti ghiacciati della tecnica, e l'indifferenza emozionale, dilagano intorno a chi sia immerso nella sofferenza psicotica.

La psicoterapia ha un senso, nelle esperienze psicotiche (in quella depressiva e in quella schizofrenica), solo se si viene articolando nel contesto di una reciprocità relazionale che interessi contemporaneamente il paziente e chi lo cura [76; 77; 366]. La psicoterapia si costituisce, così, come una delle forme radicali di comunicazione interpersonale: al di là di ogni sua connotazione "tecnica" che la consideri subalterna, e finalizzata, a quella entità astratta chiamata "psiche" [51].

L'applicabilità della psicoanalisi alle esperienze psicotiche (alla loro terapia) è stata radicalmente contestata da Sigmund Freud. Nella *Introduzione alla psicoanalisi* [140] egli dice: "Vi sono però altre forme di malattia, nelle quali, malgrado le condizioni siano le stesse, il nostro procedimento terapeutico non ha successo"; e poi aggiunge: "Questi pazienti – paranoici, melanconici, o affetti da dementia praecox – rimangono imperterriti e impenetrabili alla terapia psicoanalitica. Da che cosa può dipendere questo? Non dalla mancanza di intelligenza; richiediamo naturalmente ai nostri pazienti un certo grado di capacità intellettuale, ma questa, tanto per fare un esempio, non fa difetto sicuramente a gente dotata di grande acutezza come i paranoici 'combinatori' ". La conclusione è questa: "Ci troviamo qui davanti a un fatto che non comprendiamo e che ci fa perciò dubitare di avere effettivamente compreso, in tutti i suoi aspetti determinati, il successo eventualmente conseguito nelle altre nevrosi".

Nonostante queste drastiche enunciazioni freudiane, si sono poi succedute esperienze di psicoterapia delle psicosi e delle schizofrenie in particolare: fondate su metodologie diverse che intendevano, in ogni caso, ispirarsi alle strutture portanti della psicoanalisi freudiana (anche se modificate): dai lavori di H.S. Sullivan [370; 371; 372] e di Paul Federn [135] a quelli di Frieda Fromm-Reichmann [143] e di Alfred Storch [361]: sulla scia dei quali si sono venuti svolgendo altri lavori [36; 37; 39; 279; 300; 360] che si sono confrontati con le dilemmatiche possibilità psicoterapeutiche nelle schizofrenie. (La ricostruzione critica dei diversi modelli psicoterapeutici nelle schizofrenie riemerge da alcuni lavori [89; 228; 281] recenti.)

Al di là della loro radicale significazione conoscitiva e del fascino umano e scientifico con cui ancora oggi questi lavori si leggono, non è possibile non dire come, nell'area delle psicosi, una psicoterapia *senza* una farmacoterapia *non* abbia ragione d'essere e come *non* ci si confronti con un'esperienza psicotica nel contesto di una distanziazione emozionale ma di una (arrischiata) partecipazione emozionale. Camminando insieme lungo gli abissi di una reciproca relazione interpersonale si origina uno scambio conoscitivo e dialogico fra chi cura e chi è curato; e la distanza fra mondo non-psicotico e mondo psicotico si indebolisce: almeno in parte. La lontananza stellare si trasforma in vicinanza emozionale: sono cose, queste, che rimandano alle fondazioni fenomenologiche del discorso psicoterapeutico [25; 28; 51; 52; 83; 156; 229; 400; 409; 410].

(Il problema della *distanza* (della neutralità) nell'incontro con un'esperienza psicotica è stato analizzato da Bruno Callieri [94]: se (egli dice) la "neutralità" emozionale "restasse come unica modalità d'esperienza" essa "renderebbe impossibile ogni dialogo col paziente e ostacolerebbe seriamente ogni tentativo di recupero dell'*alter* nascosto nell'alienus o da esso sommerso"; e, ancora, con queste ulteriori considerazioni: "Un tale saper accettare l'altro come uomo, sotto qualunque forma egli si presenti, costituisce la condizione preliminare per un incontro reale sul piano psichiatrico. Anche l'alienazione più radicale, la menomazione psichica più eclatante racchiudono in sé l'alter, il 'compagno' (fellow-man), la persona umana".)

Certo, ogni esperienza psicotica sconvolge le strutture spaziotemporali e interpersonali della condizione umana: frantumando (non lasciando sopravvivere) le aree tematiche e metodologiche di una psicoterapia analitica; anche se questo non significa che non sia possibile nella psicoterapia delle schizofrenie una convergenza [61], sul terreno ermeneutico, fra l'indirizzo psicoanalitico e quello fenomenologico. Nell'ammettere questa convergenza fra l'uno e l'altro indirizzo Barison ne sottolinea nondimeno le differenze radicali [25]: "Se psicanalisi e fenomenologia si basano, convergendo, sul comprendere ermeneutico, il procedimento terapeutico va in senso opposto: all'indietro, verso le matrici inconsce l'una, in avanti l'altra. Per la fenomenologia non hanno importanza gli antefatti, il 'che cosa', ma il 'come' l'esistenza via via si costruisce".

In ogni caso, non c'è progettazione terapeutica, quando abbia un senso, nella *Lebenswelt* schizofrenica (nel mondo-della-vita schizofrenico) che non muova da una relazione dialogica [88] aperta a orizzonti di radicale intersoggettività: finalizzata alla costituzione di una "comunità" [156] fra chi cura e chi è curato.

Certo, come ha scritto a suo tempo [251; 252] Friedrich Mauz in lavori che sono essenziali e, direi, decisivi su questo argomento, non c'è terapia biologica che possa fare a meno di un'articolazione psicoterapeutica del discorso; e questo, in particolare, nell'area delle schizofrenie. Come egli dice [251], se mi riesce (con la mia semplice presenza umana) di ridestare nel mio *alter ego* psicotico un gesto di risonanza emozionale (di simpatia), o un sorriso friabile e fuggitivo, non posso non sentirmi ancora più sconvolto che non di fronte alla (improvvisa) modificazione clinica indotta da una terapia somatica. Ci sono altre considerazioni (le sento molto vicine alla mia sensibilità e alla mia esperienza di vita) di Friedrich Mauz che testimoniano del senso labile e radicale di ogni psicoterapia nelle psicosi (nelle schizofrenie). Non c'è relazione transferale possibile (egli dice [251]) con chi viva un'esperienza psicotica se *non* siamo capaci di ri-vivere in noi, e di e-sprimere, sincerità, cordialità e comprensione: sentimenti semplici e profondi che sembrano essere estranei a ogni scientificità (a ogni discorso scientifico) e che formano, invece, il nocciolo ultimo e bruciante di ogni incontro con un'esperienza psicotica.

Sulla scia vertiginosa di questo discorso *non* ha senso, nei modi di essere (e di vivere) con chi sia sommerso da una esperienza psicotica, trincerarsi e chiudersi nei confini di un'arida e gelida (formalistica) in-differenza emozionale (certo): ad esempio, ancora, è cosa disastrosa quella di *non* consentire a un paziente di venire da noi, di entrare (anche) nella stanza in cui lavoriamo, quando egli si senta angosciato e soffocato dalla tristezza, o dalla disperazione; e, allo stesso modo, è cosa molto rischiosa [251] quella di fare attendere un paziente o di rinviare un colloquio concordato. Il senso indicibile e inafferrabile di ogni psicoterapia nelle psicosi si gioca su queste linee di condotta semplici e immediate: nelle quali confluiscono, del resto, le fondazioni pratiche e teoriche di una psicoterapia intesa nel senso di Ludwig Binswanger e di V.E. von Gebsattel come psicoterapia antropologica e fenomenologica.

La psicoterapia non può nemmeno non confrontarsi con le dimensioni interpersonali e sociali dell'esperienza psicotica: analizzando, e modificando (nella misura in cui sia possibile), le atmosfere familiari e riarticolando (arginando) le situazioni storico-vitali patogene: che sono oggi tematizzate come "life-events" ("eventi della vita") a cui è legata la possibile insorgenza di scompensazioni psicotiche [184; 209; 298].

Questa *non* è più, certo, psicoterapia in senso stretto ma di essa non si può fare a meno.

(Non c'è psicoterapia senza intersoggettività che abbia a fondarla nel suo orizzonte intenzionale e che si costituisca come relazione fra un "io" e un "tu", fra un "io" e un contesto inter-monadologico: che si confronta con l'io nell'infinita sequenza delle articolazioni (interpersonali) possibili. Cose taglienti e decisive sono state espresse da Heidegger nel suo discorso sulla fondazione (sulle radici) della relazione fra medico e paziente. Nei seminari [179] tenuti a Zollikon, in Svizzera, egli dice: "Invece di parlare sempre solo di un cosiddetto rapportarsi io-tu, si dovrebbe, piuttosto, parlare di una relazione tu-tu, in quanto lo io-tu è sempre solo detto a partire da me, mentre, invece, in realtà, v'è una relazione reciproca"; e ancora, riflettendo sul senso della relazione fra chi cura (il medico) e chi è curato (il paziente), egli afferma: "In qualità di medico, ci si deve, per così dire, ritirare e lasciar essere l'altro uomo. Questi sono modi di comportamento del tutto diversi, che, dal di fuori, non sono affatto distinguibili". Sconfinando poi nell'area incandescente della psicoterapia, Heidegger dice che da una psicoterapia intesa a fare qualcosa di semplicemente tecnico, "non verrà fuori mai un uomo più sano"; e questo perché, in essa, "l'uomo è definitivamente escluso: al massimo, potrebbe risultarne un oggetto levigato".)

Cosa si fa in una comunità terapeutica

Il modello farmacoterapeutico e quello psicoterapeutico non possono essere assolutizzati: ci sono forme schizofreniche nelle quali il modello della comunità terapeutica (il modello sociale di terapia) si fa strumento essenziale e insostituibile.

Nei suoi bellissimi lavori [68; 69; 70; 71; 72; 73; 74], che non si possono mai leggere senza risonanze umane (e culturali) profonde, Manfred Bleuler ha drasticamente sottolineata l'esigenza di un discorso terapeutico dialetticamente aperto a cogliere gli aspetti diversi di un'esperienza psicotica. In uno dei suoi lavori più sferzanti [73] egli dice di temere l'arrischiata sopravvalutazione delle terapie somatiche che si attuano nella schizofrenia: affermando che non c'è alcuna modalità terapeutica, nemmeno quella farmacologica, alla quale sia possibile attribuire una efficacia causale: un'azione indirizzata alle cause dell'esperienza psicotica. (Questo *non* significa disconoscere ai farmaci neurolettici un'azione significativa e decisiva nel sedare l'angoscia, e nel calmare la condizione di agitazione, dei pazienti: svuotando, o almeno inaridendo, le radici emozionali delle esperienze psicotiche e consentendo l'apertura di un'articolazione dialogica *già* nel corso di una scompensazione acuta.) Da questo lavoro [73] di Manfred Bleuler riemerge l'esigenza, direi, di tenere presente la dimensione sociale della psichiatria: *sia* nella valutazione del *senso* che le influenze sociali hanno nell'insorgenza di una esperienza psicotica *sia* nell'attuazione delle iniziative terapeutiche che si svolgano in una comunità terapeutica.

Al di là di ogni farmacoterapia e di ogni psicoterapia, un'esperienza psicotica non può non essere curata, in alcuni casi, nel contesto di una *comunità*: una comunità familiare, certo, ma anche una comunità di lavoro e una comunità *terapeutica*: che si sostituisce alla comunità familiare, quando sia franata, e che fonda la sua ragione d'essere sui valori (parola scheleriana logorata e, da ogni parte, contestata ma, forse, ancora oggi essenziale) della solidarietà psicologica e umana. La "comunità terapeutica" (modello terapeutico radicale nel confrontarsi con forme psicotiche *non* acute ma dilatate *nel* tempo) tematizza, e indica, i *modi* con cui si articolano le iniziative socio-terapeutiche e i *luoghi* in cui queste avvengono: gli snodi ambulatoriali di una psichiatria dialettica (territoriale) o, elettivamente, le strutture residenziali *lontane*, nella misura in cui sia possibile, dal modello "medico" di discorso e finalizzate al modello sociale di discorso.

Certo, l'agire, e il linguaggio, della psichiatria scendono (qui) dai cieli stellati della riflessione teorica (anche filosofica) alle (apparenti) banalità di un mondo-della-vita quotidiano e immerso nella terrestrità; ma la psichiatria è questa: nelle sue dilemmaticità e nelle sue antinomie.

Cosa si fa in una comunità terapeutica? Cose semplici e significative (quelle sofisticate [118] non mi sembrano essenziali) che sono indirizzate a sollecitare (a fare-riemergere) le risorse interiori (le possibilità creative) ancora presenti nelle condizioni psicotiche clinicamente più avanzate. Si fa terapia in una comunità terapeutica disegnando e dipingendo, facendo musica e svolgendo lavori di diversa natura; e *già* questo confrontarsi con gli aspetti quotidiani della vita (del mondo-della-vita) ha un'autentica significazione terapeutica quando sia inserito in un'atmosfera umana e psicologica di attenzione e di partecipazione emozionale.

Sogni e improvvisazioni di una psichiatria comunitaria (di una psichiatria sociale) destituita di fondazioni scientifiche? La psichiatria o è psichiatria sociale o *non* è psichiatria: certo [116]; e le articolazioni terapeutiche, che si svolgano in una struttura comunitaria (in un contesto ambientale contrassegnato da una comunicazione intuitiva e creativa), sono radicalmente orientate nel ri-arginare, e nel ri-costruire, le fondazioni interpersonali di un'esistenza psicotica: sprofondata nella sua solitudine. Se l'esperienza psicotica si costituisce (così) nel contesto di una condizione autistica divorata da orizzonti di senso irreali e astratti (geometrici e formalistici), cosa significativa ai fini terapeutici non può non essere quella di aiutare i pazienti in questo confronto con problemi reali e concreti: anche con esperienze di lavoro e di "arte-terapia" [18; 153; 233].

Non c'è, dunque, progettazione terapeutica in psichiatria che possa fare a meno del modello sociale: del modello della comunità terapeutica. Se il dialogo psicoterapeutico, e le strategie farmacoterapeutiche, sono ineliminabili da ogni forma schizofrenica a evoluzione acuta, *non* è (dunque) possibile contestare la significazione clinica di un'articolazione socio-terapeutica dinanzi a forme schizofreniche striscianti ed estese nel tempo. Non si può, del resto, non risottolineare come ogni socio-terapia abbia il suo senso solo se sia inserita in un orizzonte fenomenologico di intersoggettività.

Quando le strategie socio-terapeutiche si svolgono nel contesto di strutture residenziali (di "comunità"), si deve riflettere fino in fondo sul senso che in esse assume lo spazio *vissuto*. Lo spazio vissuto *non* è lo spazio geometrico; e nello spazio vissuto si viene configurando la categoria (antropologica) dell'abitare: spazio, intimità e ambiente abitativo si racchiudono nel titolo di un bellissimo lavoro [262] di Eugène Minkowski, e su questo tema risplende uno dei lavori più temerari [177] di Martin Heidegger. Le cose, che in questi lavori sono illustrate, mi sembrano essenziali *anche* nel discorso sui modi strutturali di essere di una comunità indirizzata a svolgere un lavoro terapeutico: a essere, appunto, una comunità *terapeutica*.

Lo spazio matematico (geometrico) è sconfinato e illimitato ma, in questo spazio, è necessario isolare una frangia spaziale (umana): nella quale ciascuno di noi, al di là di ogni categoria che distingua "sanità" e "malattia", possa sentirsi *al sicuro* e possa resistere alla "pressione" degli spazi (matematici) che non hanno fine e non hanno confini. Nel dire queste cose [262], e nel parlare di una *umanizzazione* dello spazio, di un suo adattamento alle esigenze vitali della condizione umana, Minkowski indica (lascia intravedere) il salto vertiginoso che separa lo spazio geometrico (dis-umano), che è lo spazio istituzionale nella sua gelida indifferenza ai valori dell'autonomia e della libertà della persona, *dallo* spazio vissuto (umanizzato), che è lo spazio costitutivo di *ogni* comunità terapeutica dotata di *senso* e immersa negli orizzonti intenzionali di una radicale intersoggettività. La metamorfosi degli spazi, che così si delinea, sottrae allo spazio istituzionale il suo deserto: facendo sgorgare dallo spazio istituzionale, superato e negato, uno spazio radicalmente diverso che è quello comunitario. Lo spazio vissuto, e il tempo vissuto, sono gli elementi fenomenologici che liberano la comunità terapeutica da ogni (anche lontana) analogia con la desertificazione spaziale e temporale che ha contrassegnato il modo di vivere (di sopravvivere), e di morire, in ogni (devastante) realtà istituzionale (manicomiale). In questa, mondi chiusi (monadi senza finestre) si muovevano, e si dissolvevano, in spazi istituzionali che si elevavano (si elevano) come ghiacciai incapaci di destare risonanze interiori e di fare-nascere orizzonti di senso.

La comunità terapeutica si sostituisce alla famiglia

In psichiatria, e non solo in psichiatria, non sono possibili generalizzazioni: ci sono famiglie "terapeutiche", che si costituiscono come condizione essenziale e ineliminabile di ogni strategia psicoterapeutica e socioterapeutica, e ci sono famiglie "patogene" (anti-terapeutiche), che svuotano di significato ogni possibile *Einstellung* curativa e che non possono non essere integrate, o sostituite (per periodi di tempo variabili), da comunità terapeutiche: intese come comunità nelle quali l'elemento terapeutico radicale e decisivo si fonda sulla costituzione di modelli interpersonali e sociali: senza escludere *altri* modelli aggiuntivi e integrativi.

La comunità terapeutica come alternativa (talora) inesorabile alla famiglia. Anna ha ora trentacinque anni: l'esperienza schizofrenica si è iniziata, quindici anni prima, con un'improvvisa scompensazione (acuta) alla quale è seguita una remissione di cinque anni e, poi, una ricaduta sintomatologica (esperienze allucinatorie ed esperienze deliranti, esperienze di trasformazione della coscienza dell'io ed esperienze di angoscia mortale): che è continuata nel corso di questi anni con fugaci attenuazioni cliniche. La conflittualità familiare è fra le più distruttive e incandescenti che mi sia mai accaduto di constatare: nel contesto di una figura paterna divorata dal narcisismo e dalla malafede (in senso [326] sartreano) e di una figura materna inconsistente e soggiogata: travolta da realtà psicologiche e da cose più grandi di lei. Al di fuori di ogni capacità di analisi (e di selezione) delle proprie emozioni, la famiglia di Anna si è costituita in quella lacerante e sfrenata emozionalità che il discorso sulle "emozioni espresse", sulle "expressed emotions" [236; 237; 298; 353; 384], ha portato alla ribalta della psichiatria: sfidata a riflettere fino in fondo sulle proprie fondazioni sociali e interpersonali, e sull'importanza che incandescenti relazioni familiari hanno nella scompensazione di un'esperienza psicotica. (La famiglia di Anna si è avvinghiata, in questi anni, alla figura e all'esistenza della paziente: benché con flagranti e radenti ambiguità.) Alla scompensazione sulla linea dei vissuti si è accompagnata in Anna una condotta contrassegnata da una lancinante aggressività e da una dilagante difficoltà nell'articolazione di un dialogo dotato di senso. Una inquietudine senza fine ha condotto Anna alla corrosione del proprio corpo sfinito dall'angoscia e dall'agitazione: giorno e notte, nel tumulto di una insonnia ostinata e ribelle, essa correva (saliva freneticamente) da un piano all'altro della casa in cui abitava. Nel corso di cinque anni, dai venticinque ai trent'anni, Anna è stata sottoposta a una psicoterapia analitica (con due-tre sedute settimanali) e a una contemporanea somministrazione di farmaci ad azione neurolettica ad alte dosi. Nonostante questa contestuale psicoterapia e farmacoterapia, svolta nel contesto familiare, Anna è giunta infine a rifiutare ogni alimentazione e ogni cura del proprio corpo: come una zattera alla deriva in una famiglia sconvolta dai conflitti e dalle tempeste emozionali.

Ora, quando l'aggressività crescente di Anna non è stata più tollerata dai familiari (dai genitori), questi hanno chiesto che Anna fosse ospitata nella comunità terapeutica che fa parte dei servizi di psichiatria di Novara. Sono cinque anni che essa vive in comunità: le modificazioni cliniche più profonde si sono osservate, all'inizio, quando ha lasciato la famiglia (l'atmosfera familiare) con le sue dissonanze dolorose e crudeli e ha incominciato a vivere una vita quotidiana radicalmente diversa. Staccata dalla divorante sopraffazione emozionale della famiglia, e sottratta così alla conflittualità inarrestabile delle relazioni interpersonali che in essa si svolgevano, si è osservata in Anna una drammatica trasformazione della fenomenologia clinica. La condotta si è normalizzata nell'area di un'esistenza non più assediata dal rifiuto di ogni alimentazione e di ogni salvaguardia vitale; la distruttività si è attenuata nel volgere di alcune settimane fino a spegnersi: riaccendendosi solo quando Anna rivede la madre; la solitudine autistica disperata e totale si è spezzata fino a consentire ad Anna di uscire (dalla comunità) e di immergersi nel modo di vivere quotidiano degli altri: cosa che non avveniva da alcuni anni; il contatto interpersonale, prima nientificato dall'angoscia e dal terrore, si è lentamente dilatato e ampliato: aprendosi al linguaggio, che sembrava perduto nella dissoluzione autistica, e al sorriso (a un sorriso triste e segnato da una vibratile ironia ma nondimeno palpitante e vivo); la personalità, nel suo divenire storico ed emozionale, non ha manifestato corrosioni fatali e nemmeno profonde incrinature; il mondo dell'affettività si è destituito della sua (apparente) aridità e del suo svuotamento intenzionale.

Certo, *non* sono scomparse le esperienze deliranti e allucinatorie ma esse sono immerse in una *Gestalt* clinica essenzialmente diversa nei suoi modi strutturali di essere. Anna non ritorna nella propria casa se non per brevi periodi: questo, in ogni caso, non perché le sue condizioni cliniche non lo consentano ma perché nella sua famiglia non ci sono ancora (non so se mai ci saranno) le premesse psicologiche e sociali a questo cambiamento di vita.

Non mi sono soffermato su questa esperienza psicotica se non al fine di indicare *come* situazioni familiari altamente patogene abbiano a trascinare con sé, nel gorgo di negative influenze reciproche, la persistenza di un'esperienza psicotica e, anche, la sua resistenza a ogni strategia terapeutica (farmacoterapeutica e psicoterapeutica). Quando ci si confronta con situazioni familiari di questa natura, che sembrano riverberarsi (in alcuni casi) sull'evoluzione di un'esperienza psicotica e sulla sua trasformabilità clinica [210] da schizofrenia acuta *in* schizofrenia che si estenda *nel* tempo, non c'è se non una *sola* soluzione: quella di togliere una paziente, come Anna, dal proprio ambiente familiare e di inserirla nel contesto di una comunità terapeutica che, sottratta a ogni rigida configurazione clinica, si muova lungo le linee di un'articolazione socioterapeutica del discorso: facendo rinascere una *Lebenswelt* (un mondo-della-vita) che riassuma in sé una umana e quotidiana significazione.

La scienza non pensa

Non solo la psichiatria *clinica*, ma anche la psichiatria *sociale* nel divenire realtà comunitaria (comunità terapeutica), non possono astrarre dalla questione dell'intersoggettività e dall'esigenza di scandagliare l'interiorità dei pazienti nei loro orizzonti di significato e nei modi con cui ciascuno di essi riviva nella propria soggettività il senso, e lo scacco, di ogni relazione umana.

Il *vivere*-con i pazienti (cosa infinitamente facile e infinitamente difficile), l'intersoggettività come modo radicale di essere e di essere-in-relazione, si costituisce come la premessa *comune* alle diverse modalità di articolazione terapeutica in psichiatria: *anche* a quelle che si svolgano nelle aree in cui il modello terapeutico è quello sociale: quello, cioè, della comunità terapeutica. Del resto, anche il *lavorare*-insieme, che è un'*altra* modalità applicativa del paradigma dell'intersoggettività, rientra [385] nel contesto delle strategie comunitarie di intervento: alle quali sono estranee forme naturalistiche di azione terapeutica. Certo, i significati di una socioterapia, che si stia realizzando in una comunità terapeutica, si concretano in un'alleanza terapeutica fra i diversi gruppi professionali, che facciano parte di un'*équipe* psichiatrica, e che, al di là della propria identità professionale, concorrano alla riarticolazione e alla liberazione delle risorse interiori ancora (sempre) presenti nei pazienti: alla condizione che si abbia fiducia in esse.

Nello svolgimento di ogni attività socio-terapeutica si rivive immediatamente la coscienza del limite, e talora del franare, della "tecnica": di ogni tecnica assolutizzata. La psichiatria, ma ancora più dolorosamente le strategie socio-terapeutiche, che esauriscano la loro funzione nella realizzazione di modalità tecniche di azione, smarriscono il loro contatto con le realtà problematiche e umane dell'esperienza psicotica. Questo discorso rimanda ovviamente all'ideologia della tecnica: alla sua egemonia indifferenziata e in-sensibile all'angoscia e alle sofferenze radicate (il pensiero stremato e abbagliante [390] di Simone Weil lo dimostra luminosamente) nella condizione umana. Non c'è contraddizione nel dire questo e nel dire che *anche* la tecnica ha una sua significazione nell'articolazione del discorso socio-terapeutico: alla condizione che essa si abbia ad accompagnare a un'atmosfera psicologica e umana: nel contesto della quale i pazienti sentano intorno a sé *non* fredde (gelide) applicazioni tecniche, e strumentali, ma umane presenze capaci di ascoltare e di fare contemporaneamente assistenza e terapia.

La crisi della tecnica (la sua inadeguatezza nel cogliere gli aspetti dilemmatici delle realtà psicotiche) si fa, dunque, drasticamente evidente nel confronto con quelli che sono i modelli di lavoro e di dialogo presenti in ogni comunità terapeutica, e contrassegnati dall'esigenza di integrare, e di rendere reciprocamente compatibili, gli aspetti psicopatologici e quelli esistenziali.

Il mondo interiore (il mondo dell'intersoggettività) e il mondo istituzionale (il mondo dell'oggettivazione) si confrontano, visibili e invisibili, in ogni realtà clinica e in ogni struttura finalizzata alla terapia; e questa vertiginosa oscillabilità contrassegna i modi di essere della psichiatria ma, in particolare, quelli della psichiatria sociale quando si fa socio-terapia (comunità terapeutica). Nella misura in cui si dilatano gli spazi della soggettività e dell'intersoggettività, e si collassano quelli dell'oggettivazione e della reificazione clinica, una comunità terapeutica realizza fino in fondo i suoi significati. Ma, al fine di giungere a questo, è necessario che fra il paziente e chi si confronta terapeuticamente con il paziente nasca una radicale struttura relazionale: nella nientificazione dialettica, cioè, di ogni rigida articolazione "professionale" e nella prospettiva di un'"equivalenza relazionale" che è considerata [398] indispensabile all'evoluzione scientifica della psichiatria.

La psichiatria, certo, è scienza dell'umano: scienza umana al di là di ogni sua connotazione clinica; ed essa non può non tenere presenti i *limiti* insanabili che sono in *ogni* scienza. Sulle illusioni e sulle mistificazioni della scienza Heidegger ha scritto cose attualissime e sconvolgenti che mi sembra utile riconsiderare, e citare, in questa conclusione del mio lavoro.

Queste le cose che dice Heidegger: "La scienza non pensa. Questa, per la mentalità comune, è un'affermazione scandalosa"; e ancora: "Non c'è un ponte che conduca dalla scienza al pensiero; l'unico passaggio possibile è il salto. Il luogo dove questo salto ci conduce non è solo l'altro lato dell'abisso, ma una regione totalmente diversa" [177].

Ogni scienza, ma la psichiatria (in particolare) come paradigma di dilemmatica ambiguità, non può esaurirsi nel suo discorso "tecnico" (freddo e "neutrale"). Anche, e soprattutto, la psichiatria come scienza di confine si deve negare nella sua ragione d'essere di scienza naturale: saltando, al di là del mondo "categoriale", *nel* contesto delle scienze umane: delle scienze riscattate dal *senso*. Solo, cioè, negandosi come scienza (naturale), e riemergendo nella sua radicale contestazione di ogni oggettivazione dell'*altro*-da-sé, la psichiatria si colloca (salta) al di là di ogni ideologia e si rifonda come scienza umana.

Non è possibile curare e assistere una persona immersa in un'esperienza psicotica *senza* tenere presenti gli aspetti problematici e, insieme, concreti di questo discorso: il modello "debole", in psichiatria, degli orizzonti socio-terapeutici (il paradigma "debole" della comunità terapeutica) si riscatta dalla sua "debolezza" nella misura in cui abbia a considerare le forme psicotiche, che sfuggono alle modalità di azione farmacologica, nella loro radicale testimonianza umana.

La significazione umana della schizofrenia

Il modello della comunità terapeutica, le cose che si svolgono in una struttura residenziale (comunitaria) o negli snodi ambulatoriali di una psichiatria aperta alla dimensione sociale dell'esperienza psicotica, si costituisce (così) come una sfida alla scienza e come una restaurazione dell'umano.

Come dice in pagine bellissime [328] Christian Scharfetter, in ogni esperienza schizofrenica si coglie il senso (il simbolo) di una condizione umana divorata dalla sofferenza, dalla desolazione, e dall'angoscia della perdita dell'io e del mondo: ma contrassegnata (anche) dalla nostalgia ferita di redenzione, di liberazione e di salvazione. Da ogni mondo-della-vita psicotico, dalle pazienti e dai pazienti che vivono in questo mondo, irradia qualcosa di comune a ciascuno di noi; e cosa c'è da fare, quando qualsiasi discorso tecnico si inaridisce e si svuota di significato, dinanzi alla solitudine e alla disperazione psicotiche? Al di là di ogni "tecnica", problematica e velleitaria, a una paziente come Anna, che rivive in sé la dolorosa metamorfosi psicotica di un'esistenza, è soprattutto necessaria quella testimonianza umana che [115; 328] si realizza nell'amore, nella vicinanza emozionale e nell'ansia di un gioire-insieme ma, *anche*, nella rinuncia a ogni intenzione (a ogni gesto) di indifferenza e di sopraffazione, e nella rovente attenzione (le parole inquietanti [387] di Simone Weil) alla realtà personale e umana della paziente.

Quando le parole non destano più risonanze interiori, è ancora possibile stare-accanto a chi sia sfiorato da una sofferenza psicotica con un atteggiamento di umana solidarietà e di rispetto dinanzi all'indicibile dignità [351] della quale ogni paziente testimonia; e della quale non si può non cogliere il senso misterioso e sconvolgente. (Questo sembra accadere a Geel, in questa città belga, nella quale almeno a partire dal XIII secolo [320] ci sono famiglie che ospitano, al di fuori di ogni modalità tecnica di lavoro, pazienti psichici. Certo, un ambiente sociale favorevole, costituito da persone "normali" e al di fuori di ogni istituzione, *non* risolve ogni problema; ma, al di là delle difficoltà ovvie e inevitabili, questa di Geel è un'esperienza che, ancora oggi [320], dimostra come modi sinceri e spontanei di avvicinare, e di assistere, pazienti psichici siano possibili e radicalmente significativi: in Geel si rispecchia qualcosa, *solo* qualcosa ovviamente, di quello che è il modello di una comunità terapeutica. La cosa (forse) più affascinante dell'esperienza di Geel, anticipatrice di ogni (possibile) anti-psichiatria, consiste in questo vivere-*insieme* di persone "normali" e di persone psicotiche; e questo nella consapevolezza che la cosa non sia arrischiata e nemmeno angosciante. Sono, in genere, pazienti con disturbi psichici ad andamento prolungato *nel* tempo quelli che vengono assistiti da famiglie educate, ma spontaneamente, a svolgere queste funzioni [320].) Non si può fare-psichiatria se non si ha il coraggio, almeno di fronte ad alcune situazioni cliniche, di abdicare a ogni modello "scientifico" di analisi e di incontro.

Le conclusioni

Il mio discorso (il mio libro) si chiude, e le figure umane delle pazienti e dei pazienti (le loro parole e le loro emozioni) stanno per allontanarsi: richiamate nell'ombra e nel silenzio della loro esistenza dolorosa e fragile, sensibile e sbigottita. Cosa lasciano dietro di sé: nella memoria e nella nostalgia, nella fantasia e nelle regioni del cuore? Cosa vorrei che esse continuassero a dire di sé e a testimoniare nei cuori logorati dalle abitudini e dalle chiacchiere? (Ogni libro è come un film, direi, composto di fotogrammi isolati e autonomi che poi si ricostituiscono e si saldano insieme: delineando sequenze contrassegnate da una storia e da un senso.) Non so: la meta, anche se indefinita e crepuscolare, che mi stava dinanzi accompagnandomi nel mio lavoro, è stata (solo) quella di fare a meno (nel limite del possibile) di ogni arido e inutile linguaggio della psichiatria tradizionale, che annebbia la luce e lo smalto dei fenomeni psicopatologici svuotandoli di senso, e di lasciare parlare le pazienti e i pazienti con la voce (il timbro) inconfondibile della loro spontaneità e della loro sofferenza che sgretola ogni incrostazione e ogni artefatto: recuperando il senso autentico di un'esistenza che divenga psicotica e si perda nella vertigine dell'estraneità e della dissociazione, dell'angoscia e della tristezza rovente.

L'esperienza psicotica (schizofrenica) si costituisce (così) come un'esperienza rivissuta e descritta dalla parte delle pazienti e dei pazienti; e anche questa, certo, è fenomenologia. Dai destini umani di Claudia, di Michele, di Laura, di Alessandra, di Raffaele e di Margherita, di Emilia e di Anna, ma anche da quelli di Gérard de Nerval e di Antonin Artaud, che sono stati illustrati (qui) nella loro presenza umana e psicologica di "malati" dotati di straordinaria (geniale) creatività, rinasce (viene-fuori) l'immagine radicale e splendente, straziante e inafferrabile, della schizofrenia: di una schizofrenia che *non* si adegua al luogo comune di un'esperienza senza senso e indifferenziata; ma che, soprattutto, *non* si concilia con la concezione di una malattia destinata fatalmente all'inguaribilità e all'estensione *nel* tempo. I modi di essere (di insorgere) della schizofrenia, e i suoi modi di evolvere (di articolarsi), *non* sono uniformi e standardizzati: cambiano radicalmente da un'esperienza psicotica all'altra e da un contesto ambientale (interpersonale) all'altro. Ci sono schizofrenie a insorgenza acuta che si risolvono (senza lasciare tracce), o che presentano scompensazioni nel corso del tempo fugaci ed effimere; ci sono schizofrenie che hanno decorsi ondeggianti e imprevedibili; e ci sono schizofrenie che si estendono *nel* tempo senza perdere, almeno in parte, una loro modificabilità e una loro plasmabilità.

Nell'evoluzione di una condizione psicotica assumono una indubbia significazione le modalità con cui ci si confronta con la sofferenza psicotica sia nel contesto delle relazioni familiari e sociali sia nel contesto delle articolazioni terapeutiche. Un ambiente, familiare e sociale, segnato dall'aggressività e dalla disperazione trascina con sé conseguenze, talora, catastrofiche sull'evoluzione di un'esperienza schizofrenica; e la stessa cosa può nascere dall'applicazione di strategie terapeutiche unilaterali e assolutizzate. Non ci sono modelli terapeutici che siano applicabili indifferentemente a ogni realtà psicotica: il modello farmacoterapeutico, quello psicoterapeutico e quello della comunità terapeutica (il modello sociale di terapia) hanno un'area di influenza, e una ragione d'essere, che cambiano nel contesto delle diverse forme cliniche e sintomatologiche. Solo nell'orizzonte di un'articolazione terapeutica, che *non* si irrigidisca nella trionfalizzazione di un unico modello, si hanno le condizioni perché ci sia, e si svolga, una terapia adeguata e rigorosa. Ma in ogni progettazione terapeutica, in psichiatria, non è possibile fare a meno di una relazione dialogica che, al di là di ogni discorso "tecnico", abbia a configurarsi nel senso di V.E. von Gebsattel come disponibilità infinita ad ascoltare e (anche) a immedesimarsi negli abissi di interiorità dolorosa delle pazienti e dei pazienti.

Questa paziente, e questo paziente, che sta davanti a noi, non è una "cosa" malata: indifferente al contesto ambientale e interpersonale; ma è una persona che può accettare, o rifiutare, la terapia e che può collaborare, o negare ogni collaborazione, nella misura in cui sia, o *non* sia, accolta e rispettata nella sua libertà assediata e nella sua significazione umana. Ogni dialogo, ogni colloquio, è possibile solo se chi parla e chi ascolta, chi dà le cure e chi le riceve, si intendano nella reciprocità (talora ambigua e antinomica) del loro linguaggio e dei loro orizzonti di significato, nelle loro articolazioni spaziotemporali e nella loro apertura dialogica.

Il senso di un libro sulla schizofrenia non può se non essere quello di ricapitolare le esperienze, che si sono fatte nel corso di una vita, e di riesprimerle al fine di testimoniare qualcosa (di fare conoscere qualcosa) sui modi con cui un'esistenza psicotica sia stata accompagnata nel suo cammino: con le sue ansie e con le sue disperazioni, con la sua solitudine e con la sua nostalgia di una vita diversa. Ci sono (certo) infinite cose che non conosciamo nella realtà oscura delle schizofrenie; ma su questo nocciolo di inconoscibilità si addensano cose, semplici ed essenziali, che le esperienze cliniche e fenomenologiche (a cui ciascuno di noi è destinato) possono, almeno in parte, recuperare nella loro trasparenza psicologica e umana, e nella loro significazione esistenziale.

Non saprei concludere queste mie pagine sulla schizofrenia, sull'angoscia e sull'estraneità che sono in essa, se non ripetendo (stralciandole da [120] una sua lettera) le cose bellissime scritte da Marina Cvetaeva nella quale l'impossibilità di vivere è sconfinata, alla fine, nella morte volontaria.

"Ho paura che la sventura (il destino) sia in me: io non amo, non so amare nulla veramente, fino in fondo, cioè *senza* fondo – a parte la mia anima, e cioè l'angoscia, che trabocca e si riversa per tutta la terra e oltre i suoi confini. In tutto – in ogni persona e sentimento – io sto stretta, come in ogni stanza: di una tana o di un castello. Io non riesco a vivere, e cioè a *durare*, non so vivere nei giorni, e ogni giorno vivo *fuori* di me. È una malattia inguaribile e si chiama – anima."

Questa fatica di vivere, e questo non sentirsi vivere (questa malattia lacerante dell'anima), percorrono molte lettere [120; 121] di Marina Cvetaeva: testimoniando di un'angoscia e di una desolazione, di una solitudine e di una disperazione, che filtrano dalle metafore abbaglianti e indicibili, e che, nel rimandare ai deserti infiniti e alle ombre che scendono sul paese dell'anima, sembrano essere esperienze comuni alla condizione umana psicotica e non-psicotica: al di là di ogni antinomia e al di là di ogni differenza.

Bibliografia

[1] Adorno, Th. W., *Scritti sociologici*, Einaudi, Torino 1976.
[2] Agostino, *La Città di Dio*, Rusconi, Milano 1984.
[3] Agostino, *Le confessioni*, Garzanti, Milano 1989.
[4] Angela da Foligno, *Il libro dell'esperienza*, Adelphi, Milano 1992.
[5] Arieti, S., *Interpretazione della schizofrenia*, vol. I e II, Feltrinelli, Milano 1978.
[6] Aristotele, *Etica nicomachea*, Laterza, Bari 1957.
[7] Artaud, A., *Trois lettres inédites aù Docteur Ferdière*, in "La tour de feu", nn. 63-64, 1959, pp. 6-15.
[8] Artaud, A., *Corrispondenza con Jacques Rivière* (1923-1925), in *Al paese dei Tarahumara*, Adelphi, Milano 1966, pp. 6-29.
[9] Artaud, A., *Il pesa-nervi* (1925-1927), in *Al paese dei Tarahumara*, Adelphi, Milano 1966, pp. 33-65.
[10] Artaud, A., *Lettere da Rodez* (1945), in *Al paese dei Tarahumara*, Adelphi, Milano 1966, pp. 157-195.
[11] Artaud, A., *Frammentazioni* (1945-1947), in *Al paese dei Tarahumara*, Adelphi, Milano 1966, pp. 197-245.
[12] Artaud, A., *Il teatro e il suo doppio*, Einaudi, Torino 1968.
[13] Artaud, A., *Eliogabalo o l'anarchico incoronato*, Adelphi, Milano 1969.
[14] Artaud, A., *I Cenci*, Einaudi, Torino 1972.
[15] Artaud, A., *Van Gogh il suicidato della società*, Adelphi, Milano 1988.
[16] Avenarius, R., *Das schizophrene Phänomen der "gemachten Gedanken"*, in "Der Nervenarzt", *55*, 1984, pp. 589-595.
[17] Bader, A., *Die Beziehung zur Umwelt in den Bildnereien Schizophrener*, in *Die Wirklichkeit des Unverständlichen*, a cura di J.M. Broekman e G. Hofer, Nijhoff, Den Haag 1974.
[18] Bader, A. (a cura di), *Geisteskrankheit, bildnerischer Ausdruck und Kunst*, Huber, Bern-Stuttgart-Wien 1975.
[19] Bader, A., *Kunst und Psychopathologie - Ein Gegensatz?*, in *Psychiatrie am Scheideweg*, a cura di L. Ciompi e H. Heimann, Springer, Berlin-Heidelberg-New York 1991, pp. 57-68.
[20] Baeyer, W. von, *Wege in den Wahn (Angst und Wahn)*, in *Wahn*, a cura di W. Schulte e R. Tölle, Thieme, Stuttgart 1972, pp. 1-8.

[21] Baeyer, W. von, *Wähnen und Wahn*, Enke, Stuttgart 1979.
[22] Baeyer W. von, *Begegnung als humaner Lebensvollzug und seine Störung im Wahn - zur Psychopathologie der Perspektivenübernahme*, in *Wahn und Perspektivität*, a cura di W. Blankenburg, Enke, Stuttgart 1991, pp. 29-38.
[23] Barison, F., *Nuove considerazioni sul Präcoxgefühl*, in "Psichiatria generale e dell'età evolutiva", *1*, 1963, pp. 1-7.
[24] Barison, F., *Comprendere lo schizofrenico*, in "Psichiatria generale e dell'età evolutiva", *25*, 1987, pp. 3-13.
[25] Barison, F., *Principi di psicoterapia fenomenologica. Trattamento di insufficienti mentali gravissimi*, in "Psichiatria generale e dell'età evolutiva", *25*, 1987, pp. 149-156.
[26] Barison, F., *Un segno siamo, senza significato*, in "Psichiatria generale e dell'età evolutiva", *26*, 1988, pp. 1-8.
[27] Barison, F., *La psichiatria tra ermeneutica ed epistemologia*, in "Comprendre", n. 5, 1990, pp. 27-35.
[28] Barison, F., *Expériences de "psychothérapie" dans une psychiatrie inspirée de Heidegger*, in "Comprendre", n. 6, 1990, pp. 9-18.
[29] Barison, F., *Schizofrenia: Anders e apatia*, in "Psichiatria generale e dell'età evolutiva", *31*, 1993, pp. 211-216.
[30] Basaglia, F., *Scritti I: 1953-1968*, Einaudi, Torino 1981.
[31] Basaglia, F., *Scritti II: 1968-1980*, Einaudi, Torino 1982.
[32] Battaglia, S., *Grande dizionario della lingua italiana*, VI, 1970, p. 937.
[33] Battegay, R., *Depression*, Huber, Bern-Stuttgart-Toronto 1991.
[34] Béguin, A., *L'âme romantique et le rêve*, Corti, Paris 1939.
[35] Béguin, A., *Gérard de Nerval*, Corti, Paris 1945.
[36] Benedetti, G., *Dialogische Dimensionen in der Psychotherapie der Schizophrenie*, in *Psychotherapie als Dialog*, a cura di M. Pohlen e A. Trenkel, Huber, Bern-Stuttgart-Wien 1973.
[37] Benedetti, G., *Ausgewählte Aufsätze zur Schizophrenielehre*, Vandenhoeck & Ruprecht, Göttingen 1975.
[38] Benedetti, G., *Psychiatrische Aspekte des Schöpferischen und schöpferische Aspekte der Psychiatrie*, Vandenhoeck & Ruprecht, Göttingen 1975.
[39] Benedetti, G., *Die Schizophrenie als Dialektik von psychotischen Formen und psychologischen Inhalten*, in "Schweizer Archiv für Neurologie, Neurochirurgie und Psychiatrie", *132*, 1983, pp. 325-336.
[40] Benjamin, W., *Parigi, capitale del XIX secolo*, Einaudi, Torino 1986.
[41] Benkert, O., Hippius H., *Psychiatrische Pharmakotherapie*, Springer, Berlin-Heidelberg-New York 1980.
[42] Benn, G., *Lo smalto sul nulla*, Adelphi, Milano 1992.
[43] Berg, J.H., van den, *Fenomenologia e psichiatria*, Bompiani, Milano 1961.
[44] Berg J.H., van den, *Grundriss der Psychiatrie*, Fischer, Stuttgart 1978.
[45] Bergson, H., *Saggio sui dati immediati della coscienza*, in *Opere 1889-1896*, a cura di P.A. Rovatti, Mondadori, Milano 1986, pp. 3-140.
[46] Bernhard, Th., *Perturbamento*, Adelphi, Milano 1981.

[47] Binding, K., Hoche, A., *Die Freigabe der Vernichtung lebensunwerten Lebens*, Meiner, Leipzig 1920.
[48] Binswanger, L., *Über Ideenflucht*, Füssli, Zürich 1933.
[49] Binswanger, L., *Grundformen und Erkenntnis menschlichen Daseins*, Niehans, Zürich 1942.
[50] Binswanger, L., *Über Phänomenologie* (1923), in *Ausgewählte Vorträge und Aufsätze*, vol. I, *Zur phänomenologischen Anthropologie*, Francke, Bern 1947, pp. 13-49.
[51] Binswanger, L., *Über Psychotherapie* (1935), in *Ausgewählte Vorträge und Aufsätze*, vol. I, *Zur Phänomenologischen Anthropologie*, Francke, Bern 1947, pp. 132-158.
[52] Binswanger, L., *Daseinsanalyse und Psychotherapie* (1954), in *Ausgewählte Vorträge und Aufsätze*, vol. II, *Zur Problematik der psychiatrischen Forschung und zum Problem der Psychiatrie*, Francke, Bern 1955, pp. 303-307.
[53] Binswanger, L., *Schizophrenie*, Neske, Pfullingen 1957.
[54] Binswanger, L., *Der Mensch in der Psychiatrie*, Neske, Pfullingen 1957.
[55] Binswanger, L., *Melancholie und Manie*, Neske, Pfullingen 1960.
[56] Binswanger, L., *Wahn*, Neske, Pfullingen 1965.
[57] Blanchot, M., *Il libro a venire*, Einaudi, Torino 1969.
[58] Blanchot, M., *Lautréamont e Sade*, Dedalo, Bari 1974.
[59] Blanchot, M., *L'infinito intrattenimento*, Einaudi, Torino 1977.
[60] Blankenburg, W., *Der Verlust der natürlichen Selbsverständlichkeit*, Enke, Stuttgart 1971.
[61] Blankenburg, W., *Die Psychotherapie Schizophrener als Ort psychoanalitisch-daseinsanalytischer Konvergenz*, in "Der Nervenarzt", *54*, 1983, pp. 144-149.
[62] Blankenburg, W., *Futur-II-Perspektive in ihrer Bedeutung für die erschliessung der lebensgeschichte des patienten*, in *biographie und krankheit*, a cura di w. blankenburg, thieme, stuttgart-new york 1989, pp. 76-84.
[63] Blankenburg, W., *Perspektivität und Wahn*, in *Wahn und Perspektivität*, a cura di W. Blankenburg, Enke, Stuttgart 1991, pp. 4-28.
[64] Blankenburg, W., *Über das Verhältnis Schizophrener zur Sprache - sprachlicher und vorsprachlicher Realitätsbezug*, in *Schizophrenie und Sprache*, a cura di A. Kraus e C. Mundt, Thieme, Stuttgart-New York 1991, pp. 140-151.
[65] Blankenburg, W., *Zeitigung des Daseins in psychiatrischer Sicht*, in *Dialektischer Negativismus*, a cura di E. Angehrn, H. Fink-Eitel, C. Iber e G. Lohmann, Suhrkamp, Frankfurt 1992, pp. 130-155.
[66] Bleuler, E., *Dementia praecox oder Die Gruppe der Schizophrenien*, in *Handbuch der Psychiatrie*, a cura di G. Aschaffenburg, Deuticke, Leipzig-Wien 1911.
[67] Bleuler, E., *Lehrbuch der Psychiatrie*, Springer, Berlin-Heidelberg-New York 1989.
[68] Bleuler, M., *Bleiben wir am Kranken!*, in "Schweizerische Medizinische Wochenschrift", *100*, 1970, pp. 89-96.
[69] Bleuler, M., *Die schizophrenen Geistesstörungen im Lichte langjähriger Kranken- und Familiengeschichten*, Thieme, Stuttgart 1972.

[70] Bleuler, M., *Klinik der schizophrenen Geistesstörungen*, in *Psychiatrie der Gegenwart*, a cura di K.P. Kisker, J.-E. Meyer, M. Müller e E. Strömgren, parte II/1, *Klinische Psychiatrie I*, Springer, Berlin-Heidelberg-New York 1972, pp. 7-82.
[71] Bleuler, M., *Prävention der Schizophrenien - winzige Körnchen Wissen in einem Meer von Nicht-Wissen*, in *Therapie, Rehabilitation und Prävention schizophrener Erkrankungen*, a cura di G. Huber, Schattauer, Stuttgart-New York 1976, pp. 161-172.
[72] Bleuler, M., *Schizophrenie - Neurose*, in "Deutsche medizinische Wochenschrift", *105*, 1980, pp. 209-212.
[73] Bleuler, M., *Über die Rätselhaftigkeit schizophrener Geistesstörungen*, in *Herausforderung und Begegnung in der Psychiatrie*, a cura di R. Battegay, Huber, Bern-Stuttgart-Wien 1981, pp. 124-136.
[74] Bleuler, M., *Das alte und das neue Bild des Schizophrenen*, in "Schweizer Archiv für Neurologie, Neurochirurgie, Psychiatrie", *135*, 1984, pp. 143-149.
[75] Bojanovsky, J., Stubbe, H., *Der depressive Mensch*, Enke, Stuttgart 1982.
[76] Böker, W., *Die Entwicklung eines partnerschaftlichen Therapieverständnisses der Schizophrenie als Folge neuer Ätiologiekonzepte und Wandlungen des psychiatrischen Zeitgeistes*, in "Psychiatrische Praxis", *18*, 1991, pp. 189-195.
[77] Böker, W., Brenner, H.D., *Selbstheilungsversuche Schizophrener*, in "Der Nervenarzt", *54*, 1983, pp. 578-589.
[78] Borgna, E., *L'esperienza del tempo nella schizofrenia e nella malinconia*, in "Sistema nervoso", *21*, 1969, pp. 172-186.
[79] Borgna, E., *Contraddizioni, e significati, di un'esperienza manicomiale*, in "Annali di Freniatria", *88*, 1975, pp. 149-155.
[80] Borgna, E., *Modelli teorici e questioni cliniche in psichiatria*, in A. Gaston, *Genealogia dell'alienazione*, Feltrinelli, Milano 1987, pp. 9-30.
[81] Borgna, E., *I conflitti del conoscere*, Feltrinelli, Milano 1987.
[82] Borgna, E., *Malinconia*, Feltrinelli, Milano 1992.
[83] Boss, M., *Grundriss der Medizin*, Huber, Bern-Stuttgart-Wien 1971.
[84] Bossert, G., Dose, M., Emrich, H.M., Garcia, D., Junker, M., Raptis, K., Weber, M.M., *Psychologische Wirkungen von Behandlungsvorerfahrungen mit Neuroleptica*, in "Der Nervenarzt", *61*, 1990, pp. 301-305.
[85] Bovi, A., *Appunti di psicopatologia fenomenologica*, Libreria Goliardica, Trieste 1979.
[86] Bräutigam, W., Christian, P., *Psychosomatische Medizin*, Thieme, Stuttgart-New York 1986.
[87] Broch, H., *Poesia e conoscenza*, Lerici, Milano 1965.
[88] Buber, M., *Il principio dialogico e altri scritti*, Edizioni San Paolo, Milano 1993.
[89] Buchkremer, G., Windgassen, K., *Leitlinien des psychotherapeutischen Umgangs mit schizophrenen Patienten*, in "Psychotherapie-Psychosomatik-Medizinische Psychologie", *37*, 1987, pp. 407-412.
[90] Büchner, G., *Lenz*, Adelphi, Milano 1989.
[91] Burkhardt, H., *Die schizophrene Wehrlosigkeit*, in "Der Nervenarzt", *33*, 1962, pp. 306-312.

[92] Burkhardt, H., *Die Wahnstimmung als pathologisches Kommunikationsphänomen*, in "Der Nervenarzt", *35*, 1964, pp. 405-412.
[93] Callieri, B., *Aspetti psicopatologico-clinici della "Wahnstimmung"*, in *Psychopathologie heute*, a cura di H. Kranz, Thieme, Stuttgart 1962, pp. 72-80.
[94] Callieri, B., *Quando vince l'ombra*, Città nuova, Roma 1984.
[95] Callieri, B., *La fenomenologia antropologica dell'incontro: il "noi" tra l'homo natura e l'homo cultura*, in *Fenomenologia: filosofia e psichiatria*, a cura di C.L. Cazzullo e C. Sini, Masson, Milano 1984.
[96] Callieri, B., *Antropologia e psichiatria clinica*, in "Quaderni italiani di psichiatria", *4*, 1985, pp. 205-233.
[97] Callieri, B., Castellani A., De Vincentiis G., *Lineamenti di una psicopatologia fenomenologica*, Il Pensiero Scientifico, Roma 1972.
[98] Calvi, L., *La fenomenologia del diabolico e la psichiatria antropologica*, in "Archivio di psicologia, neurologia e psichiatria", *30*, 1969, pp. 390-412.
[99] Calvi, L., *Tre figure della melanconia: lo scheletro, la carne, la lebbra*, in *Dentro la malinconia*, a cura di A. Giannelli, C. Mencacci e M. Rabboni, Fondazione Varenna, Milano 1992, pp. 149-153.
[100] Calvi, L., *Prospettive antropofenomenologiche*, in *Trattato italiano di psichiatria*, Masson, Milano 1993, pp. 97-100.
[101] Camus, A., *Le mythe de Sisyphe*, in *Essais*, Bibliothèque de la Pléiade, Paris 1965, pp. 99-211.
[102] Cargnello, D., *Alterità e alienità*, Feltrinelli, Milano 1977.
[103] Cargnello, D., *Ludwig Binswanger e il problema della schizofrenia*, I parte, in "Rivista sperimentale di Freniatria", *105*, 1981, pp. 7-75.
[104] Cargnello, D., *Ludwig Binswanger e il problema della schizofrenia*, II parte, in "Rivista sperimentale di Freniatria", *106*, 1982, pp. 227-274.
[105] Cargnello, D., *Ludwig Binswanger e il problema della schizofrenia*, III parte, in "Rivista sperimentale di Freniatria", *106*, 1982, pp. 859-893.
[106] Cargnello, D., *Ludwig Binswanger e il problema della schizofrenia*, IV parte, in "Rivista sperimentale di Freniatria", *107*, 1983, pp. 875-902.
[107] Cargnello, D., *Il caso Wagner*, Feltrinelli, Milano 1983.
[108] Cargnello, D., *Ludwig Binswanger e il problema della schizofrenia*, V parte, *Temporalità*, in "Rivista sperimentale di Freniatria", *108*, 1984, pp. 1951-1980.
[109] Cargnello, D., *Ludwig Binswanger e il problema della schizofrenia*, VI parte, *Spazialità*, in "Rivista sperimentale di Freniatria", *108*, 1984, pp. 1951-1970.
[110] Cazzullo, C.L., Invernizzi, G., Vitali, A., *Le condotte suicidarie*, USES, Firenze 1987.
[111] Chaleix, P., *Avant le surréalisme - Artaud chez le Dr. Toulouse*, in "La tour de feu", nn. 63-64, 1959, pp. 55-60.
[112] Christen, B., *Selbstmord des alten Menschen*, in "Schweizer Archiv für Neurologie, Neurochirurgie, Psychiatrie", *140*, 1989, pp. 293-335.
[113] Ciompi, L., *Ist die chronische Schizophrenie ein Artefakt? Argumente und Gegenargumente*, in "Fortschritte der Neurologie-Psychiatrie", *48*, 1980, pp. 237-248.

[114] Ciompi, L., *Affektlogik*, Klett, Stuttgart 1982.
[115] Ciompi, L., *Was haben wir gelernt? Einige praktische und theoretische Schlussfolgerungen*, in *Sozialpsychiatrische Lernfälle*, a cura di L. Ciompi, Psychiatrie-Verlag, Bonn 1985, pp. 105-123.
[116] Ciompi, L., *Die soziale Dimension - unentrinnbar, unverzichtbar! (Gezeigt am Beispiel der Schizophrenie)*, in *Psychiatrie am Scheideweg*, a cura di L. Ciompi e H. Heimann, Springer, Berlin-Heidelberg-New York 1991, pp. 99-113.
[117] Ciompi, L., Müller, C., *Lebenslauf und Alter der Schizophrenen*, Springer, Berlin-Heidelberg-New York 1976.
[118] Ciompi, L., Dauwalder, H.-P., Maier, Ch., Aebi, E., *Das Pilot-projekt "Soteria Bern" zur Behandlung akut Schizophrener. I. Konzeptuelle Grundlagen, praktische realisierung, klinische erfahrungen*, in "der nervenarzt", *62*, 1991, pp. 428-435.
[119] Conrad, K., *Die beginnende Schizophrenie*, Thieme, Stuttgart 1966.
[120] Cvetaeva, M., *Il paese dell'Anima*, Adelphi, Milano 1988.
[121] Cvetaeva, M., *Deserti luoghi*, Adelphi, Milano 1989.
[122] Deleuze, G., Guattari, F., *L'anti-Edipo*, Einaudi, Torino 1975.
[123] De Martino, E., *La fine del mondo*, Einaudi, Torino 1977.
[124] D'Ippolito, B.M., *Il poeta, il filosofo, il folle. La psichiatria fenomenologica di Ludwig Binswanger*, in L. Binswanger, *La psichiatria come scienza dell'uomo*, Ponte alle Grazie, Firenze, 1992, pp. 9-29.
[125] Dolfi, A., *In libertà di lettura*, Bulzoni, Roma 1990.
[126] Dolfi, A. (a cura di), *Malinconia, malattia malinconica e letteratura moderna*, Bulzoni, Roma 1991.
[127] Dolfi, A. (a cura di), *Nevrosi e follia nella letteratura moderna*, Bulzoni, Roma 1993.
[128] Dorfles, G., *Dal significato alle scelte*, Einaudi, Torino 1975.
[129] Dorfles, G., *Itinerario estetico*, Studio Tesi, Pordenone 1987.
[130] Dorfles, G., *Preferenze critiche*, Dedalo, Bari 1993.
[131] Dörner, K., Plog, U., *Irren ist menschlich*, Psychiatrie-Verlag, Bonn 1984.
[132] Drake, R.E., Cotton, P.G., *Depression, hopelessness and suicid in chronic schizophrenia*, in "British Journal of Psychiatry", *148*, 1986, pp. 554-559.
[133] Elias, N., *Saggio sul tempo*, il Mulino, Bologna 1984.
[134] Eraclito, *I frammenti e le testimonianze*, Mondadori, Milano 1980.
[135] Federn, P., *Ich-Psychologie und die Psychosen*, Huber, Bern 1956.
[136] Ferdière, G., *J'ai soigné Antonin Artaud*, in "La tour de feu", nn. 63-64, 1959, pp. 28-37.
[137] Fischer, F., *Zeitstruktur und Schizophrenie*, in "Zeitschrift für die gesamte Neurologie und Psychiatrie", *121*, 1929, pp. 544-574.
[138] Foudraine, J., *Chi è di legno?*, Mondadori, Milano 1975.
[139] Freud, S., *L'interpretazione dei sogni* (1899), in *Opere*, 3, Bollati Boringhieri, Torino 1989.
[140] Freud, S., *Introduzione alla psicoanalisi* (1915-17), in *Opere*, 8, Bollati Boringhieri, Torino 1989, pp. 191-611.
[141] Freud, S., *Nevrosi e psicosi* (1923), in *Opere*, 9, Bollati Boringhieri, Torino 1989, pp. 611-615.

[142] Freud, S., *La perdita di realtà nella nevrosi e nella psicosi* (1924), in *Opere*, 10, Bollati Boringhieri, Torino 1989, pp. 39-45.
[143] Fromm-Reichmann, F., *Psicoanalisi e psicoterapia*, Feltrinelli, Milano 1977.
[144] Gaertner, H.J., Hörner, W., Bartels M., *Katatoniforme Symptome als Nebenwirkung neuroleptischer Behandlung*, in "Der Nervenarzt", *54*, 1983, pp. 250-254.
[145] Gadamer, H.-G., *Elogio della teoria*, Guerini e Associati, Milano 1989.
[146] Galimberti, U., *Psichiatria e fenomenologia*, Feltrinelli, Milano 1979.
[147] Galimberti, U., *Il corpo*, Feltrinelli, Milano 1983.
[148] Galimberti, U., *La terra senza il male*, Feltrinelli, Milano 1984.
[149] Galimberti, U., *Gli equivoci dell'anima*, Feltrinelli, Milano 1987.
[150] Galimberti, U., *Idee: il catalogo è questo*, Feltrinelli, Milano 1992.
[151] Galimberti, U., *Dizionario di psicologia*, Utet, Torino 1992.
[152] Galzigna, M., *Artaud l'irriducibile*, in *Linguaggio-ragione-follia*, a cura di R. Beneduce, Edizioni scientifiche italiane, Napoli 1990, pp. 213-233.
[153] Gamna, G., *Creatività e psicopatologia*, in *Arte terapia*, a cura di R. Bortino, W. Cipriani, G. Gamna e A. Gilardi, Angeli, Milano 1987, pp. 9-23.
[154] Gaston, A., *Genealogia dell'alienazione*, Feltrinelli, Milano 1987.
[155] Gebsattel, V.E. von, *Prolegomena einer medizinischen Anthropologie*, Springer, Berlin-Göttingen-Heidelberg 1954.
[156] Gebsattel, V.E. von, *Imago Hominis*, Neues Forum, Schweinfurt 1964.
[157] Giannelli, A., *Riflessioni sulle frontiere mobili della psichiatria*, II, *Le anticipazioni filosofiche*. A) *I precursori di Freud: un problema aperto*, in "Psichiatria oggi", *2*, 1989, pp. 60-63.
[158] Giannelli, A., *Riflessioni sulle frontiere mobili della psichiatria*, II, *Le anticipazioni filosofiche*. B) *Da Kierkegaard a Sartre*, in "Psichiatria oggi", *3*, 1990, pp. 2-6.
[159] Giannelli, A., *Riflessioni sulle frontiere mobili della psichiatria*, V *I disturbi di personalità alla confluenza tra psico(pato)logia e teorie della persona*, in "Psichiatria oggi", *5*, 1992, pp. 9-13.
[160] Glatzel, J., *Endogene Depressionen*, Thieme, Stuttgart 1973.
[161] Glatzel, J., *Psychopathologische Aspekte des Defektbegriffes*, in *Chronisch psychisch krank - Artefakt oder Krankheit?*, a cura di F. Reimer, Thieme, Stuttgart 1977.
[162] Glatzel, J., *Der Melancholische und der Andere*, in "Der Nervenarzt", *53*, 1983, pp. 513-518.
[163] Glatzel, J., *Pathologie der Perspektivität*, in *Wahn und Perspektivität* a cura di W. Blankenburg, Enke, Stuttgart 1991.
[164] Goffman, E., *Asylums*, Einaudi, Torino 1968.
[165] Griesinger, W., *Die Pathologie und Therapie der psychischen Krankheiten*, Krabbe, Stuttgart 1861.
[166] Griesinger, W., *Vortrag zur Eröffnung der psychiatrischen Klinik zu Berlin am 2. Mai 1867*, in "Archiv für Psychiatrie und Nervenkrankheiten", I, 1868-1869, pp. 143-158.

[167] Gruhle, H.W., *Die Psychopathologie*, in *Handbuch der Geisteskrankheiten*, a cura di O. Bumke, vol. IX/V, *Die Schizophrenie*, Springer, Berlin 1932, pp. 135-210.
[168] Gruhle, H.W., *Verstehen und Einfühlen*, Springer, Berlin-Göttingen-Heidelberg 1953.
[169] Guardini, R., *Die Begegnung*, in R. Guardini e O.F. Bollnow, *Begegnung und Bildung*, Werkbund-Verlag, Würzburg 1960, pp. 9-24.
[170] Guardini, R., *Rainer Maria Rilke*, I, Morcelliana, Brescia 1974.
[171] Häfner, H., Kasper, S., *Akute lebensbedrohliche Katatonie*, in "Der Nervenarzt", *53*, 1982, pp. 285-394.
[172] Hamburger, K. (a cura di), *Rilke in neuer Sicht*, Kohlhammer, Stuttgart-Berlin-Köln-Mainz 1971.
[173] Hartmann, F., *Zeit des Kranken - Zeit des Arztes*, in "Psychiatrische Praxis", *14*, 1987, pp. 1-8.
[174] Hartmann, W., *Chronische Schizophrenie - Artefakt oder Krankheit?*, in *Chronisch psychisch krank - Artefakt oder Krankheit?*, a cura di F. Reimer, Thieme, Stuttgart 1977, pp. 34-44.
[175] Heidegger, M., *Essere e tempo*, Utet, Torino 1969.
[176] Heidegger, M., *In cammino verso il Linguaggio*, Mursia, Milano 1973.
[177] Heidegger, M., *Saggi e discorsi*, Mursia, Milano 1976.
[178] Heidegger, M., *Segnavia*, Adelphi, Milano 1987.
[179] Heidegger, M., *Seminari di Zollikon*, Guida, Napoli 1991.
[180] Heimann, H., *Die Psychiatrie am Ende des 20. Jahrhunderts*, in *Psychiatrie am Scheideweg*, a cura di L. Ciompi e H. Heimann, Springer, Berlin-Heidelberg-New York 1991, pp. 115-124.
[181] Heinrich, K, *Gefährdung und Gefährlichkeit der Psychiatrie*, in "Fortschritte der Neurologie-Psychiatrie", *60*, 1991, pp. 349-355.
[182] Heinrichs, D.W., Cohen, B.P., Carpenter, W.T., *Early insight and the management of schizophrenic decompensation*, in "Journal of Nervous and Mental Diseases", *173*, 1985, pp. 133-138.
[183] Hermle, L., Oepen, G., *Zur Differentialdiagnose der akut lebensbedrohlichen Katatonie und des malignen Neuroleptikasyndroms - ein kasuistischer Beitrag*, in "Fortschritte der Neurologie-Psychiatrie", *54*, 1986, pp. 189-195.
[184] Hirsch, S.R., Cramer, P., Bowen, J., *The triggering hypothesis of the role of life events in schizophrenia*, in "British Journal of Psychiatry", *161*, 1992, pp. 84-87.
[185] Hoeft, B., Kraus, A., *Zu den Sprachstörungen Schizophrener. Versuch linguistischer Analyseansätze bei einem Fall von Schizophasie*, in *Schizophrenie und Sprache*, a cura di A. Kraus e C. Mundt, Thieme, Stuttgart-New York 1991, pp. 84-89.
[186] Hofer, G., *Wahn*, in *Handwörterbuch der Psychiatrie*, a cura di R. Battegay, J. Glatzel, W. Pöldinger, U. Rauchfleisch, Enke, Stuttgart 1984, pp. 574-584.
[187] Hofmann, W., *Einführung in die Linguistik schizophrener Sprache*, in *Schizophrenie und Sprache*, a cura di A. Kraus e C. Mundt, Thieme, Stuttgart-New York 1991, pp. 31-37.
[188] Hofmannsthal, H. von, *Appunti e diari*, in *Il libro degli amici*, Vallecchi, Firenze 1963.

[189] Hofmannsthal, H. von, *Andrea o I ricongiunti*, Adelphi, Milano 1970.
[190] Hofmannsthal, H. von, *Il libro degli amici*, Adelphi, Milano 1980.
[191] Hofmannsthal, H. von, *Una lettera (La lettera di Lord Chandos)*, in *L'ignoto che appare. Scritti 1891-1914*, a cura di Gabriella Bemporad, Adelphi, Milano 1991, pp. 135-146.
[192] Huber, G., Gross, G., Schüttler, R., *Schizophrenie*, Springer, Berlin-Heidelberg-New York 1979.
[193] Hubschmid, T., Ciompi, L., *Prädiktoren des Schizophrenieverlaufs - eine Literaturübersicht*, in "Fortschritte der Neurologie-Psychiatrie", *58*, 1990, pp. 359-366.
[194] Hubschmid, T., Perrin, N., Ciompi, L., *Zur Dynamik von Verlaufsprädiktoren in der Anfangsphase schizophrener Psychosen - Eine empirische Untersuchung*, in "Psychiatrische Praxis, *18*, 1991, pp. 196-201.
[195] Husserl, E., *Meditazioni cartesiane e i discorsi parigini*, Bompiani, Milano 1960.
[196] Husserl, E., *La crisi delle scienze europee e la fenomenologia trascendentale*, Il Saggiatore, Milano 1961.
[197] Husserl, E., *Idee per una fenomenologia pura e per una filosofia fenomenologica*, Einaudi, Torino 1965.
[198] Husserl, E., *Ricerche logiche*, I e II, Il Saggiatore, Milano 1968.
[199] Husserl, E., *Per una fenomenologia della coscienza interna del tempo*, Angeli, Milano 1981.
[200] Jaspers, K., *La mia filosofia*, Einaudi, Torino 1948.
[201] Jaspers, K., *Strindberg und van Gogh*, Piper, München 1949.
[202] Jaspers, K., *Allgemeine Psychopathologie*, Springer, Berlin-Göttingen-Heidelberg 1959.
[203] Jeanneret, M., *La lettre perdue*, Flammarion, Paris 1978.
[204] Jesi, F., *Letteratura e mito*, Einaudi, Torino 1968.
[205] Kafka, F., *Epistolario*, I, Mondadori, Milano 1964.
[206] Kafka, F., *Il messaggio dell'imperatore*, Frassinelli, Torino 1967.
[207] Kafka, F., *Confessioni e diari*, Mondadori, Milano 1972.
[208] Kant, I., *Antropologia pragmatica*, Laterza, Bari 1969.
[209] Katschnig, H. (a cura di), *Sozialer Stress und psychische Erkrankung*, Urban & Schwarzenberg, München-Wien-Baltimore 1980.
[210] Keup, W., *Artefakt und Krankheit - Ihr Wechselspiel in der Welt des chronischen Patienten im psychiatrischen Krankenhaus*, in *Chronisch psychisch krank - Artefakt oder Krankheit?*, a cura di F. Reimer, Thieme, Stuttgart 1977, pp. 28-33.
[211] Kierkegaard, S., *Diario I* (1834-1849), Morcelliana, Brescia 1962.
[212] Kierkegaard, S., *Diario II* (1849-1855), Morcelliana, Brescia 1963.
[213] Kindt, H., *Katatonie*, Enke, Stuttgart 1980.
[214] Kindt, H., *Somatische Medizin - Psychische Medizin*, in *Hundert Jahre Nervenheilkunde*, a cura di R. Degkwitz, Hippokrates, Stuttgart 1985, pp. 19-30.
[215] Kisker, K.P., *Dialogik der Verrücktheit. Ein Versuch an den Grenzen der Anthropologie*, Nijhoff, Den Haag 1970.
[216] Kisker, K.P., *Soziotherapie - fragmentarische Überlegungen zu ihrer Praxis und Ethik*, in *Psychiatrische Therapie heute*, a cura di H. Tellenbach, Enke, Stuttgart 1982, pp. 64-67.

[217] Klages, W., *Über Störungen des Raumgefühls bei schizophrenen Gedanken zu einer "Paraordnung"*, in *Die Wirklichkeit des Unverständlichen*, a cura di J.M. Broekman e G. Hofer, Nijhoff, Den Haag 1974, pp. 241-247.
[218] Klee, E., *"Euthanasie" im NS-Staat. Die "Vernichtung lebensunwerten Lebens"*, Fischer, Frankfurt 1983.
[219] Kleist, H., *Lettere alla fidanzata*, SE, Milano 1985.
[220] Kolmar, G., *Il canto del gallo nero*, Essedue edizioni, Verona 1990.
[221] Kraepelin, E., *Die Erscheinungsformen des Irreseins*, in "Zeitschrift für die gesamte Neurologie und Psychiatrie", *62*, 1920, pp. 1-29.
[222] Kranz, H., *Wahn und Zeitgeist*, in "Studium generale", *20*, 1967, pp. 605-611.
[223] Kranz, H., *Depressiver Autismus*, in *Das depressive Syndrom*, a cura di H. Hippius e H. Selbach, Urban & Schwarzenberg, München-Berlin-Wien 1969, pp. 409-414.
[224] Kranz, H., *Depressionen*, Bonaschewski, München-Gräfelfing 1970.
[225] Krausz, M., Sorgenfrei, T., *Der therapeutische Umgang mit Neuroleptica*, parte I, *Forschungsstand über Wirkbedingungen, Effektivität und Compliance in der Behandlung von Psychosen*, in "*Psychiatrische Praxis*", *18*, 1991, pp. 9-13.
[226] Krausz, M., Sorgenfrei, T., *Der therapeutische Umgang mit Neuroleptika*, parte II, *Subjective Wirkungsfaktoren, Compliance und Konsequenzen für die Behandlungsstrategie*, in "Psychiatrische Praxis", *18*, 1991, pp. 14-20.
[227] Kretschmer, E., *Der sensitive Beziehungswahn*, Springer, Berlin-Heidelberg-New York 1966.
[228] Krull, F., *Psychotherapie bei Schizophrenie - Theorie und Praxis der Einzelbehandlung. Eine Übersicht*, in "Fortschritte der Neurologie-Psychiatrie", *55*, 1987, pp. 54-67.
[229] Kuhn, R., *Daseinsanalyse*, in *Lexikon der Psychiatrie*, a cura di C. Müller, Springer, Berlin-Heidelberg-New York 1973, pp. 78-91.
[230] Kuhn, R., *Zum Problem der Chronogenese. Das Unbewusste und die Geschichtlichkeit menschlichen Daseins*, in *Biographie und Krankheit*, a cura di W. Blankenburg, Thieme, Stuttgart-New York 1989, pp. 58-64.
[231] Kuhn, R., *Daseinsanalytische und psychopharmakologische Aspekte der Wahnbehandlung - erste Annäherung scheinbar diametral entgegengesetzter Ansätze*, in *Wahn und Perspektivität*, a cura di W. Blankenburg, Enke, Stuttgart 1991, pp. 97-105.
[232] Kuhn, R. Maldiney, H., *Préface*, in L. Binswanger, *Introduction à l'analyse existentielle*, Les Editions de Minuit, Paris 1971, pp. 7-22.
[233] Kuiper, P.C., *Seelenfinsternis. Die Depression eines Psychiaters*, Fischer, Frankfurt 1991.
[234] Lauter, H., Meyer, J.E., *Die neue Euthanasie - Diskussion aus psychiatrischer Sicht*, in "Fortschritte der Neurologie-Psychiatrie", *60*, 1992, pp. 441-448.
[235] Lautréamont, *Opere complete*, Einaudi, Torino 1967.
[236] Leff, J., Vaughn, C., *The interaction of live events and relatives' expressed emotion in schizophrenia and depressive neurosis*, in "British Journal of Psychiatry", *136*, 1980, pp. 146-153.

[237] Leff, J., Vaughn, C., *The role of maintenance therapy and relatives' expressed emotion in relapse of schizophrenia: A two-year follow-up*, in "British Journal of Psychiatry", 139, 1981, pp. 102-104.
[238] Lenz, H., *Wahn-Sinn. Das Irrationale im Wahngeschehen*, Herder, Wien-Freiburg-Basel 1976.
[239] Leopardi, G., *Zibaldone di pensieri*, vol. I e II, in *Tutte le opere di Giacomo Leopardi*, a cura di F. Flora, Mondadori, Milano 1973.
[240] Lévinas, E., *Il Tempo e l'Altro*, Il melangolo, Genova 1987.
[241] Linden, M., *Therapeutische Ansätze zur Verbesserung von "Compliance"*, in "Der Nervenarzt", *50*, 1979, pp. 109-114.
[242] Linden, M., *Krankheitskonzepte von Patienten*, in "Psychiatrische Praxis", *12*, 1985, pp. 8-12.
[243] Lotman, J.M., *La cultura e l'esplosione*, Feltrinelli, Milano 1993.
[244] Lupi, S., *Coscienza e inconscio nell'arte di Heinrich von Kleist*, Giappichelli, Torino 1966.
[245] Luijpen, W.A., *Existential Phenomenology*, Duquesne University Press, Pittsburgh 1960.
[246] Mann, Thomas, *Il Doktor Faustus*, Mondadori, Milano 1949.
[247] Mann, Thomas, *La montagna incantata*, Mondadori, Milano 1965.
[248] Marcel, G., *Homo viator*, Aubier, Paris 1945.
[249] Maria Maddalena de' Pazzi, *Le parole dell'estasi*, Adelphi, Milano 1984.
[250] Matussek, P., *Kreativität als Chance*, Piper, München-Zürich 1974.
[251] Mauz, F., *Der psychotische Mensch in der Psychotherapie*, in "Archiv für Psychiatrie und Nervenkrankheiten", *181*, 1949, pp. 337-341.
[252] Mauz, F., *Psychotherapeutische Möglichkeiten bei endogenen Psychosen*, in "Archiv für Psychiatrie und Zeitschrift für die gesamte Neurologie", *206*, 1965, pp. 584-598.
[253] Mayer, C., Soyka, M., *Compliance bei der Therapie schizophrener Patienten mit Neuroleptika - Eine Übersicht*, in "Fortschritte der Neurologie-Psychiatrie", *60*, 1992, pp. 217-222.
[254] Mayer-Gross, W., Slater, E., Roth, M., *Clinical Psychiatry*, Cassell, London 1960.
[255] Merleau-Ponty, M., *Fenomenologia della percezione*, Il Saggiatore, Milano 1965.
[256] Meya, U., *Das Problem der Einstellung psychotischer Patienten zur eigenen Erkrankung in seiner ideengeschichtlichen Entwicklung - Historische Anmerkungen und neue Perspektiven*, in "Fortschritte der Neurologie-Psychiatrie", *49*, 1981, pp. 395-405.
[257] Meyer, J.-E., *Psychopathologie und Klinik des Jugendalters, der Pubertät und Adoleszenz*, in *Psychiatrie der Gegenwart*, a cura di K.P. Kisker, J.-E. Meyer, M. Müller e E. Strömgren, parte II/2, *Klinische Psychiatrie II*, Springer, Berlin-Heidelberg-New York 1972, pp. 824-858.
[258] Meyer, J.E., *Psychiatrie im XX. Jahrhundert*, Goltze, Göttingen 1985.
[259] Miéville, C., *Chronicité: Chronicisation ou chronification? Ou de l'évolution morbide à la relation thérapeutique*, in "Archives Suisses de Neurologie, Neurochirurgie et de Psychiatrie", *126*, 1980, pp. 229-243.

[260] Minkowski, E., *Vers une cosmologie*, Aubier, Paris 1936.
[261] Minkowski, E., *La schizophrénie*, Desclée de Brouwer, Paris 1953.
[262] Minkowski, E., *Espace, intimité, habitat*, in *Situation*, Spectrum, Utrecht/Antwerpen, 1954, pp. 172-186.
[263] Minkowski, E., *Approches phénoménologiques de l'existence (vues par un psychopathologue)*, in "L'Evolution psychiatrique", *27*, 1962, pp. 433-458.
[264] Minkowski, E., *Traité de psychopathologie*, Presses Universitaires de France, Paris 1966.
[265] Minkowski, E., *Le temps vécu*, Delachaux et Niestlé, Neuchâtel 1968.
[266] Mitscherlich, A., *Malattia come conflitto*, Feltrinelli, Milano 1976.
[267] Modestin, J., Böker, W., *Neuroleptische Therapie und Suizide-Literaturübersicht und eigene Resultate*, in "Fortschritte der Neurologie-Psychiatrie", *60*, 1992, pp. 154-162.
[268] Morselli, G.E., *Sulla dissociazione mentale*, in "Rivista sperimentale di Freniatria", *54*, 1930, pp. 209-322.
[269] Morselli, G.E., *In tema di schizofrenia*, in "Rivista sperimentale di Freniatria", *55*, 1931, pp. 3-25.
[270] Morselli, G.E., *Contributo allo studio delle turbe da mescalina. Il problema di una "schizofrenia sperimentale"* (1935), in *L'esistenza psicopatologica*, a cura di G. Gamna, Minerva Medica, Torino 1975, pp. 137-157.
[271] Morselli, G.E., *Struttura delle allucinazioni* (1943), in *L'esistenza psicopatologica*, a cura di G. Gamna, Minerva Medica, Torino 1975, pp. 99-122.
[272] Morselli, G.E., *Le personalità alternanti* (1946), in *L'esistenza psicopatologica*, a cura di G. Gamna, Minerva Medica, Torino 1975, pp. 181-222.
[273] Morselli, G.E., *Esiste un'attività psicopatologica originale?* (1948), in *L'esistenza psicopatologica*, a cura di G. Gamna, Minerva Medica, Torino 1975, pp. 255-268.
[274] Morselli, G.E., *Il problema della spersonalizzazione* (1951), in *L'esistenza psicopatologica*, a cura di G. Gamna, Minerva Medica, 1975, pp. 223-240.
[275] Morselli, G.E., *Psicosi sperimentali e schizofrenia* (1961), in *L'esistenza psicopatologica*, a cura di G. Gamna, Minerva Medica, Torino 1975, pp. 159-168.
[276] Morselli, G.E., *Tossicosi mescalinica e patologia intuitivo-espressiva* (1964), in *L'esistenza psicopatologica*, a cura di G. Gamna, Minerva Medica, Torino 1975, pp. 169-174.
[277] Morselli, G.E., *Malinconia e romanticismo nella pittura di Daniele Ranzoni* (1967), in *L'esistenza psicopatologica*, a cura di G. Gamna, Minerva Medica, Torino 1975, pp. 287-292.
[278] Morselli, G.E., *Creatività, persona e patologia* (1970), in *L'esistenza psicopatologica*, a cura di G. Gamna, Minerva Medica, Torino 1975, pp. 293-304.
[279] Müller, C., *Das Problem der Widerstände gegen die Psychotherapie der Schizophrenie*, in *Psychotherapie als Dialog*, a cura di M. Pohlen e A. Trenkel, Huber, Bern-Stuttgart-Wien 1973, pp. 41-50.

[280] Müller, P., *Der Suizid des schizophrenen Kranken und sein Zusammenhang mit therapeutischer Situation*, in "Psychiatrische Praxis", *16*, 1989, pp. 55-61.
[281] Müller, P., *Psychotherapie bei schizophrenen Psychosen-historische Entwicklung, Effizienz und gegenwärtig Anerkanntes*, in "Fortschritte der Neurologie-Psychiatrie", *59*, 1991, pp. 277-285.
[282] Müller, P., Günther, U., Lohmeyer, J., *Behandlung und Verlauf schizophrener psychosen über ein jahrzehnt*, in "der nervenarzt", *57*, 1986, pp. 332-341.
[283] Müller-Seidel, W., *Psychiatrie im erzählten Text. Zur Problematik von Diagnosen in Literatur und Literaturwissenschaft*, in *Ausblicke auf die Psychiatrie*, a cura di H. Hippius, Springer, Berlin-Heidelberg-New York 1984, pp. 55-68.
[284] Müller-Suur, H., *Über die Wirksamkeit allgemeiner Sinnhorizonte im schizophrenen Symbolerleben*, in "Studium generale", *6*, 1953, pp. 356-361.
[285] Müller-Suur, H., *Das Schizophrene als Ereignis*, in *Psychopathologie heute*, a cura di H. Kranz, Thieme, Stuttgart 1962, pp. 81-93.
[286] Müller-Suur, H., *Sinnhorizonte in Zeichnungen von Schizophrenen*, in "Confinia Psychiatrica", *10*, 1967, pp. 46-52.
[287] Müller-Suur, H., *Strukturell-analytische Gesichtspunkte zur suicidalen Situation*, in "Archiv für Psychiatrie und Nervenkrankheiten", *219*, 1974, pp. 357-367.
[288] Mundt, C., *Endogenität von Psychosen - Anachronismus oder aktueller Wegweiser für die Pathogeneseforschung?*, in "Der Nervenarzt", *62*, 1991, pp. 3-15.
[289] Neri, G., *Nota bio-bibliografica*, in A. Artaud, *Il teatro e il suo doppio*, Einaudi, Torino 1968, pp. XXXVII-LII.
[290] Nerval, G. de, *Correspondance*, in *Oeuvres*, I, Bibliothèque de la Pléiade, Paris 1960, pp. 738-1170.
[291] Nerval, G. de., *Chimere e altre poesie*, Einaudi, Torino 1972.
[292] Nerval, G. de, *Aurelia*, in *Le figlie del fuoco*, Einaudi, Torino 1990, pp. 181-289.
[293] Nietzsche, F., *Aurora*, in *Aurora e Frammenti postumi* (1879-1881), a cura di G. Colli e M. Montinari, Adelphi, Milano 1964, pp. 1-269.
[294] Nietzsche, F., *Al di là del bene e del male*, in *Al di là del bene e del male. Genealogia della morale*, a cura di G. Colli e M. Montinari, Adelphi, Milano 1968, pp. 3-209.
[295] Nietzsche, F., *Così parlò Zarathustra*, a cura di G. Colli e M. Montinari, Adelphi, Milano 1968.
[296] Nietzsche, F., *Frammenti postumi 1885-1887*, a cura di G. Colli e M. Montinari, Adelphi, Milano 1975.
[297] Nietzsche, F., *Frammenti postumi 1884*, a cura di G. Colli e M. Montinari, Adelphi, Milano 1976.
[298] Nuechterlein, K.H., Snyder, K.S., Mintz, J., *Paths to relapse: possible transactional processes connecting patient illness onset, expressed emotion, and psychic relapse*, in "British Journal of Psychiatry", *161*, 1992, pp. 88-96.
[299] Olbrich, R., *Die Verletzbarkeit des Schizophrenen: J. Zubins Konzept der Vulnerabilität*, in "Der Nervenarzt", *58*, 1987, pp. 65-71.

[300] Pao, P.-N., *Disturbi schizofrenici*, Cortina, Milano 1984.
[301] Pascal, B., *Pensées*, Seuil, Paris 1962.
[302] Pasi, C., *Antonin Artaud: impresa anti-grammaticale su Lewis Carroll e contro di lui*, in *Humpty Dumpty di Lewis Carroll nella traduzione di Antonin Artaud*, Einaudi, Torino 1993, pp. 57-90.
[303] Pauleikhoff, B., *Endogene Psychosen als Zeitstörungen*, Pressler, Hürtgenwald 1986.
[304] Pauleikhoff, B., *Ideologie und Mord*, Pressler, Hürtgenwald 1986.
[305] Payk, T.R., *Zeit - Lebensbedingung, Anschauungsweise oder Täuschung?*, in "Universitas", *43*, 1988, pp. 1255-1263.
[306] Pessoa, F., *Una sola moltitudine*, I, a cura di A. Tabucchi, Adelphi, Milano 1979.
[307] Peters, U.H., *Wörterbuch der Psychiatrie und medizinischen Psychologie*, Urban & Schwarzenberg, München-Berlin-Wien 1971.
[308] Peters, U.H., *Die Verwerfungen im Sprach- und Textverhalten Schizophrener*, in *Schizophrenie und Sprache*, a cura di A. Kraus e C. Mundt, Thieme, Stuttgart-New York 1991, pp. 8-21.
[309] Piro, S., *Il linguaggio schizofrenico*, Feltrinelli, Milano 1967.
[310] Platone, *Fedone*, in M. Valgimigli, *Poeti e filosofi di Grecia*, vol. I, Sansoni, Firenze 1964, pp. 347-448.
[311] Plügge, H., *Wohlbefinden und Missbefinden*, Niemeyer, Tübingen 1962.
[312] Plügge, H., *Der Mensch und sein Leib*, Niemeyer, Tübingen 1967.
[313] Plügge, H., *Vom Spielraum des Leibes*, Müller, Salzburg 1970.
[314] Poulet, G., *Le metamorfosi del cerchio*, Rizzoli, Milano 1971.
[315] Raymond, M., *Romantisme et rêverie*, Corti, Paris 1978.
[316] Retterstøl, N., *Schizophrenie - Verlauf und Prognose*, in *Psychiatrie der Gegenwart 4*, a cura di K.P. Kisker, H. Lauter, J.-E. Meyer, C. Müller e E. Strömgren, *Schizophrenien*, Springer, Berlin-Heidelberg-New York 1987, pp. 71-115.
[317] Richer, J., *Nerval. Expérience et création*, Hachette, Paris 1963.
[318] Rilke, R.M., *Elegie duinesi*, Einaudi, Torino 1978.
[319] Rilke, R.M., *I quaderni di Malte Laurids Brigge*, Adelphi, Milano 1992.
[320] Roosens, E., *Psychisch Kranke unter uns. Geel: Eine Stadt integriert seelisch Kranke in ihre Gemeinschaft*, Hippokrates, Stuttgart 1983.
[321] Rümke, H.C., *Eine blühende Psychiatrie in Gefahr*, Springer, Berlin-Heidelberg-New York 1967.
[322] Sainsbury, P., *Suicide and attempted suicide*, in *Psychiatrie der Gegenwart*, a cura di K.P. Kisker, J.-E. Meyer, M. Müller e E. Strömgren, vol. III, *Soziale und angewandte Psychiatrie*, Springer, Berlin-Heidelberg-New York 1975, pp. 557-606.
[323] Samonà, C., *Fratelli*, Einaudi, Torino 1978.
[324] Samonà, C., *Il custode*, Einaudi, Torino 1978.
[325] Samonà, C., *Casa Landau*, Garzanti, Milano 1990.
[326] Sartre, J.-P., *L'être et le néant*, Gallimard, Paris 1943.
[327] Scharfetter, C., *Ein Anliegen der Menschheitserziehung: Delegierte Destruktivität*, in "Schweizer Archiv für Neurologie, Neurochirurgie und Psychiatrie", *134*, 1984, pp. 279-294.

[328] Scharfetter, C., *Die Erfahrung des Subjekts*, in *Die Würde des Menschen im psychiatrischen Alltag*, a cura di G.M. Borsi, Vandenhoeck & Ruprecht, Göttingen 1989.
[329] Scharfetter, C., *Schizophrene Menschen*, Urban & Schwarzenberg, München 1990.
[330] Scharfetter, C., *Allgemeine Psychopathologie*, Thieme, Stuttgart-New York 1991.
[331] Scharfetter, C., Benedetti, G., *Leiborientierte Therapie schizophrener Ich-Störungen*, in "Schweizer Archiv für Neurologie, Neurochirurgie und Psychiatrie", *123*, 1978, pp. 239-255.
[332] Scheler, M., *Schriften aus dem Nachlass*, vol. I, *Zur Ethik und Erkenntnislehre*, Francke, Bern 1957.
[333] Scheler, M., *Der Formalismus in der Ethik und die materiale Ethik*, Francke, Bern-München 1966.
[334] Scheler, M., *Vom Umsturz der Werte*, Francke, Bern-München 1972.
[335] Scheler, M., *Wesen und Formen der Sympathie*, Francke, Bern-München 1973.
[336] Schiavone, M., *Psichiatria, psicoanalisi, sociologia*, Patron, Bologna 1988.
[337] Schiavone, M., *Bioetica e psichiatria*, Patron, Bologna 1990.
[338] Schiavone, M., *I confini della psichiatria*, Patron, Bologna 1993.
[339] Schmidt, G., *Vom Rassenmythos zu Rassenwahn und Selektion*, in "Der Nervenarzt", *56*, 1985, pp. 337-347.
[340] Schneider, K., *Reine Psychiatrie, symptomatische Psychiatrie und Neurologie*, in "Zeitschrift für die gesamte Neurologie und Psychiatrie", *57*, 1919, pp. 159-166.
[341] Schneider, K., *Wesen und Erfassung der Schizophrenie*, in "Zeitschrift für die gesamte Neurologie und Psychiatrie", *99*, 1925, pp. 542-547.
[342] Schneider, K., *Einleitung zu einem Gespräch über Schocktherapie*, in "Der Nervenarzt", *18*, 1947, pp. 34-35.
[343] Schneider, K., *Psychiatrie heute*, Thieme, Stuttgart 1960.
[344] Schneider, K., *Klinische Psychopathologie*, Thieme, Stuttgart 1962.
[345] Schnitzler, A., *Beate e suo figlio*, Adelphi, Milano 1986.
[346] Schnitzler, A., *Morire*, in *Opere*, Mondadori, Milano 1988, 1988, pp. 17-110.
[347] Schnitzler, A., *L'estranea*, in *Opere*, Mondadori, Milano 1988, pp. 211-224.
[348] Schnitzler, A., *La signorina Else*, in *Opere*, Mondadori, Milano 1988, pp. 553-712.
[349] Schnitzler, A., *Fuga nelle tenebre*, in *Opere*, Mondadori, Milano 1988, pp. 713-828.
[350] Schopenhauer, A., *Parerga e paralipomena*, II, Adelphi, Milano 1983.
[351] Schreiber, H.-L., *Die Würde des Menschen*, in *Die Würde des Menschen im psychiatrischen Alltag*, a cura di G.M. Borsi, Vandenhoeck & Ruprecht, Göttingen 1989, pp. 15-23.
[352] Schulte, W., Tölle, R., *Psychiatrie*, Springer, Berlin-Heidelberg-New York 1971.

[353] Shepherd, G., Singh, K., *Zur praktischen Bedeutung des EE-Konzept für die Rehabilitation*, in "Psychiatrische Praxis", *19*, 1992, pp. 72-75.
[354] Spiegelberg, H., *Phenomenology in Psychologie and Psychiatry*, Northwestern University Press, Evanston 1972.
[355] Spiegelberg, H., *The phenomenological Movement*, vol. I e II, Nijhoff, The Hague, 1976.
[356] Spiess-Kiefer, C., Hippius, H., *Malignes Neuroleptisches Syndrom und Maligne Hyperthermie - ein Vergleich*, in "Fortschritte der Neurologie-Psychiatrie", *54*, 1986, pp. 158-170.
[357] Spitzer, M., *Was ist Wahn?*, Springer, Berlin-Heidelberg-New York 1989.
[358] Staud, L., Pflug, B., *Das maligne neuroleptische Syndrom - ein kasuistischer Beitrag zur Diagnose, Differentialdiagnose und Behandlung mit Neuroleptika*, in "Psychiatrische Praxis", *19*, 1992, pp. 114-118.
[359] Stauder, K.H., *Die tödliche Katatonie*, in "Archiv für Psychiatrie und Nervenkrankheiten", *102*, 1934, pp. 614-634.
[360] Stierlin, H., *Der Therapeut Schizophrener als Dialogspartner und Dialogsermöglicher*, in *Herausforderung und Begegnung in der Psychiatrie*, a cura di R. Battegay, Huber, Bern-Stuttgart-Wien 1981, pp. 145-154.
[361] Storch, A., *Wege zur Welt und Existenz des Geisteskranken*, Hippokrates, Stuttgart 1965.
[362] Storch, A., Kulenkampff, C., *Zum Verständnis des Weltuntergangs bei den Schizophrenen*, in "Der Nervenarzt", *21*, 1950, pp. 102-108.
[363] Straus, E., *Vom Sinn der Sinne*, Springer, Berlin-Göttingen-Heidelberg 1956.
[364] Straus, E., *Psychologie der menschlichen Welt*, Springer, Berlin-Göttingen-Heidelberg 1960.
[365] Straus, E., *Phenomenology of hallucinations*, in *Hallucinations*, a cura di L.J. West, Grune & Stratton, New York 1962, pp. 220-232.
[366] Strauss, J.S., Harding, C.M., Hafez, H., Lieberman, P., *Die Rolle des Patienten bei der Genesung von einer Psychose*, in *Bewältigung der Schizophrenie*, a cura di W. Böker e H.D. Brenner, Huber, Bern-Stuttgart-Toronto 1986, pp. 168-175.
[367] Strindberg, A., *Inferno*, Adelphi, Milano 1972.
[368] Strindberg, A., *Autodifesa di un folle*, Edizioni il Formichiere, Milano 1975.
[369] Strindberg, A., *Solo*, Sugarco, Milano 1983.
[370] Sullivan, H.S., *La moderna concezione della psichiatria*, Feltrinelli, Milano 1961.
[371] Sullivan, H.S., *Teoria interpersonale della psichiatria*, Feltrinelli, Milano 1962.
[372] Sullivan, H.S., *Scritti sulla schizofrenia*, Feltrinelli, Milano 1993.
[373] Tellenbach, H., *Geschmack und Atmosphäre*, Müller, Salzburg 1968.
[374] Tellenbach, H., *Psychiatrie als geistige Medizin*, Verlag für angewandte Wissenschaften, München 1987.
[375] Teresa de Jesús, *Obras completas*, Águilar, Madrid 1974.
[376] Thomae Aquinatis, *Summa theologicae* (II parte), Marietti, Torino 1963.

[377] Tress, W., Pfaffenberger, U., *Die sprachliche Verwendung des Begriffs "schizophren" - eine sprachphilosophische und linguistische Untersuchung*, in *Schizophrenie und Sprache*, a cura di A. Kraus e C. Mundt, Thieme, Stuttgart-New York 1991, pp. 38-52.
[378] Trevi, M., *Per uno junghismo critico*, Bompiani, Milano 1987.
[379] Trevi, M., *Saggi di critica neojunghiana*, Feltrinelli, Milano 1993.
[380] Trevi, M., *Il lavoro psicoterapeutico*, Theoria, Roma-Napoli 1993.
[381] Trüb, H., *Heilung aus der Begegnung*, Klett, Stuttgart 1971.
[382] Uexküll, Th., *Grundfragen der psychosomatischen Medizin*, Rowohlt, Reinbeck bei Hamburg 1963.
[383] Valgimigli, M., *Poeti e filosofi di Grecia*, vol. I, Sansoni, Firenze 1964, p. 358.
[384] Vaughn, C.E., Leff, J.P., *The measurement of expressed emotion in the families of psychiatric patients*, in "British Journal of Social and Clinical Psychology", *15*, 1976, pp. 157-165.
[385] Veltin, A., *Vom multiprofessionellen Umgang mit psychisch Kranken*, in *Die Würde des Menschen im psychiatrischen Alltag*, a cura di G.M. Borsi, Vandenhoeck & Ruprecht, Göttingen 1989.
[386] Vogel, D., *La cascata*, Anabasi, Milano 1993.
[387] Weil, S., *Attesa di Dio*, Rusconi, Milano 1972.
[388] Weil, S., *Quaderni I*, Adelphi, Milano 1982.
[389] Weil, S., *Quaderni II*, Adelphi, Milano 1985.
[390] Weil, S., *Quaderni III*, Adelphi, Milano 1989.
[391] Weil, S., *Quaderni IV*, Adelphi, Milano 1993.
[392] Weiner, H., *Blick in die Zukunft der psychosomatischen Medizin*, in "Psychotherapie-Psychosomatik-Medizinische Psychologie", *34*, 1984, pp. 171-178.
[393] Weise, K., *Psychotherapie in der Psychiatrie*, in *Psychiatrie im Wandel*, a cura di A. Thom e E. Wulff, Psychiatrie-Verlag, Bonn 1990, pp. 288-307.
[394] Weitbrecht, H.J., *Psychiatrische Fehldiagnosen in der Allgemeinpraxis*, Thieme, Stuttgart 1966.
[395] Weitbrecht, H.J., Glatzel, J., *Psychiatrie im Grundriss*, Springer, Berlin-Heidelberg-New York 1979.
[396] Wing, J.K., Brown, G.W., *Institutionalism and schizophrenia*, Cambridge University Press, London 1970.
[397] Wing, J.K., *Institutional influences on mental disorders*, in *Psychiatrie der Gegenwart*, a cura di K.P. Kisker, J.-E. Meyer, M. Müller e E. Strömgren, vol. III, *Soziale und angewandte Psychiatrie*, Springer, Berlin-Heidelberg-New York 1975, pp. 327-360.
[398] Wing, J.K., *Der Einfluss psychosozialer Faktoren auf den Langzeitverlauf der Schizophrenie*, in *Bewältigung der Schizophrenie*, a cura di W. Böker e H.D. Brenner, Huber, Bern-Stuttgart-Toronto 1986, pp. 11-28.
[399] Wing, J.K., *Rehabilitation, Soziotherapie und Prävention*, in *Psychiatrie der Gegenwart 4*, a cura di K.P. Kisker, H. Lauter, J.-E. Meyer, C. Müller e E. Strömgren, *Schizophrenien*, Springer, Berlin-Heidelberg-New York 1987, pp. 325-355.
[400] Winkler, W. Th., *Plädoyer für die Entwicklung einer dynamischen Psychopathologie*, in *Herausforderung und Begegnung in der Psy-*

chiatrie, a cura di R. Battegay, Huber, Bern-Stuttgart-Wien 1981, pp. 302-317.

[401] Winkler, W. Th., *Der Wahn als interaktionales Phänomen*, in *Wahn und Perspektivität*, a cura di W. Blankenburg, Enke, Stuttgart 1991, pp. 90-96.

[402] Wolf, C., *L'ombra di un sogno*, La Tartaruga, Milano 1984.

[403] Wunberg, G., *Der frühe Hofmannsthal*, Kohlhammer, Stuttgart 1965.

[404] Wyrsch, J., *Gerichtliche Psychiatrie*, Haupt, Bern 1946.

[405] Wyrsch, J., *Zur Geschichte und Deutung der endogenen Psychosen*, Thieme, Stuttgart 1956.

[406] Wyrsch, J., *Gesellschaft, Kultur und psychische Störung*, Thieme, Stuttgart 1960.

[407] Wyrsch, J., *Psychopathologie I: Bedeutung und Aufgabe. Ich und Person. Bewusstsein, Antrieb und Gefühl*, in *Psychiatrie der Gegenwart*, a cura di H.W. Gruhle, R. Jung, W. Mayer-Gross e M. Müller, vol. I/2, *Grundlagen und Methoden der klinischen Psychiatrie*, Springer, Berlin-Göttingen-Heidelberg 1963, pp. 1-22.

[408] Wyrsch, J., *Psychiatrie als offene Wissenschaft*, Haupt, Bern-Stuttgart 1969.

[409] Wyss, D., *Mitteilung und Antwort*, Vandenhoeck & Ruprecht, Göttingen 1976.

[410] Wyss, D., *Der Kranke als Partner. Lehrbuch der anthropologischintegrative Psychotherapie*, voll. I e II, Vandenhoeck & Ruprecht, Göttingen, 1982.

[411] Zambrano, M., *I beati*, Feltrinelli, Milano 1992.

[412] Zubin, J., *Mögliche Implikationen der Vulnerabilitätshypothese für das psychosoziale Management der Schizophrenie*, in *Bewältigung der Schizophrenie*, a cura di W. Böker e H.D. Brenner, Huber, Bern-Stuttgart-Toronto 1986, pp. 29-41.

[413] Zubin, J., Spring, B., *Vulnerabilität: A new view of schizophrenia*, in "Journal of Abnormal Psychology", *86*, 1977, pp. 103-126.

[414] Zubin, J., Steinhauer, S.R., Condray, R., *Vulnerability to relapse in schizophrenia*, in "British Journal of Psychiatry", *161*, 1992, pp. 13-18.

[415] Zutt, J., *Auf dem Wege zu einer anthropologischen Psychiatrie*, Springer, Berlin-Göttingen-Heidelberg 1963.

Indice

11 Le premesse

15 I. La schizofrenia nei suoi aspetti conoscitivi e storici

17 *Il problema delle cause in psichiatria*
19 *La concezione naturalistica della psichiatria*
22 *La concezione sociologica della psichiatria*
24 *Quando cambia l'oggetto della psichiatria*
27 *La psichiatria ha a che fare con esperienze vissute*
29 *Le conseguenze catastrofali di una diagnosi*
31 *Il darwinismo sociale*
32 *L'olocausto in psichiatria*
35 *Il senso della vita*
36 *Le implicazioni etiche nella diagnosi di schizofrenia*
39 *Cosa c'è al fondo di un'esperienza psicotica*

41 II. L'immagine psicopatologica e clinica della schizofrenia

43 1. La musica e gli angeli che sono nell'*autre monde*

43 *La schizofrenia come possibilità umana*
45 *Una sognante esistenza schizofrenica*
48 *La storia clinica di Claudia*
53 *Lo scacco dell'incontro*
55 *Le antinomie esistenziali di una esperienza psicotica*
56 *L'universo delle allucinazioni*
59 *La danza interrotta*

61 2. La metamorfosi dei significati e la fine del mondo

61 *Non c'è esperienza dell'io che non sia esperienza del mondo*
63 *Cosa accade nello stato d'animo delirante*
65 *La dissolvenza del mondo*
66 *Dallo stato d'animo delirante nasce il delirio*
72 *Ci sono schizofrenie che guariscono*
74 *Ci sono schizofrenie che si estendono nel tempo*
75 *Dalla schizofrenia cronica alla schizofrenia acuta: un rovesciamento copernicano di prospettiva*
77 *Il delirio come forma narrativa*

80 3. La disperazione e le ombre della notte

80 *Il mondo-della-vita catatonico*
83 *Quando non c'è più speranza*
87 *La dimensione clinica del discorso*
90 *La dimensione fenomenologica del discorso*
93 *Il senso del discorso*
94 *Scrivere ricette è facile*

96 4. La frantumazione psicotica del vissuto

97 *Il destino psicotico di Alessandra*
100 *L'estraneità del mondo*
102 *La coscienza dell'io nella sua crisi radicale*
104 *La lettera di Lord Chandos*
107 *Le categorie fenomenologiche del tempo e dello spazio*
110 *Non c'è anarchia dei significati*

113 III. L'immagine misteriosa e creativa della schizofrenia

115 I. Il reale è divorato dall'immaginario

115 *Cosa ci fa conoscere la fenomenologia*
117 *Una schizofrenia creativa*
122 *Gli sconfinamenti dell'immaginario nel reale*
124 *Le esperienze simboliche*

128 *Elogio della prassi*
129 *Il dialogo infinito*

131 2. L'esperienza psicotica si accompagna a una esperienza poetica

131 *La storia della vita di Margherita*
135 *L'esperienza poetica*
139 *Il discorso creativo*
141 *La suggestione della morte volontaria*
143 *Ellen West*
145 *Vivere mi ha stancato*
147 *Libertà e destino nel suicidio*
149 *Il suicidio e il tempo*

151 3. Il sogno e la vita

151 *La storia della malattia di Gérard de Nerval*
155 *In cammino verso la morte volontaria*
156 *Il diario di una esperienza psicotica*
158 *Il sogno trasfigura la realtà*
160 *Sogno e rêverie in Aurelia*
161 *Le strutture psicotiche del testo*
166 *La grande speranza*
168 *La fine*

169 4. Il linguaggio schizofrenico nei testi di Artaud

169 *La storia clinica*
173 *Artaud è la psichiatria fatta a pezzi*
174 *Le tematiche psicotiche nei testi di Artaud*
174 *Le opere giovanili*
177 *Le ultime opere*
179 *Le luci spettrali delle glossolalie*
182 *Cosa sono le glossolalie*
186 *La notte dell'anima*

189 IV. I modelli terapeutici nella schizofrenia

192 *Il dialogo come premessa a ogni psicoterapia*
193 *La realtà psicotica si riflette nella mia interiorità*
197 *Le dimensioni psicologiche della farmacopsichiatria*

199 *Le possibilità psicoterapeutiche nella schizofrenia*
203 *Cosa si fa in una comunità terapeutica*
206 *La comunità terapeutica si sostituisce alla famiglia*
208 *La scienza non pensa*
210 *La significazione umana della schizofrenia*

213 Le conclusioni

217 Bibliografia